护理质量管理指标解读

主编 李环廷 魏丽丽 黄 霞 祝 凯

科学出版社

北京

内 容 简 介

本书系统地介绍了护理质量过程性指标、现有的护理质量标准和评价体系、结构性指标和结果性指标的构建。本书介绍了国内外护理质量指标开展及存在的问题，并重点阐述了通识性护理质量指标，主要从"结构—过程—结果"三方面介绍指标的内容、质量和评价标准。同时介绍了各专科护理质量指标的内容和质量评价标准。本书涵盖呼吸系统、循环系统、消化系统、泌尿系统、内分泌系统、神经系统、运动系统、生殖系统共 8 大系统及专项护理操作的 48 个专科护理敏感质量指标，适用于各级医院护理人员。

图书在版编目(CIP)数据

护理质量管理指标解读 / 李环廷等主编. —北京：科学出版社，2019.8
ISBN 978-7-03-061883-2

Ⅰ. ①护⋯　Ⅱ. ①李⋯　Ⅲ. ①护理学－管理学　Ⅳ. ①R47

中国版本图书馆CIP数据核字（2019）第144959号

责任编辑：郝文娜 / 责任校对：郭瑞芝
责任印制：赵　博 / 封面设计：吴朝洪

科学出版社出版
北京东黄城根北街 16 号
邮政编码：100717
http://www.sciencep.com
三河市春园印刷有限公司印刷
科学出版社发行　各地新华书店经销
*
2019 年 8 月第 一 版　开本：787×1092　1/16
2024 年 9 月第八次印刷　印张：16
字数：373 000
定价：79.00 元
（如有印装质量问题，我社负责调换）

编者名单

主　编　李环廷　魏丽丽　黄　霞　祝　凯
副主编　修　红　周建蕊　陈娜娜　崔　岩　姜文彬　单信芝　卢晓红
编　者（按姓氏笔画排序）

卜晓佳	马　蕾	王　芸	王　欣	王　俊	王　琳	王　惠
王　斌	王　楚	王　静₁	王　静₂	王　慧	王　薇	王光兰
王军红	王红梅	王奉涛	王荣环	王冠容	王海燕	王淑云
王淑娟	王静远	牛钰榕	宇　毅	卢晓红	田　菊	田　惠
史小利	付军桦	付秀云	付晓悦	冯　英	冯　娟	冯鸿雁
司　辉	匡国芳	邢淑云	曲慧利	曲巍立	吕世慧	吕亚青
朱　华	朱　红	朱　慧	朱月华	朱永洁	朱福香	任常洁
刘　红	刘　芳	刘　然	刘　翠	刘　霞	刘　蔚	刘小臻
刘娅婻	刘晓敏	刘铁芳	刘淑芹	江　莉	江玉军	安妮娜
安妹靖	那　娜	孙月荣	孙文娟	孙红霞	孙晓燕	苏　涛
苏萌萌	苏晴晴	杜　伟	杜春艳	李　坤	李　霞	李　暘
李红岩	李环廷	李欣晖	李树娟	李洪莲	李振云	李晓娟
李海娜	李海燕	杨东霞	杨芳芳	杨洁婷	杨海朋	时　艳
谷如婷	冷　敏	宋　文	宋　蕾	宋庆娜	宋秀红	宋砚坤
张　凤	张　华	张　丽	张　坤	张　岩	张　欣	张　艳₁
张艳₂	张　娟	张　惠	张文燕	张巧巧	张丕宁	张业玲
张红妹	张芙蓉	张凌云	张海燕	陆连芳	陈　蕾	陈伟芬
陈娜娜	郁晓曼	尚全伟	明　洁	岳崇玉	金延春	周　丹
周　静	周建蕊	庞旭峰	郑学风	郑莉莉	单信芝	房　芳
赵　宁	赵　林	赵　欣	赵　俊	赵　萍	赵春梅	赵显芝
胡志洁	胡春楠	柳国芳	修　红	修麓璐	侯明晖	姜　艳
姜　晨	姜文彬	祝　凯	秦冬岩	袁万青	贾秀玲	贾培培
党志红	徐晓林	徐海凌	徐海燕	徐淑敏	徐毅君	栾瑞红
高　站	高少波	高希花	高祀龙	高俊茹	郭小靖	郭晓静
黄　娟	黄　霞	崔　岩	崔　莉	脱　森	章　鑫	粘文君
梁春堂	葛　萍	韩　舒	韩　臻	程华伟	傅培荣	谢红卫
鲍　霞	窦榕榕	褚秀美	魏　明	魏　凌	魏丽丽	魏朝霞

前　言

护理质量指标的选择是护理质量评价的关键，直接关系到护理质量控制，影响患者安全与护理质量的持续改进。2016 年国家卫生和计划生育委员会在《全国护理事业发展规划（2016—2020 年）》中指出，要明确护理质量控制关键指标，不断提高护理质量，保障患者安全。因此，如何建立科学、实用、统一的护理质量敏感性指标，对于保障患者安全、深化优质护理服务，以及护理质量的持续改进和提升都至关重要。

在国家卫生和计划生育委员会医院管理研究所（现国家卫生健康委医院管理研究所）护理中心关于护理质量敏感性指标研究的指引下，我院自 2017 年初开始实行护理质量指标的监测工作。护理部组织具有丰富临床工作经验的护理骨干成立了护理质量指标构建小组，广泛查阅国内外相关文献，深入调查，结合临床实践，梳理出 47 个全院通识性指标和涵盖 8 大系统及专项护理操作的 48 个专科护理质量指标。通过月督导、夜查房及护理单元自查等形式进行临床督导，每月进行数据收集、汇总分析和反馈，对护理质量指标不断进行改进。通过两年的试点工作，形成了比较成熟、系统、完善的并适合三甲医院护理发展现状及科室工作特点的护理质量敏感性指标监测体系。

本书实现了两个突破。第一，完成了护理质量过程性指标的构建。现有的护理质量标准和评价体系以"结构—过程—结果"为理论框架，结构性指标和结果性指标的构建已日趋完善，而过程性指标的构建尚无雏形。过程性指标的构建，一方面为护理管理者更便捷地完成过程质量的检测提供着力点，另一方面也引导护士在实施护理的过程中，关注关键环节，及时采取前瞻性的干预措施，提高患者的满意度。第二，完成了各专科护理质量敏感性指标的构建。考虑到不同专业护理工作的差异性、工作的重点和要点各有不同，专科护理质量敏感性指标更具有针对性和方向性，便于临床使用。

本书共三章，第一章为护理质量指标概述及发展，系统介绍了目前国内外护理质量指标工作开展情况及目前存在的问题；第二章为通识性护理质量指标，主要从"结构—过程—结果"三方面介绍指标的内容及质量评价标准；第三章为专科护理质量指标及标准，涵盖了呼吸系统、循环系统、消化系统、泌尿系统、内分泌系统、神经系统、运动系统、生殖系统共 8 大系统及专项护理操作的 48 个专科护理质量敏感性指标，详细介绍了各专科护理质量指标的内容和质量评价标准。

本书在编写过程中，参阅了《护理敏感质量指标实用手册（2016 版）》《护理敏感质量指标监测基本数据集实施指南（2018 版）》及诸多护理质量管理相关的资料文献，我们期望能与全国护理同仁分享护理质量管理经验，为临床护理管理者改进护理质量提供科学依据；为护士临床实践提供指导，为三级综合医院构建通识性和专科性护理质量敏感性指标监测体系提供借鉴。由于时间紧迫，编者水平和能力有限，且各地区护理质量管理方式不尽相同，书中难免存在不妥之处，恳请专家、读者给予批评指正，提出宝贵意见。

青岛大学附属医院护理部

2018 年 11 月

目　　录

第一章 护理质量指标概述及发展

第一节 基于"三维质量结构理论"的护理质量敏感性指标概述

一、三维质量结构理论

三维质量结构模式由 Donabedian 于 1966 年首次提出,它是一种由结构、过程和结果三个环节构成的理论模式,其结构环节指标主要用于评价执行护理工作的基本条件,过程环节指标主要用于评价护理活动的过程,结果环节指标主要用于从患者的角度评价护理效果。结构环节指标是指能够保证护理服务基本质量和有效运行所需要投入的物质基础和必备条件的相关指标,包括床护比、医护比、护患比和护理工作者素质等。过程环节指标是指护理服务的各种标准与规范,包括合理性、适宜性、及时性、误诊率、漏诊率,达到服务规范要求的符合率、达标率,治疗差错发生情况等。结果环节指标是指评价患者接受卫生服务后所获得的健康效果及其相关指标,包括主要指标发生率、生存率、死亡率、不良反应发生率、复发率、再住院率、生存质量、满意度、行为变化、卫生经济学评价指标等。该理论因覆盖内容全面,被广泛应用于护理质量敏感性指标体系的构建之中,成为护理领域研究的热点。

二、护理质量指标的概念

1998 年,美国护士协会(ANA)率先提出了护理质量指标的概念,并将其定义为评估护理服务的过程和结局,定量评价和监测影响患者结局的护理管理、临床实践等各项的质量,指导护士照顾患者感知。2004 年美国国家质量论坛(NQF)将其解读为与护理敏感性相关的"结构—过程—结果"三个维度的质量指标,是护理人员所能提供的、可影响其结果的评价方法。

第二节 护理质量指标发展

一、通识护理质量敏感性指标现状

护理质量指标由美国学者 Donabedian 于 1966 年首次提出,从医疗机构的基本结构、工作人员实际活动的过程、服务对象对服务的反映与结果三方面来进行评价,1999 年美国护士协会确定出护理人员构成、每患者日护理时数、皮肤完整性、护理人员满意度、院感染发生率、跌倒发生率、疼痛管理满意度、健康教育满意度、医院服务满意度、护理服务满意度 10 个急诊护理质量敏感性指标。2000 年美国护士协会完成了 10 个基于社区的非急症护理质量评价指标的确定，包括心血管病的预防、吸烟的控制与预防、基础护理实施频率等。2014 年美国国家质量论坛将注册护士、执业护士、助理护士进行独立评价，并连同每患者日护理时数、注册护士实践环境调查、跌倒和跌倒损伤、医院获得性压疮、物理约束、尿管相关性尿路感染、中心导管相关性血流感染共 10 项指标确立为护理质量敏感性指标。在亚洲，泰国清迈大学护理学院的研究者提出包括坠床跌倒、尿路感染、皮肤完整性、护士满意度、患者满意度、专业护士配比、护理时数等护理质量敏感性指标。日本护理学会确立了护患比、护理时数、护理队伍技术构成、护理人员离职率等与护理人员有关的指标。韩国 Lee 确定了坠床跌倒、疼痛控制、感染控制、安全行为、感染状态 5 项护理质量敏感性指标。相对于国外已初具规模的发展现状，我国护理质量敏感性指标的研究起步晚，发展尚不成熟。近几年，国际上较为通用的"结构—过程—结果"理论模式在我国护理质量评价指标建立中的应用已初见端倪，成翼娟等以"结构—过程—结果"为理论框架，采用质性研究的方法，在系统回顾国内外文献的基础上，制订出了一套护理质量标准和评价体系。侯小妮等运用该模式，采用专家函询法，初步探索了现阶段我国综合医院护理质量敏感性指标应该包括的关键内容。汤磊雯等借鉴 NDNQI 系统，在浙江大学医学院附属医院建立了护理质量敏感性指标体系，并根据指标的便利性、时效性、动态性特点确立了 7 项指标，包括压疮、跌倒或坠床、医院感染、职业保健、非计划性拔管、疼痛评估、约束具使用率。

二、临床各专科护理质量敏感性指标的概况

1. 国外的专科护理质量评价指标包括移植、肾透析、重症监护、儿科护理、产科围术期护理等专科指标。2010 年，德国 Braun 等确立了 10 项 ICU 质量评价指标，包括早期肠内营养、镇静、镇痛、谵妄监测、肺通气保护策略等。2012 年，欧洲重症医学会最终确定 9 项 ICU 质量指标，其中结构指标 3 项（符合国家要求的 ICU 床护比、ICU 医生 24 小时的可用性水平、不良事件报告系统），过程指标 2 项（常规的多学科临床查房、为出院患者提供标准化的移交程序），结果指标 4 项（报告和分析标准化病死率、ICU 48 小时重返率、中心静脉导管相关性血流感染率、非计划拔管率）。加拿大 Schull 等确立了以急诊危重患者为核心的 48 项护理质量敏感性指标，但缺少外伤患者的急救质量指标。南非 Maritz 等、英国 Gruen 等提出了一些创伤患者急救方面的护理质量指标，如出血性休克患者的死亡率、活动性出血 10 分钟内止血率、头部外伤患者 25 分钟内 CT 检查的获得率等，可成为急症护理质量指标的补充。Helmreich 等在 20 世纪 90 年代提出，效率、安全和危机事件是手术室护理质量敏感性指标。Weiser 等和 Hohenfellner 等认为，手术效率标准化指标监测从下述 6 个方面来评估：手术室数量、主管外科医生数量、手术麻醉医师数量、每年每个手术间手术量、手术中死亡概率、住院患者死亡率。美国手术室注册护师协会（AORN）在此基础上又补充了患者对手术的生理反应和心理反应的安全指标内容，包括身体质量指数、备血情况、禁食状况、重要脏器功能监测、尿量监测、意识评估、凝血功能监测、水和电解质的监测、血糖的监测、体温监测、末梢循环监测、感染风险的评估、疼痛评估、疼痛干预、患者的心理基础、护患沟通情况、术前健康教育、患者文化基础及与患者家属沟通情况

等。Lamberg 等在验证信效度后，将其在芬兰推广使用。美国医疗保健研究与质量局（the Agency for Healthcare Research and Quality，AHRQ）从国家数据库数据分析指出，危机指标包括麻醉并发症发生率、手术中体位压疮率、手术股骨颈脱位骨折率、手术出血血肿形成率、手术引起精神症状发生率、呼吸衰竭率、肺栓塞率及深静脉血栓形成率、异物残留率、胸腔积液积气率、选择性药物感染率、败血症发生率、利器伤率、输血反应率。在儿科领域，美国西雅图儿童医院提出了 11 项护理质量敏感性指标，包括儿科药物管理、小儿皮肤 / 组织管理、小儿交叉感染、输血管理、中心静脉管理、疼痛管理、职业保健、员工管理、实验标本标签管理、约束管理、家长就医体验管理。澳大利亚 Wilson 等通过专家函询确认出 12 项儿科护理质量敏感性指标，与美国西雅图儿童医院一致的指标有小儿皮肤 / 组织管理、疼痛管理、中心静脉管理、小儿交叉感染、职业保健和员工管理。Wielenga 等对 17 个欧洲国家 75 名儿科护理专家进行专家函询，最终确定了疼痛及压力管理、以家庭为中心的护理、临床护理措施、质量与安全、伦理、呼吸及机械通气、感染与免疫、专业的 NICU 照护 8 个维度的敏感性指标，每个维度均包含相应指标。在产科领域，最新美国版本的最佳分娩指数评分包括 14 项围生期背景指标（PBI）和 40 项围生期结果指标（OI），每项最佳 1 分，非最佳 0 分。印度等欠发达国家则采用分娩安全检查表（SCC）对孕妇进行评估，包含医院感染、产后出血、先兆子痫、新生儿安全等护理质量敏感性指标。Zeitlin 等整合欧盟各国的指标，经过德尔菲法生成了胎儿死亡率、新生儿死亡率、孕产妇死亡率、孕妇年龄、出生体重分布、孕龄分布、多胞胎出生率、分娩方式等围生期护理质量敏感性指标。Sibanda 等又增设了分娩量、早产数、多胞胎出生数等指标。在血液透析方面，国外临床上运用较为广泛的护理质量敏感性指标大多来自于肾脏疾病预后质量指南（KDOQI）和欧洲最佳操作指南（EBPG），公认的指标包括尿素清除指数，血红蛋白，透析前血钙、血磷、钙磷乘积及甲状旁腺激素（PTH），白蛋白，血管通路类型。对于超滤率、透析前血压等敏感性护理指标能否得到确认，还需大型随机对照试验来论证。

2. 国内现有护理质量评价指标参差不齐，各科室初步构建出某些专科领域的护理质量敏感性指标。黄丽华应用改良德尔菲技术确认出 16 项产科护理质量敏感性指标。于秀荣依照"结构—过程—结果"模式确认出 21 项产科护理质量敏感性指标。张艳红等经过两轮专家函询，构建出 47 项儿童危重症护理质量敏感性指标。严芳等建立了 21 项精神科护理质量敏感性指标。崔金锐等以"结构—过程—结果"质量管理模式为依据，确定出 85 项呼吸内科护理质量敏感性指标体系。马丽娟等初步构建出 56 项肿瘤化疗患者护理质量敏感性指标。谭丽萍等确立了以要素质量、环节质量和终末质量为结构模式的神经科护理质量敏感性指标，共 42 项。白晓霞等、余满荣等结合医院特色确定出手术室护理质量敏感性指标体系。郭丽波等初步制订出 27 项疼痛专科护理质量敏感性指标，用于临床实践。窦海川等通过对血液透析护理过程中质量评价指标的分析，建立了 22 项血液透析室护理质量敏感性指标，供临床参考。众多护理质量敏感性指标各具特色，但这些指标由于受到地域及人群样本量的限制，其成效性和适用性有待进一步研究。

三、护理质量评价标准

护理质量评价标准是规范护理行为的重要依据，它建立于临床护理实践的基础上，能够有效衡量护理质量的优劣，指导护士工作并反馈性地指导实践，而建立护理质量评价标准是护理质量管理的关键环节，是有效提高护理质量的保证。在我国，各医院护理质量评价标准不尽相同，1989 年卫生部颁发的《综合医院分级管理标准（试行草案）》中的护理质量管理标准是目前我国使用时间最长、应用较广泛的一套全国统一护理质量评价标准，对护理组织管理体系、护理工作制度、护理管理标准、护理技术水平等方面均作出明确规定。1997 年，林菊英先生指出，医院护理质量标准可包括护理技术操作质量标准、护理管理质量标准、护理文件书写质量标准及临床护理质量标准，因此，全国各级医院在此基础上相继建立健全了各自的护理质量评价标准。2005 年，成翼娟等牵头进行的护理质量评价标准的研究，采用 Donabedian 的"结构—过程—结果"模式作为理论框架，制订出了一套护理质量评价标准，包括医院护理的结构与组织、护理实践、护理质量绩效评价指标三部分，每一部分又包括若干个方面和条目，共计 11 个方面 53 个条目。2008 年卫生部出台《医院管理评价指南》，要求有基础护理、专科护理质量评价标准，建立可追溯机制，对护理质量标准进行定期与不定期的效果评价，并就护理质量考核标准及持续改进方案作出明确规定，有效指导了全国各医院护理质量标准的制订。

第三节　护理质量指标监测的意义

目前，国外，基于"三维质量结构"理论模型的护理质量敏感性指标的开展较为成熟，但是国内，由于受到地域、时间、样本量等条件的限制，医疗机构之间缺乏信息共享，并没有权威、统一的护理质量敏感性指标出版。

因此，利用互联网平台，将众多护理质量敏感性指标进行统一规范化管理，整合成标准语言，建立护理质量敏感性指标数据库，并在全国范围内开展临床性实测研究，能够助力护理质量提升与改善。

（李环廷　魏丽丽　黄　霞）

第二章 通识性护理质量指标

第一节 结构性指标

一、床护比

床护比是指统计周期内提供护理服务的单位实际开放床位数与所配备的执业护士人数的比例。根据护理服务单位的类型，可分为全院床护比、住院病区床护比、某病区床护比。

（一）计算公式

$$床护比 = 1 : \frac{同期执业护士总人数}{统计周期内实际开放床位数}$$

1. 分子说明 统计周期内执业护士总人数是指护理岗位的执业护士总人数，包括各类休假护士、外出进修护士等。计算方法为统计周期初与统计周期末执业护士总人数之和除以 2。

纳入标准：临床护理岗位护士、护理管理岗位护士、护理岗位的返聘护士、护理岗位的休假护士等。

排除标准：非护理岗位人员、未取得护士执业资格人员、未在本院完成执业注册的护士。

2. 分母说明 实际开放床位数，为医院长期固定开放床位数。

纳入标准：医院编制床位；经医院确认，有标准床单元配置，可以常规收治患者的床位。

排除标准：抢救室床位、观察室床位、手术室床位、血液透析室床位、母婴同室新生儿床、检查床、临时加床。

3. 数据收集

（1）统计周期可以为每月、每季度或每年，也可以是某个时点。

（2）从医院信息系统获取实际开放床位数。

（3）通过医院人力资源系统获取执业护士人数。

（4）如医院无信息系统，可通过床护比数据收集报表（表 2-1）统计相关数据信息。

（二）指标监测的意义

患者护理结局的好坏，与护理人力的配备有直接关系，我国对于护理人力配备的评价指标之一是床护比。床护比反映开放床位数和护理人力的匹配关系。计算床护比，能够帮助管理者了解当前开放床位所配备的护理人力状况，进而建立一种开放床位为导向的护理人力配备管理模式，保障一定数量开放床位护理单元的基本护理人力配备，是医疗机构及其护理单元护理人力的配备参考和评价指标。

表2-1　床护比数据收集报表

序号	护理单元名称	床位数	执业护士人数	备注
合计				

（魏丽丽　王静远）

二、平均每天护患比

（一）指标定义

1. 护理患者数　统计周期内责任护士护理的住院患者总人数。

2. 当班责任护士人数　统计周期内在岗直接看护患者的责任护士总人数，不包括治疗护士（配药护士）、办公班（主班）护士、护士长等其他岗位护士。

3. 护患比　统计周期内当班责任护士人数与其负责照护的住院患者数量之比。

（二）计算公式

$$平均每天护患比 = 1 : \frac{同期每天各班次患者数之和}{统计同期内每天各班次责任护士数之和}$$

1. 同期每天各班次患者数之和说明

（1）班次包括白班、小夜班、大夜班，每天每班的标准工作时长为8小时。

（2）统计周期内患者总数为统计周期内白班、夜班责任护士护理的患者数之和。

1）纳入标准：各班次所有办理住院手续的患者。

2）排除标准：①虽办理住院手续但实际未到达病区即撤销住院手续或退院的患者。②母婴同室新生儿。

2. 统计同期内每天各班次责任护士数之和说明

（1）分母统计时间与分子一致。

（2）责任护士总数为统计周期内在岗直接看护患者的责任护士总人数，不包括治疗护士（配药护士）、办公班（主班）护士、护士长等其他岗位护士，但如承担责任护士岗位，则计算为责任护士数。

（3）进修护士如已变更注册地点且独立负责护理患者则纳入责任护士总数。

（4）统计周期内责任护士总数，为白班、夜班责任护士数之和，每天每班的标准工作时长为8小时。

1）纳入标准：直接护理患者的当班责任护士。

2）排除标准：①不承担责任护士工作的其他岗位护理人员。②实习护士及未变更注册地点的进修护士。③尚处于培训期，未独立承担责任护士岗位工作的护理人员。

3.数据收集

(1) 统计周期可根据质量管理部门要求确定,为每半年或每年。

(2) 可采集同期的数据进行统计,或采集某统计时间点的即时数据。

(3) 通过护理排班信息系统,获取各护理单元责任护士人数。

(4) 通过医院管理信息系统(HIS)获取护理患者人数。

(5) 如医院无信息系统,可利用办公软件建立护理单元各班次责任护士、患者总数统计表(表2-2),获取相关数据信息。

(三)指标监测的意义

患者护理结局的好坏,与护理人力的配备有直接关系。护患比是反映护理服务的有效人力投入,反映执业注册护士直接照护患者数量情况,而护理人力的合理配置,是护理服务规范化的基本保障,属于护理质量的结构指标。无论是从逻辑还是实证研究的结果上看,合理护理人力配备与护理质量密切相关。测量护患比时,可以计算一个医院各个时段平均的护患比,也可以根据管理的需要,计算不同护理单元、不同时段的护患比,如各护理单元护患比、白班护患比和夜班护患比等。

表 2-2 护患比数据收集报表

序号	护理单元	时间	白班责任护士数	白班接班患者数	白班新入患者数	夜班责任护士数	夜班接班患者数	夜班新入患者数	白班护患比	夜班护患比	平均每天护患比

(黄 霞 杨海朋)

三、不同级别护士的配置

(一)指标定义

1.不同级别护士配置 在医疗机构或其部门中,不同能力级别护士在本机构或部门所有注册护士中所占的比例,通常用工作年限、学历(学位)和卫生技术职称等来测量护士的能力级别。

2.某级别护士的比率 是指统计周期内某级别护士人数占同期护士总人数的百分率。

(二)计算公式

某级别护士的比率 = 同期某级别护士人数 / 统计周期内护士总人数 ×100%。

1.分子说明

(1) 级别可采用不同维度来测量,如不同工作年限、不同学历、不同卫生技术职称。

(2) 工作年限以周年计算,推荐5个级别:年限<1年、1年≤年限<2年、2年≤年限<5年、5年≤年限<10年、年限≥10年。

(3) 学历(学位)以学历(学位)证书为凭证,分为5个级别:中专、高职高专、大学本科、硕士研究生、博士研究生。

（4）卫生技术职称以聘用为准，可划分为 5 个级别：初级护士、护师、主管护师、副主任护师和主任护师。

1）纳入标准：①考取相应学历（学位）并已取得证书。②入院前在其他医院注册并从事临床护理工作纳入工作年限统计范围。③取得相应专业技术资格并已在医院聘用。

2）排除标准：①未在护理岗位工作的护士。②未在本医院注册的护士，如新入职、进修护士等。③以学历为维度时，排除学历（学位）考取后未下发或丢失未补办的护士。④以职称为维度时，排除未取得相应专业技术职称或已取得但医院未聘用的护士。

2. 分母说明　统计周期内护士总人数为统计周期初全院（护理单元）执业护士总人数与统计周期末全院（护理单元）执业护士总人数之和除以 2。

1）纳入标准：①在医院执业注册并在护理岗位工作的护士。②离、退休返聘护士从事护理岗位工作。

2）排除标准：①未在现医院注册的护士，如新入职和进修护士等。②未取得护士执业资格人员。③虽在现医院注册但未在护理岗位工作的护士。

3. 数据收集

（1）统计周期可为每半年或每年。

（2）从医院（护理单元）人力资源信息系统获取护士基本信息。

（三）指标监测的意义

护理人员结构可以反映医疗结构中护理人力资源的静态配置关系与效率，能够影响护理的过程和结局，是护理质量的保证条件。分析不同级别护士的配置，旨在让护理管理者除了关注护理团队的数量和规模外，还要关注护理团队的能力结构，并关注护士的结构配置对护理质量造成的影响。将不同级别护士的配置作为监测指标，用于指导护士人力结构配置等护理管理工作，为护理管理者提供一种从优化护士人力结构配置角度出发的改善护理质量的参考路径，为优化人力资源配置、有效利用护理人力提供依据，保障患者获得优质的护理服务。不同级别护士配置数据表见表 2-3。

表 2-3　不同级别护士配置数据报表

统计日期	护理单元	卫生技术职称					学历					工作年限				
		护士人数	护师人数	主管护师人数	副主任护师人数	主任护师人数	中专人数	高职高专人数	大学本科人数	硕士研究生人数	博士研究生人数	＜1年人数	1（含）～2年人数	2（含）～5年人数	5（含）～10年人数	≥10年人数

（姜文彬　张　艳[2]）

四、护士离职率

（一）指标定义

护士离职率是指在一定周期内，某医疗机构中护士自愿离职人数与统计周期内执业护士总人数的比率，其是反映医疗机构内护理人员流动性和稳定性的重要指标。

（二）计算公式

护士离职率＝同期护士自愿离职人数／统计周期内执业护士总数 ×100%。

1. 分子说明

（1）同期护士自愿离职人数为统计周期内全院执业护士中自愿离职的护士人数。

（2）离职仅关注自愿离职，主要指由于护士对自己的工作不满意等而自愿离职，包括对薪酬、工作环境、团队成员、管理等方面不满意而造成的离职，不包括因疾病、伤残、退休等原因造成的离职。

（3）岗位调整以护士执业注册为标准，院内岗位调整未变更注册者不纳入离职。

1）纳入标准：医院中自愿离职护士。

2）排除标准：①因疾病、伤残、退休、死亡或辞退而离开医院的护士；②在同一医院中岗位调整的护士；③有离职倾向但还未离职的护士。

2. 分母说明

1）纳入标准：经过执业注册，并在医院护理岗位工作的护士（包含护理岗位的返聘护士）。

2）排除标准：①非护理岗位人员。②尚未取得护士执业资格的人员。③未在本院注册的进修人员等。

3. 数据收集

（1）统计周期可以为每季度、每半年或每年。

（2）通过医院人力资源系统获取执业护士人数。

（3）建立护士离职信息收集报表（表2-4）。

（三）指标监测的意义

护士离职率是用于衡量组织内部护士人力资源流动状况的一个重要指标。通过监测医疗机构或护理单元内护士的离职率，了解护士离职现状，并将现状与本院常态及其他医疗机构护士离职现状进行比较，针对异常情况，对护士离职原因、由于离职造成的护士结构变化及由于护士离职对护理质量造成的影响进行分析，为管理者制订人员招聘和培训计划、改善管理策略等提供依据，从而降低护士离职率，稳定护理人员队伍，提高护理服务的质量。

表2-4 护士离职信息收集报表

姓名	护理单元	年龄	性别	学历	卫生技术职称	工作时间	离职时间	离职原因	离职去向

（单信芝 王 斌）

五、护士空缺率

（一）指标定义

护士空缺率是一种测量医院护士空缺岗位的方法，是指统计周期内医院护士空缺岗位数占护士总岗位数的百分率。

（二）计算公式

护士空缺率＝同期护士空缺岗位数／统计周期内医院护士总岗位数 ×100%。

1. 分子说明　统计周期内护士空缺岗位数为统计周期初护士空缺岗位数与统计周期末护士空缺岗位数之和除以2。

2. 分母说明　统计周期内护士总岗位数为统计周期初护士总岗位数与统计周期末护士总岗位数之和除以2。

3. 数据收集

（1）统计周期可以为每季度、每半年或每年。

（2）从人力资源处获取护士总岗位数及空缺岗位数。

（3）建立护士空缺率指标数据收集表（表2-5）。

表2-5　护士空缺率指标数据收集表

时间	护士总岗位数	护士空缺岗位数	空缺率

（三）指标监测的意义

空缺率是反映医疗机构对护士人力需求的常用指标，用来表示特定工作地点或区域中人员短缺的严重性，也是从经济学的视角测量对护士的需求，即医院在当前的工资水平上无法雇佣到足够他们需要的护士。通过监测护士空缺率，可以提示医院机构应多举措增加护士的薪资待遇，改善护士执业环境，从而吸引更多的护士，稳定护士队伍。

（魏丽丽　宋砚坤）

六、护士职业环境

（一）指标定义

护士职业环境　是指促进或制约护理专业实践的工作场所的组织因素，如参与医院管理的程度、医院对护理工作的支持程度、护理领导力、护士配置、护士专业提升、护士待遇、医护关系、护士社会地位等。健康的护士执业环境可以提高护士工作满意度，降低护士离职率，培养护士的专业行为，减少不良事件及由于不良事件导致的医疗花费，进而节约医院管理成本与患者医疗成本。

（二）计算细则

1. 医院护士执业环境得分　计算每份有效问卷的量表条目1至条目37的评分总和，除以条目数37，作为每位护士对医院执业环境的评分。若所有参加测评护士对执业环境的评分呈正态分布，取其"均数 ± 标准差"作为医院的护士执业环境得分。若呈非正态分布，则取中位数（四分位数间距）作为医院的护士执业环境得分。

2. 各维度得分　计算每份有效问卷中各个维度所包含的条目评分总和，除以该维度的条目数，作为每位护士对执业环境各个维度的评分。若所有参评护士对执业环境的评分呈正态分布，取其"均数 ± 标准差"作为医院的护士执业环境得分。若呈非正态分布，则取中位数（四分位数间距）作为医院的护士执业环境得分。

3. 各条目得分　计算医院所有有效问卷的每一项条目的"均数 ± 标准差"（数据呈正态分布时）或中位数（四分位数间距）（数据呈非正态分布时）。

（1）纳入标准：①参加执业环境测评的护士应具有护士执业资格，在被测评医疗机构注册、本年度从事护理岗位工作时间 ≥ 50%，入职时间 ≥ 1 年，无精神疾病史，自愿参加调查。②医院层面的调查，参与调查人数不低于全院执业护士数的60%；病区层面的调查，参加调查人数不低于病区执业护士数的80%。③参与调查的人员的岗位类别、工作年限、工作科室等必须符合调查目的和需求，且应具有代表性。

（2）排除标准：①非本医疗机构注册护士。②入职时间不满 1 年的护士。③非护理工作岗位（如医院办公室）工作的护士。

4. 数据收集　使用国家卫生计生委医院管理研究所护理中心主导开发的护士执业环境测评量表（表 2-6、表 2-7）。护士执业测评量表为自填式问卷，测评周期为 1 年 1 次。调查前，调查人员应按照量表指导语，向参加测评护士说明调查的目的和应答方法，并承诺数据保密，保证调查对象在无任何压力下填写，以不记名方式进行回收，以确保测评结果真实、可靠。

（三）指标监测的意义

护士执业环境包括护士工作的物理环境和组织环境。健康的执业环境中的组织构架、工作制度、工作流程、工作关系等有利于员工实现组织目标，并在工作中获得个人满足。护士执业环境是影响患者结局的关键因素之一。护士执业环境会影响护士操作及不良事件的发生率。构建优化的病区工作环境可以有效地避免不良事件的发生。健康的护士执业环境，能直接提高护士工作满意度，降低护士离职率，减少不良事件及由于不良事件导致的医疗花费。定期测量分析评价护士执业环境，采取卓有成效的措施，建设健康的执业环境，有助于改善患者结局，增加医院的经济效益和社会效益。

表 2-6　一般情况调查表

1. 医疗机构名称：

2. 医疗机构等级：

一级甲等□　一级乙等□　二级甲等□

二级乙等□　三级甲等□　三级乙等□

3. 是否为教学医院：

是□　否□

4. 医院经营类别：

公立□ 民营□ 其他□

5. 所在科室：

内科□ 外科□ 重症医学科□ 妇科□ 产科□ 儿科□

眼科□ 口腔科□ 耳鼻喉科□ 皮肤科□ 门诊□ 急诊□

手术室□ 消毒供应中心□ 医技科室□ 护理部□ 其他□

6. 性别：

女□ 男□

7. 年龄：

8. 工作年限：

9. 专科技术职称：

初级护士□ 初级护师□ 主管护师□

副主任护师□ 主任护师□ 其他□

10. 职务：

护士□ 副护士长□ 护士长□ 科护士长□

护理部副主任□ 护理部主任□ 副院长（院长助理）□ 其他□

11. 最高学历：

中专□ 大专□ 本科□ 硕士□

博士□ 其他□

12. 是否事业编制：

是□ 否□

表 2-7 护士执业环境测评量表

您好！本问卷共有 37 项条目，目的是了解护士执业环境的现状，"0"表示非常不满意或非常不同意，"100"表示非常满意或非常同意，请您根据您的切身感受，选择合适的数值予以评价。

1. 护士有机会有意愿参与内部管理

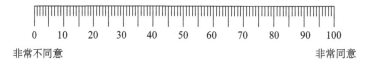

2. 护士有机会决定医院事物

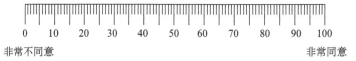

3. 护士有机会成为医院管理相关委员会的一员

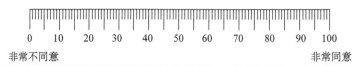

4. 护士在临床护理中能够评估患者，根据评估结果，实施个体化护理

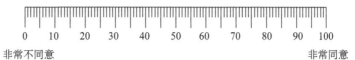

5. 医院的临床工作能够体现出护理的专业性

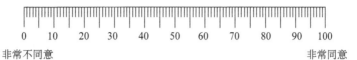

6. 护理管理者经常与护士商讨日常工作问题

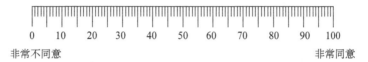

7. 当护士圆满完成工作时能获得鼓励和认可

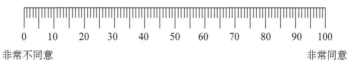

8. 护理管理者支持护士的正确决策

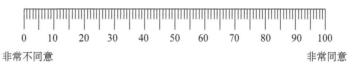

9. 护士犯错时，护理管理者更注重对其指导改进，而非一味地批评

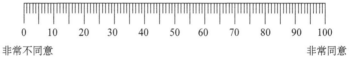

10. 各护理岗位职责清晰

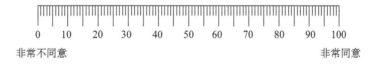

11. 工作制度完善

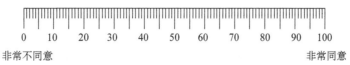

12. 工作流程完善，指导性强，便于落实

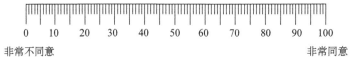

13. 医院管理部门期望各病区为患者提供高标准的护理服务

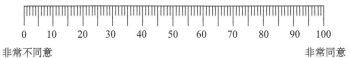

14. 护士排班方式有益于对患者进行连续护理

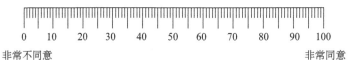

15. 护理团队经常讨论患者的护理问题，并寻求改善

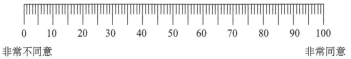

16. 临床辅助系统让护士有更多的时间护理患者

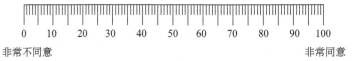

17. 医院行政管理部门能够支持护士工作

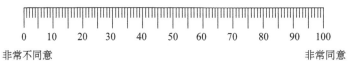

18. 医院护理用具的配备有利于提高护理工作效率

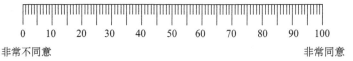

19. 护士在工作中能获得相应的职业防护

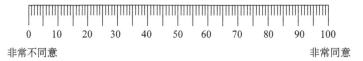

20. 医院有清晰的职业暴露后处理流程，并能有效落实

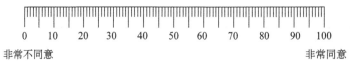

21. 科室的医生和护士关系融洽

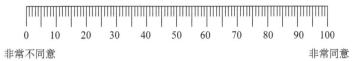

非常不同意　　　　　　　　　　　　　　　　　非常同意

22. 科室的医生护士能够各司其职、协同工作

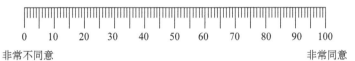

非常不同意　　　　　　　　　　　　　　　　　非常同意

23. 医院对新入职护士有系统培训

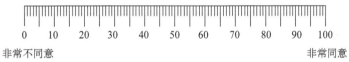

非常不同意　　　　　　　　　　　　　　　　　非常同意

24. 医院能够结合岗位需求对护士进行继续教育

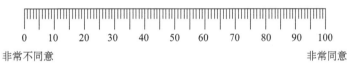

非常不同意　　　　　　　　　　　　　　　　　非常同意

25. 护士有参加国内外学术活动的机会

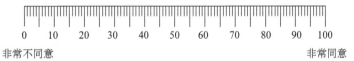

非常不同意　　　　　　　　　　　　　　　　　非常同意

26. 医院有清晰的护士职业发展路径或职称晋升体系

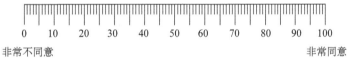

非常不同意　　　　　　　　　　　　　　　　　非常同意

27. 护理单元的护士配置能够满足临床护理工作需要

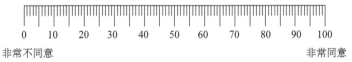

非常不同意　　　　　　　　　　　　　　　　　非常同意

28. 工作团队中的护士能够胜任护理工作

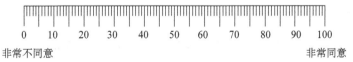

非常不同意　　　　　　　　　　　　　　　　　非常同意

29. 现有的工作时长与强度合适

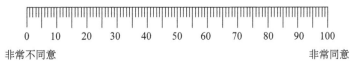

非常不同意　　　　　　　　　　　　　　　　　非常同意

30. 护士排班能够体现层级搭配

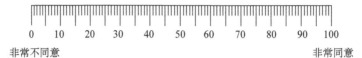

非常不同意　　　　　　　　　　　　　　　　　　　　　非常同意

31. 通常情况下，科室骨干护士不会被频繁调动

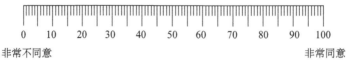

非常不同意　　　　　　　　　　　　　　　　　　　　　非常同意

32. 护士工作能够得到社会的认可

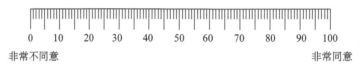

非常不同意　　　　　　　　　　　　　　　　　　　　　非常同意

33. 在工作中能够感受到患者对护士的信任与尊重

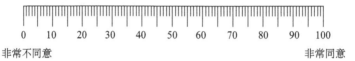

非常不同意　　　　　　　　　　　　　　　　　　　　　非常同意

34. 医院的薪酬分配制度合理

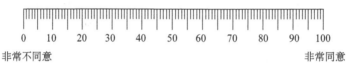

非常不同意　　　　　　　　　　　　　　　　　　　　　非常同意

35. 护士薪酬在社会各行业所处水平合理

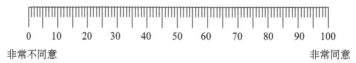

非常不同意　　　　　　　　　　　　　　　　　　　　　非常同意

36. 护士能享受法定福利待遇（如法定节假日轮休或加班补贴、假期、保险等）

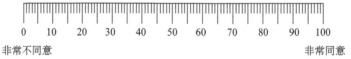

非常不同意　　　　　　　　　　　　　　　　　　　　　非常同意

37. 您对医院护士执业环境的总体评价

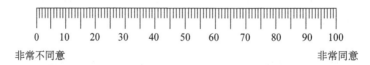

非常不同意　　　　　　　　　　　　　　　　　　　　　非常同意

（傅培荣　鲍　霞）

七、每住院患者 24 小时平均护理时数

(一)指标定义

每住院患者 24 小时平均护理时数是指平均每天每位住院患者所获得的护理时数。

(二)计算公式

每住院患者 24 小时平均护理时数 = 同期住院病区执业护士上班小时数 / 统计周期内住院患者实际占用床日数。

1. 分子说明　统计周期内住院病区执业护士实际上班小时数等同于提供的护理时数。

(1) 纳入标准：①病区护士上班小时数。②病区护士长上班小时数。③病区返聘护士上班小时数。④规培或进修执业资格注册地点变更到医院的护士上班小时数。

(2) 排除标准：①未取得的护士执业资格人员上班小时数。②非病区护士上班小时数，如手术室、门诊等。

2. 分母说明　统计周期内住院患者实际占用床日数。

(1) 纳入标准：①占用的正规病床日数。②占用的临时加床日数。

(2) 排除标准：①占用的急诊抢救床日数。②占用的急诊观察床日数。③专用的手术室床日数。④占用的麻醉恢复室床日数。⑤占用的血液透析室床日数。⑥占用的接待室的待产床和接产床日数。⑦占用的母婴同室新生儿床日数。⑧占用的检查床日数。⑨专用的治疗床日数。

3. 数据收集

(1) 统计周期可以为每月、每季度或每年。

(2) 通过 HIS 系统或医院病案信息系统、医院质量管理信息系统获取住院患者实际占用床日数。

(3) 通过医院护理排班信息系统，获取病区执业护士工作班次数及时数。

(4) 如医院无信息系统，可通过每住院患者 24 小时平均护理时数统计报表(表 2-8)收集统计相关数据信息。

(三)指标监测的意义

每住院患者 24 小时平均护理时数是指平均每天每位患者所获得的执行所有护理活动时间，反映了患者所获得的护理服务质量。研究显示，患者护理效果与其所获得的护理时数有一定的相关性，监测每住院患者 24 小时平均护理时数可以帮助管理者了解患者所得到的平均护理时数，关联患者护理效果等质量指标，分析影响患者护理质量的影响因素和患者所得护理时数是否合理，指导护理人员合理配备及质量改进。

表 2-8　每住院患者 24 小时平均护理时数统计报表

序号	护理单元名称	床位数	执业护士工作时数	备注
合计				

(王　薇　宇　毅)

第二节　过程性指标

一、住院患者基础护理质量达标率

（一）指标定义

1. 基础护理　是以患者为中心，针对患者的生理、心理、社会、精神及文化等各个方面的健康问题，运用护理学的基本理论、基础知识和基本技术，采取科学有效的护理措施，满足患者的需要，使其尽可能恢复到最佳健康状态的护理。

2. 住院患者基础护理质量达标率　是指统计周期内住院患者基础护理质量督查条目完全达标总人次数占同期住院患者基础护理质量督查条目总人次数的百分率。

（二）计算公式

住院患者基础护理质量达标率 = 同期住院患者基础护理质量督查条目完全达标总人次数 / 统计周期内住院患者基础护理质量督查条目总人次数 ×100%。

1. 分子说明

（1）统计周期内使用基础护理质量达标率查检表（表 2-9）对患者进行督查，每督查一项条目完全达标计为 1 人次。

（2）住院患者基础护理质量达标率查检表每项条目督查内容全部达标结果计为完全达标，每项条目完全达标人次数之和为完全达标总人次数。

2. 分母说明

（1）统计周期内使用住院患者基础护理质量达标率查检表进行督查，每督查一项条目计为 1 人次。

（2）督查结果：完全达标、部分达标、不达标、不适用。

（3）统计周期内住院患者基础护理质量督查条目总人次数不包含不适用人次数。

3. 纳入标准　统计周期所有办理入院手续并入住病区的患者。

4. 排除标准　非住院患者（如门诊、急诊留观）；在医院正常分娩的新生儿。

5. 数据收集

（1）统计周期可根据质量管理部门要求确定，如每月、每季度或每年。

（2）此指标全年值不能通过各个月值的算术平均数获得，而应直接利用公式获得。

（3）若统计周期内督查频率过低，可能会因为分子、分母数值过小而导致该率的数值不能客观反映基础护理质量。

（4）质量管理者定期使用基础护理质量达标率查检表进行督查，每个统计周期完成数据汇总。

（三）指标监测的意义

基础护理是临床护理工作的重要组成部分，其质量则与患者的康复密切相关。基础护理质量评价是护理管理工作的一项重要内容，也是体现护理工作重要性的关键环节。科学、合理的基础护理质量评价指标不仅可以有效评价基础护理质量，支持护理活动，同时，对护理质量的管理还具有导向作用，能够鉴别护理工作中存在的问题，从而指导护理工作者针对问题对基础护理质量进行控制和持续改进。目前国内外文献多以美国学者 Donabedian

的"结构—过程—结果"模式作为理论基础进行护理质量标准的探索，此模式认为护理质量可以从护理结构（人员、环境结构）、护理过程（以护理人员为取向，针对护理过程制订）、护理结果（以患者为取向，针对护理终末结果制订）三方面来进行评价。

（四）护理质量评价标准

1. 护理结构

（1）实行责任制整体护理，实际床护比合理。

（2）病室整洁，空气清新；床单位平整、清洁、干燥、无污迹、无皮屑，无自带被服；床下无杂物，床头桌物品摆放合理。

2. 护理过程

（1）入院宣教及时有效，患者熟悉病区环境及相关规定。

（2）腕带、床头牌标识正确（护理级别、饮食、过敏、警示、隔离等）。

（3）住院患者穿病员服。

（4）患者卫生符合"三短、六洁"（头发短，指、趾甲短，胡须短；口腔洁，头发洁，皮肤洁，手足洁，会阴洁，肛门洁）。

（5）患者卧位符合病情需要，安全、舒适（半卧位不下滑）、保持功能位。

（6）患者隐私得到保护，适当屏风或隔帘遮挡。

（7）输液部位选择合理，避开下肢、关节，静脉通路数量与病情需要相符。

（8）输液单、护理单等执行后签时间和姓名及时准确。

（9）动静脉通路标识清晰，固定敷料清洁，置管日期时间（具体到分钟）、维护签名（姓名首字母缩写）、维护日期时间等无缺项。

（10）管路标识规范清晰，在有效期内。

（11）管路固定妥善规范，无意外滑脱危险。

（12）各种评估单评估及时准确。

（13）与存在各种高风险的患者及时签订相应高风险教育知情同意书。

（14）压力性损伤、跌倒坠床等评估及时，预防、处理措施落实到位。

（15）患者知晓饮食、疾病、功能锻炼等宣教内容并配合。

（16）患者知晓预防深静脉血栓的基本知识。

（17）责任护士能够掌握患者诊断、病情、治疗、护理、饮食及心理状态。

3. 护理结果 患者及其家属对基础护理服务满意。

表2-9 基础护理质量达标率查检表

项目：基础护理质量达标率 护理单元： 督查时间： 年 月 日 督查人：

序号	内容	督查总人数次数	完全达标	部分达标	不达标	不适用	完全达标率	部分达标率	不达标率	备注
1	实行责任制整体护理，实际床护比合理									
2	病室整洁，空气清新；床单位平整、清洁、干燥、无污迹、无皮屑，无自带被服；床下无杂物，床头桌物品摆放合理									
3	入院宣教及时有效，患者熟悉病区环境及相关规定									

序号	内容	督查总人数次数	完全达标	部分达标	不达标	不适用	完全达标率	部分达标率	不达标率	备注
4	腕带、床头牌标识正确（护理级别、饮食、过敏、警示、隔离等）									
5	住院患者穿病员服									
6	患者卫生符合"三短、六洁"（头发短，指、趾甲短，胡须短；口腔洁，头发洁，皮肤洁，手足洁，会阴洁，肛门洁）									
7	患者卧位符合病情需要，安全、舒适（半卧位不下滑）、保持功能位									
8	患者隐私得到保护，适当屏风或隔帘遮挡									
9	输液部位选择合理，避开下肢、关节，静脉通路数量与病情需要相符									
10	输液单、护理单等执行后签时间和姓名及时准确									
11	动静脉通路标识清晰，固定敷料清洁，置管日期时间（具体到分钟）、维护签名（姓名首字母缩写）、维护日期时间等无缺项									
12	管路标识规范清晰，在有效期内									
13	管路固定妥善规范，无意外滑脱危险									
14	各种评估单评估及时准确									
15	与存在各种高风险的患者及时签订相应高风险教育知情同意书									
16	压力性损伤、跌倒坠床等评估及时，预防、处理措施落实到位									
17	患者知晓饮食、疾病、功能锻炼等宣教内容并配合									
18	患者知晓预防深静脉血栓的基本知识									
19	责任护士能够掌握患者诊断、病情、治疗、护理、饮食及心理状态									
20	患者及其家属对基础护理服务满意									
	合计									

督查意见：

备注：1. 每项条目至少抽查5人次数，并在"督查总人次数"栏中填写数目；如不满5人次数，填写实际督查数目。

2. 实际督查结果在"完全达标""部分达标""不达标"栏中填写数目，并计算"完全达标率""部分达标率""不达标率"；如无此条目内容，在"不适用"栏中打"√"。

（崔　岩　卢晓红）

二、分级护理质量达标率

（一）指标定义

1. 分级护理　患者在住院期间，医护人员根据患者病情和（或）自理能力进行评定而确定的护理级别，分为特级护理、一级护理、二级护理和三级护理4个级别。临床护士应根据患者的护理分级和医师制订的诊疗计划，为患者提供护理服务。

2. 住院患者分级护理质量达标率　是指统计周期内住院患者分级护理质量督查条目完全达标总人次数占同期住院患者分级护理质量督查条目总人次数的百分率。

（二）计算公式

住院患者分级护理质量达标率 = 同期住院患者分级护理质量督查条目完全达标总人次数 / 统计周期内住院患者分级护理质量督查条目总人次数 ×100%。

1. 分子说明

（1）统计周期内使用分级护理质量达标率查检表（表2-10）随机对住院患者进行督查，每督查一项条目完全达标计为1人次。

（2）住院患者分级护理质量达标率检查表每项条目督查内容全部达标结果计为完全达标，每项条目完全达标人次数之和为完全达标总人次数。

2. 分母说明

（1）统计周期内使用住院患者分级护理质量达标率查检表进行督查，每督查一项条目计为1人次。

（2）督查结果：完全达标、部分达标、不达标、不适用。

（3）统计周期内住院患者分级护理质量督查条目总人次数不包含不适用人次数。

3. 纳入标准　统计周期所有办理入院手续并入住病区的患者。

4. 排除标准　非住院患者（如门诊、急诊留观）；在医院正常分娩的新生儿。

5. 数据收集

（1）统计周期可根据质量管理部门要求确定，如每月、每季度或每年。

（2）此指标全年值不能通过各个月值的算术平均数获得，而应直接利用公式获得。

（3）若统计周期内督查频率过低，可能会因为分子、分母数值过小而导致该率的数值不能客观反映分级护理工作质量。

（4）质量管理者定期使用分级护理质量达标率查检表进行督查，每个统计周期完成数据汇总。

（三）指标监测的意义

分级护理是根据对患者病情的轻、重、缓、急及其自理能力的评估，按照护理程序的工作方法制订的不同护理措施及遵医嘱给予不同级别的护理。我国内地将护理级别分为4个等级，即特级护理、一级护理、二级护理和三级护理。分级护理制度是按照国家卫生部统一制定的分级护理标准和要求，对不同病情的患者实施相应的护理和照顾的制度，其明确规定了各护理级别的病情依据和临床护理要求，对临床医疗、护理工作及管理起着规范和指导作用。护士按照不同的护理级别采取护理措施能够满足患者的实际需求，提高护理工作质量。

（四）护理质量评价标准

1. 原则

（1）患者的护理级别与病情和日常生活活动能力（ADL）分级相符，并有相应的级别标识。

（2）掌握所管患者的护理级别及相应的护理内容。

2. 特级护理

（1）严密观察患者病情变化，监测生命体征，准确测量出入量。

（2）根据医嘱正确执行各项治疗及用药，配合医生实施各种急救措施。

（3）做好专科护理，如气道、管路、压疮及各种并发症的预防。

（4）关注患者的安全，根据患者具体情况采取相应的预防措施。

（5）保持患者清洁、舒适，实施基础护理。

（6）了解患者心理需求，实施心理疏导，协助解决心理问题，有针对性地开展健康指导和功能锻炼。

（7）严格于患者床旁交接班。

（8）履行告知义务，尊重患者知情权。

（9）定时通风，保持病室空气清新及环境清洁。

3. 一级护理

（1）每小时巡视，观察患者病情变化。

（2）根据患者病情，测量生命体征。

（3）根据医嘱，正确实施治疗及用药。

（4）提供专科护理，如气道、管路、压疮及各种并发症的预防。

（5）关注患者安全，根据患者具体情况采取相应的预防措施。

（6）根据患者病情及生活自理能力，实施基础护理。

（7）提供护理相关的健康指导和功能锻炼。

（8）定时通风，保持病室空气清新和环境清洁。

4. 二级护理

（1）每2小时巡视，观察患者病情变化。

（2）根据患者病情，测量生命体征。

（3）根据医嘱正确执行各项治疗及用药。

（4）根据患者病情需要提供专科护理。

（5）指导患者采取措施预防跌倒或摔伤。

（6）协助生活部分自理患者做好基础护理。

（7）提供护理相关的健康及生活指导。

（8）定时通风，保持病室空气清新和环境清洁。

5. 三级护理

（1）每3小时巡视，观察患者病情变化。

（2）根据患者病情，测量生命体征。

（3）根据医嘱正确执行各项治疗及用药。

（4）指导患者采取措施预防跌倒或摔伤。

（5）提供护理相关的健康及生活指导。

（6）定时通风，保持病室空气清新和环境清洁。

表 2-10 分级护理质量达标率查检表

项目：分级护理质量达标率　　　护理单元：　　　　　督查时间：年　月　日　督查人：

项目	序号	内容	督查总人数次数	完全达标	部分达标	不达标	不适用	完全达标率	部分达标率	不达标率	备注
原则	1	患者的护理级别与病情和 ADL 分级相符，并有相应的级别标识									
	2	掌握所管患者的护理级别及相应的护理内容									
特级护理	1	严密观察患者病情变化，监测生命体征，准确测量出入量									
	2	根据医嘱正确执行各项治疗及用药，配合医生实施各种急救措施									
	3	做好专科护理，如气道、管路、压疮及各种并发症的预防									
	4	关注患者的安全，根据患者具体情况采取相应的预防措施									
	5	保持患者清洁、舒适，实施基础护理									
	6	了解患者心理需求，实施心理疏导，协助解决心理问题，有针对性地开展健康指导和功能锻炼									
	7	严格患者床旁交接班									
	8	履行告知义务，尊重患者知情权									
	9	定时通风，保持病室空气清新及环境清洁									
一级护理	1	每小时巡视，观察患者病情变化									
	2	根据患者病情，测量生命体征									
	3	根据医嘱，正确实施治疗及用药									
	4	提供专科护理，如气道、管路、压疮及各种并发症的预防									
	5	关注患者安全，根据患者具体情况采取相应的预防措施									
	6	根据患者病情及生活自理能力，实施基础护理									
	7	提供护理相关的健康指导和功能锻炼									
	8	定时通风，保持病室空气清新和环境清洁									

续表

项目	序号	内容	督查总人数次数	完全达标	部分达标	不达标	不适用	完全达标率	部分达标率	不达标率	备注
二级护理	1	每2小时巡视，观察患者病情变化									
	2	根据患者病情，测量生命体征									
	3	根据医嘱正确执行各项治疗及用药									
	4	根据患者病情需要提供专科护理									
	5	指导患者采取措施预防跌倒或摔伤									
	6	协助生活部分自理患者做好基础护理									
	7	提供护理相关的健康及生活指导									
	8	定时通风，保持病室空气清新和环境清洁									
三级护理	1	每3小时巡视，观察患者病情变化									
	2	根据患者病情，测量生命体征									
	3	根据医嘱正常执行各项治疗及用药									
	4	指导患者采取措施预防跌倒或摔伤									
	5	提供护理相关的健康及生活指导									
	6	定时通风，保持病室空气清新和环境清洁									
合计											

督查意见：

备注：1. 每项条目至少抽查5人次数，并在"督查总人次数"栏中填写数目；如不满5人次数，填写实际督查数目。

2. 实际督查结果在"完全达标""部分达标""不达标"栏中填写数目，并计算"完全达标率""部分达标率""不达标率"；如无此条目内容，在"不适用"栏中打"√"。

（付军桦　刘　芳）

三、围术期护理质量达标率

（一）指标定义

1. 围术期　是围绕手术的一个全过程，从患者决定接受手术治疗开始，到手术治疗直至基本康复，包含手术前、手术中及手术后的一段时间，具体是指从确定手术治疗时起，直到与这次手术有关的治疗基本结束为止，时间在术前5～7天至术后7～12天。

2. 住院患者围术期护理质量达标率　是指统计周期内住院患者围术期护理质量督查条目完全达标总人次数占同期住院患者围术期护理质量督查条目总人次数的百分率。

（二）计算公式

住院患者围术期护理质量达标率＝同期住院患者围术期护理质量督查条目完全达标总人次数／统计周期内住院患者围术期护理质量督查条目总人次数 ×100%。

1. 分子说明

（1）统计周期内使用围术期护理质量达标率查检表（表 2–11）随机对手术患者进行督查，每督查一项条目完全达标计为 1 人次。

（2）住院患者围术期护理质量达标率查检表每项条目督查内容全部达标结果计为完全达标，每项条目完全达标人次数之和为完全达标总人次数。

2. 分母说明

（1）统计周期内使用住院患者围术期护理质量达标率查检表进行督查，每督查一项条目计为 1 人次。

（2）督查结果：完全达标、部分达标、不达标、不适用。

（3）统计周期内住院患者围术期护理质量督查条目总人次数不包含不适用人次数。

3. 纳入标准　统计周期所有手术治疗的住院患者。

4. 排除标准　非住院患者（如门诊、急诊留观）；不需要手术治疗的住院患者。

5. 数据收集

（1）统计周期可根据质量管理部门要求确定，如每月、每季度或每年。

（2）此指标全年值不能通过各个月值的算术平均数获得，而应直接利用公式获得。

（3）若统计周期内督查频率过低，可能会因为分子、分母数值过小而导致该率的数值不能客观反映围术期护理工作质量。

（4）质量管理者定期使用围术期护理质量达标率查检表进行督查，每个统计周期完成数据汇总。

（三）指标监测的意义

通过监测围术期护理质量，能够有效促进医院护理质量的规范化管理和持续改进，提高护士工作的自律性，使护士在患者围术期护理中有章可循，达到护理工作规范化、程序化，从而确保住院患者围术期的护理安全，使患者得到更好的治疗。

（四）护理质量评价标准

1. 术前护理

（1）告知患者／家属术前主要检查的目的及注意事项。

（2）告知患者／家属手术名称、麻醉方式及术前准备相关配合要点。

（3）患者术前常规准备到位，如皮肤准备、呼吸道准备、体位锻炼、胃肠道准备等。

（4）心理护理有效，患者焦虑情绪减轻或消除。

（5）做好身份识别，配合医生做好手术部位标记。

2. 术中护理

（1）根据不同手术的需要，手术间安排合适，手术辅助设备、器械和辅料准备符合手术需要，各类仪器的摆放布局规范，手术室内人员数量符合要求。

（2）运用两种及以上方法三方核对确认患者身份，进行患者手术信息核对。

（3）手术体位安置妥当，静脉通路、尿管等各类引流管通畅，电刀负极板安全放置。

（4）有效评估患者的病情、全身情况、配合程度、术前准备等情况，对患者带入物品进行评估并记录。

（5）巡回护士与洗手护士严格落实物品清点制度。

（6）手术过程中予以患者必要的保温措施，注意隐私保护，给予肢体适当约束，密切观察患者生命体征及反应。

（7）出手术室前再次评估，确保各种引流管连接正确、引流通畅、固定妥善。伤口包扎妥当，受压皮肤完好，物品齐全。

3. 术后护理

（1）护士知晓患者麻醉方式、手术方式及术中情况。

（2）根据麻醉方式和手术部位准备好床单位及急救、监护设备。

（3）术后体位安置适当、安全、有效，卧位舒适，符合病情。

（4）严密观察患者神志、生命体征、病情变化并及时记录。

（5）饮食、用药、有效咳嗽、功能锻炼等健康教育到位，患者/家属知晓内容并遵照执行。

（6）各管路护理到位，固定妥善，标识清楚，引流通畅，患者/家属知晓保护伤口及各引流管的方法。

（7）患者在病情允许条件下能主动进行早期活动。

（8）出院指导到位，患者/家属知晓出院后复诊、功能锻炼、用药等注意事项。

4. 手术交接　术前、术后交接规范到位，交接记录准确、完整。

表 2-11　围术期护理质量达标率查检表

项目：围术期护理质量达标率　　护理单元：　　　　督查时间：　　年　月　日　督查人：

项目	序号	内容	督查总人数次数	完全达标	部分达标	不达标	不适用	完全达标率	部分达标率	不达标率	备注
术前护理	1	患者/家属知晓术前主要检查的目的及注意事项									
	2	患者/家属知晓自身手术、麻醉相关知识，能正确复述术前准备相关配合要点									
	3	患者术前常规准备到位，如皮肤准备、呼吸道准备、体位锻炼、胃肠道准备等									
	4	心理护理有效，患者焦虑情绪减轻或消除									
	5	做好身份识别，配合医生做好手术部位标记									
术中护理	1	根据不同手术的需要，手术间安排合适，手术辅助设备、器械和辅料准备符合手术需要，各类仪器的摆放布局规范，手术室内人员数量符合要求									
	2	运用两种及以上方法三方核对确认患者身份，进行患者手术信息核对									

项目	序号	内容	督查总人数次数	完全达标	部分达标	不达标	不适用	完全达标率	部分达标率	不达标率	备注
术中护理	3	手术体位安置妥当,静脉通路、尿管等各类引流管通畅,电刀负极板安全放置									
	4	有效评估患者的病情、全身情况、配合程度、术前准备等情况,对患者带入物品进行评估并记录									
	5	巡回护士与洗手护士严格落实物品清点制度									
	6	手术过程中予以患者必要的保温措施,注意隐私保护,给予肢体适当约束,密切观察患者生命体征及反应									
	7	出手术室前再次评估,确保各种引流管连接正确、引流通畅、固定妥善。伤口包扎妥当,受压皮肤完好,物品齐全									
术后护理	1	护士知晓患者麻醉方式、手术方式及术中情况									
	2	根据麻醉方式和手术部位准备好床单位及急救、监护设备									
	3	术后体位安置适当、安全、有效,卧位舒适,符合病情									
	4	严密观察患者神志、生命体征、病情变化并及时记录									
	5	饮食、用药、有效咳嗽、功能锻炼等健康教育到位,患者/家属知晓内容并遵照执行									
	6	各管路护理到位,固定妥善,标识清楚,引流通畅,患者/家属知晓保护伤口及各引流管的方法									
	7	患者在病情允许条件下能主动进行早期活动									
	8	出院指导到位,患者/家属知晓出院后复诊、功能锻炼、用药等注意事项									
手术交接		术前、术后交接规范到位,交接记录准确、完整									
合计											

督查意见:

备注:1. 每项条目至少抽查 5 人次数,并在"督查总人次数"栏中填写数目;如不满 5 人次数,填写实际督查数目。

2. 实际督查结果在"完全达标""部分达标""不达标"栏中填写数目,并计算"完全达标率""部分达标率""不达标率";如无此条目内容,在"不适用"栏中打"√"。

(曲巍立 冯 娟)

四、危重患者护理质量达标率

（一）指标定义

1.危重患者护理质量　是指护理人员为危重患者提供护理技术和专业服务的效果和程度，是护理危重患者过程中形成的客观表现。

2.危重患者护理质量达标率　是指统计周期内危重患者护理质量督查条目完全达标总人次数占同期危重患者护理质量督查条目总人次数的百分率。

（二）计算公式

危重患者护理质量达标率＝同期危重患者护理质量督查条目完全达标总人次数/统计周期内危重患者护理质量督查条目总人次数 ×100%。

1.分子说明

（1）统计周期内使用危重患者护理质量达标率查检表（表2-12）对危重患者进行督查，每督查一项条目完全达标计为1人次。

（2）危重患者护理质量达标率查检表每项条目督查内容全部达标结果计为完全达标，每项条目完全达标人次数之和为完全达标总人次数。

2.分母说明

（1）统计周期内使用危重患者护理质量达标率查检表进行督查，每督查一项条目计为1人次。

（2）督查结果：完全达标、部分达标、不达标、不适用。

（3）统计周期内危重患者护理质量督查条目总人次数不包含不适用人次数。

3.纳入标准　统计周期所有办理入院手续并入住病区的危重患者；急诊留观的危重患者。

4.排除标准　门诊患者；住院及急诊留观的非危重患者。

5.数据收集

（1）统计周期可根据质量管理部门要求确定，如每月、每季度或每年。

（2）此指标全年值不能通过各个月值的算术平均数获得，而应直接利用公式获得。

（3）若统计周期内督查频率过低，可能会因为分子、分母数值过小而导致该率的数值不能客观反映危重患者护理工作质量。

（4）质量管理者定期使用危重患者护理质量达标率查检表进行督查，每个统计周期完成数据汇总。

（三）指标监测的意义

危重患者护理质量是护理管理的重点和难点，是衡量护理质量高低的重要标志。通过监测危重患者护理质量，督导护理人员为危重患者提供规范、专业、优质的护理服务，有效保障危重患者的护理安全，有力降低危重患者的护理并发症。

（四）护理质量评价标准

1.基础护理

（1）患者卫生符合"三短、六洁"（头发短，指、趾甲短，胡须短；口腔洁，头发洁，皮肤洁，手足洁，会阴洁，肛门洁）。

（2）床单位整洁，被服无污渍，物品放置规范有序。

（3）患者体位舒适，符合病情要求。

2. 护理安全

（1）使用中的仪器清洁，模式及参数设置符合医嘱要求，参数报警启动且范围设置符合规范要求，并及时处理报警。

（2）遵医嘱准确给药，合理安排用药顺序，给药方式及速度符合给药要求，泵用药标识清楚、准确（标签、速度、配药时间等），观察药物疗效及不良反应。

（3）自理能力评估及时准确，护理级别与病情相符合。

（4）压力性损伤风险评估准确、及时、动态，预防措施有效落实，高危患者标识清楚，宣教到位，并签署知情同意书。

（5）跌倒坠床风险评估准确、及时、动态，预防措施落实到位，高危患者标识清楚，宣教到位并签署全告知协议书。

（6）营养评估准确、及时、动态，饮食符合病情要求，摄入量满足机体需求量。

（7）疼痛评估及时准确，疼痛患者采取有效干预措施，遵医嘱正确使用镇痛药、镇痛泵。

（8）约束患者符合约束要求，有约束医嘱，并签署告知书。

（9）患者如有躁动等不配合情况采取积极的防范措施（恰当的约束、镇静等）。

（10）静脉血栓栓塞症（VTE）风险评估准确，预防措施落实到位。

（11）机械通气患者呼吸机相关性肺炎（VAP）防范措施落实到位。

（12）根据病情及用药情况选择适宜的静脉通路，静脉通路标识符合要求，固定妥善，穿刺局部无渗血渗液，外周使用刺激性药物有防外渗标识，并签署《拒绝中心静脉置管责任书》及《防外渗知情同意书》。

（13）各种管路标识清晰规范、固定妥善，防脱管标识清楚，评估患者非计划拔管风险，护理措施落实到位，置管局部无渗血渗液。

（14）责任护士了解患者的病情，知晓患者主要阳性实验室检查及其他检查结果、主要护理问题、主要治疗措施。

（15）及时与患者及其家属沟通，健康宣教到位。

3. 护理文书

（1）生命体征记录及时准确（白班不超过2小时，夜班不超过4小时），记录时间具体到分钟，发生病情变化随时记录，与体温单相应时间的记录相符。

（2）意识情况、管路情况、皮肤情况、用氧情况等评估与患者实际相符。

（3）病情栏内记录病情观察情况、护理措施和效果，表述客观、准确，能够体现病情的动态变化，体现专科特色，且与医疗记录相符，原则上每班接班全面评估记录一次。

（4）出入量记录准确，出量需记录量、颜色、性状，输液及输血要准确记录执行时间，液体、血液及血制品的输入量。

（5）白班护士16：00做日间小结，大夜班护士7：00做24小时总结，并将出入量记录在体温单相应栏内。

（6）因抢救未能及时进行护理记录时，应在抢救结束后6小时内据实补记，并加以注明。

表 2-12 危重患者护理质量达标率查检表

项目：危重患者护理质量达标率　护理单元：　　　　　　督查时间：　年　月　日　督查人：

序号	内容	督查总人数次数	完全达标	部分达标	不达标	不适用	完全达标率	部分达标率	不达标率	备注
1	患者卫生符合"三短、六洁"（头发短，指、趾甲短，胡须短；口腔洁，头发洁，皮肤洁，手足洁，会阴洁，肛门洁）									
2	床单位整洁，被服无污渍，物品放置规范有序									
3	患者体位舒适，符合病情要求									
4	使用中的仪器清洁，模式及参数设置符合医嘱要求，参数报警启动且范围设置符合规范要求，并及时处理报警									
5	遵医嘱准确给药，合理安排用药顺序，给药方式及速度符合给药要求，泵用药标识清楚准确（标签、速度、配药时间等），观察药物疗效及不良反应									
6	自理能力评估及时准确，护理级别与病情相符合									
7	压力性损伤风险评估准确、及时、动态，预防措施有效落实，高危患者标识清楚，宣教到位，并签署知情同意书									
8	跌倒坠床风险评估准确、及时、动态，预防措施落实到位，高危患者标识清楚，宣教到位并签署全告知协议书									
9	营养评估准确、及时、动态，饮食符合病情要求，摄入量满足机体需求量									
10	疼痛评估及时准确，疼痛患者采取有效干预措施，遵医嘱正确使用镇痛药、镇痛泵									
11	约束患者符合约束要求，有约束医嘱，并签署告知书									
12	患者如有躁动等不配合情况采取积极的防范措施（恰当的约束、镇静等）									
13	VTE 风险评估准确，预防措施落实到位									
14	机械通气患者 VAP 防范措施落实到位									
15	根据病情及用药情况选择适宜的静脉通路，静脉通路标识符合要求，固定妥善，穿刺局部无渗血渗液，外周使用刺激性药物有防外渗标识，并签署《拒绝中心静脉置管责任书》及《防外渗知情同意书》									

续表

序号	内容	督查总人数次数	完全达标	部分达标	不达标	不适用	完全达标率	部分达标率	不达标率	备注
16	各种管路标识清晰规范、固定妥善，防脱管标识清楚，评估患者非计划拔管风险，护理措施落实到位，置管局部无渗血渗液									
17	责任护士了解患者的病情，知晓患者主要阳性化验结果、主要护理问题、主要治疗措施									
18	及时与患者及其家属沟通，健康宣教到位									
19	生命体征记录及时准确（白班不超过2小时，夜班不超过4小时），记录时间具体到分钟，发生病情变化随时记录，与体温单相应时间的记录相符									
20	意识情况、管路情况、皮肤情况、用氧情况等评估与患者实际相符									
21	病情栏内记录病情观察情况、护理措施和效果，表述客观、准确，能够体现病情的动态变化，体现专科特色，且与医疗记录相符，原则上每班接班全面评估记录一次									
22	及时倾倒引流液，出入量记录准确，出量需记录量、颜色、性状，输液及输血要准确记录执行时间、液体、血液及血制品的输入量									
23	白班护士16：00做日间小结，大夜班护士7：00做24小时总结，并将出入量记录在体温单相应栏内									
24	因抢救未能及时进行护理记录时，应在抢救结束后6小时内据实补记，并加以注明									
	合计									

督查意见：

备注：1. 每项条目至少抽查5人次数，并在"督查总人次数"栏中填写数目；如不满5人次数，填写实际督查数目。
2. 实际督查结果在"完全达标""部分达标""不达标"栏中填写数目，并计算"完全达标率""部分达标率""不达标率"；如无此条目内容，在"不适用"栏中打"√"。

（修麓璐 孙晓燕）

五、责任护士对患者病情知晓及措施落实达标率

(一)指标定义

1. 责任制整体护理 是一种以患者为中心的,对患者身心健康实施有计划、有目的的整体护理。责任护士从患者入院开始一直负责到出院,不仅对患者进行治疗护理,还对患者的心理、社会和家庭状况等进行全面了解,配合患者康复需要,给予最佳的护理。

2. 责任护士对患者病情知晓 是指责任护士掌握患者的姓名、疾病诊断、本次就诊的主要原因、主要的阳性症状及体征、既往疾病史、用药史、过敏史、主要相关检查及实验室检查的阳性指标结果、主要护理问题、护理措施、观察要点、患者的手术或治疗方案、健康教育的主要内容、潜在并发症和可能发生的病情变化、患者及其家属的心理反应及紧急情况的救护措施。

3. 责任护士对患者病情知晓及措施落实达标率 是指统计周期内责任护士对患者病情知晓及措施落实督查条目完全达标总人次数占同期责任护士对患者病情知晓及措施落实督查条目总人次数的百分率。

(二)计算公式

责任护士对患者病情知晓及措施落实达标率 = 同期责任护士对患者病情知晓及措施落实督查条目完全达标总人次数 / 统计周期内责任护士对患者病情知晓及措施落实督查条目督查条目总人次数 ×100%。

1. 分子说明

(1)统计周期内使用责任护士对患者病情知晓及措施落实达标率查检表(表 2-13)进行督查,每督查一项条目完全达标计为 1 人次。

(2)责任护士对患者病情知晓及措施落实达标率查检表每项条目督查内容全部达标结果计为完全达标,每项条目完全达标人次数之和为完全达标总人次数。

2. 分母说明

(1)统计周期内使用责任护士对患者病情知晓及措施落实达标率查检表进行督查,每督查一项条目计为 1 人次。

(2)督查结果有:完全达标、部分达标、不达标、不适用。

(3)统计周期内责任护士对患者病情知晓及措施落实督查条目总人次数不包含不适用人次数。

3. 纳入标准 所有执业护士。

4. 排除标准 未取得护士执业资格人员;未在本院注册的护士。

5. 数据收集

(1)统计周期可根据质量管理部门要求确定,如每月、每季度或每年。

(2)此指标全年值不能通过各个月值的算术平均数获得,而应直接利用公式获得。

(3)若统计周期内督查频率过低,可能会因为分子、分母数值过小而导致该率的数值不能客观反映责任护士对患者病情知晓及措施落实护理质量。

(4)质量管理者定期使用责任护士对患者病情知晓及措施落实达标率查检表进行督查,

每个统计周期完成数据汇总。

（三）指标监测的意义

通过加强护患及医护沟通，帮助责任护士及时、准确地掌握患者病情，提高责任护士对患者病情的知晓率，使其更准确地对患者进行护理风险评估，为制订有效的护理措施提供依据，进而提高护理措施落实正确率，确保实现安全护理目标。同时也使护理工作更有主动性、独立性和前瞻性，从而进一步提高患者满意度，深化优质护理服务内涵。

（四）护理质量评价标准

1. 责任护士知晓患者的姓名、疾病诊断、本次就诊的主要原因。
2. 责任护士知晓患者的主要阳性症状及体征。
3. 责任护士知晓患者的既往疾病史、用药史（长期服用的药物）及过敏史。
4. 责任护士知晓患者的主要相关检查及实验室检查，清楚其阳性指标结果。
5. 责任护士知晓目前患者的主要护理问题。
6. 责任护士知晓并落实患者的主要护理措施。
7. 责任护士知晓患者目前主要观察要点。
8. 责任护士知晓患者的手术或治疗方案并配合医师有效落实执行。
9. 责任护士知晓患者现阶段主要健康教育内容。
10. 责任护士预见患者潜在并发症和可能发生的病情变化。
11. 责任护士知晓患者或其家属的心理反应、患者或其家属对病情知晓。
12. 责任护士知晓本专业危及生命的并发症急救措施。

表 2-13　责任护士对患者病情知晓及措施落实达标率查检表

项目：责任护士对患者病情知晓及措施落实达标率　护理单元：　　督查时间：　　年　月　日　督查人：

序号	内容	督查总人数次数	完全达标	部分达标	不达标	不适用	完全达标率	部分达标率	不达标率	备注
1	责任护士知晓患者的姓名、疾病诊断、本次就诊主要原因									
2	责任护士知晓患者的主要阳性症状及体征									
3	责任护士知晓患者的既往疾病史、用药史（长期服用的药物）及过敏史									
4	责任护士知晓患者主要相关检查及化验，清楚其阳性指标结果									
5	责任护士知晓目前患者的主要护理问题									
6	责任护士知晓并落实患者的主要护理措施									
7	责任护士知晓患者目前主要观察要点									
8	责任护士知晓患者的手术或治疗方案并配合医师有效落实执行									

续表

序号	内容	督查总人数次数	完全达标	部分达标	不达标	不适用	完全达标率	部分达标率	不达标率	备注
9	责任护士知晓患者现阶段主要健康教育内容									
10	责任护士能预见患者潜在并发症和可能发生的病情变化									
11	责任护士知晓患者或其家属的心理反应、患者或其家属对病情知晓									
12	责任护士知晓本专业危及生命的并发症急救措施									
	合计									

督查意见：

备注：1. 每项条目至少抽查 5 人次数，并在"督查总人次数"栏中填写数目；如不满 5 人次数，填写实际督查数目。

2. 实际督查结果在"完全达标""部分达标""不达标"栏中填写数目，并计算"完全达标率""部分达标率""不达标率"；如无此条目内容，在"不适用"栏中打"√"。

（程华伟　赵　萍）

六、住院患者健康教育知晓达标率

（一）指标定义

1. 健康教育　是针对服务对象的生理、心理、社会适应能力等方面，通过有计划、有组织、系统的社会和教育活动，促使人们自愿改变不良行为习惯，自觉关注影响健康行为的相关因素，采纳有益于健康的行为和方式的活动过程。

2. 住院患者健康教育知晓达标率　是指统计周期内住院患者健康教育督查条目完全达标总人次数占同期住院患者健康教育督查条目总人次数的百分率。

（二）计算公式

住院患者健康教育知晓达标率 = 同期住院患者健康教育督查条目完全达标总人次数 / 统计周期内住院患者健康教育督查条目总人次数 ×100%。

1. 分子说明

（1）统计周期内使用住院患者健康教育知晓达标率查检表（表 2-14）进行督查，每督查一项条目完全达标计为 1 人次。

（2）住院患者健康教育知晓达标率每项条目督查内容全部达标结果计为完全达标，每项条目完全达标人次数之和为完全达标总人次数。

2. 分母说明

（1）统计周期内使用住院患者健康教育知晓达标率查检表进行督查，每督查一项条目计为1人次。

（2）督查结果：完全达标、部分达标、不达标、不适用。

（3）统计周期内住院患者健康教育知晓率督查条目总人次数不包含不适用人次数。

3. 纳入标准 统计周期内所有办理入院手续并入住病区的患者。

4. 排除标准 非住院患者（如门诊、急诊留观）；在医院正常分娩的新生儿。

5. 数据收集

（1）统计周期可根据质量管理部门要求确定，如每月、每季度或每年。

（2）此指标全年值不能通过各个月值的算术平均数获得，而应直接利用公式获得。

（3）若统计周期内督查频率过低，可能会因为分子、分母数值过小而导致该率的数值不能客观反映责任护士健康宣教质量。

（4）质量管理者定期使用住院患者健康教育知晓达标率查检表进行督查，每个统计周期完成数据汇总。

（三）指标监测的意义

对住院患者进行健康教育是开展院内健康教育及整体护理的重要举措，在促进患者康复，提高患者生活质量中具有重要意义。通过对该指标的监测，可了解住院患者或其家属健康教育内容知晓情况，督导护理人员对健康教育中存在的不足进行有的放矢的改正，从而提升护理质量，促进患者健康。

（四）护理质量评价标准

1. 患者/家属知晓住院环境（作息时间、就餐方式、呼叫器使用、开水间及卫生间的使用、贵重物品保管）。

2. 患者/家属知晓医院规章制度（住院制度、探视制度、陪床制度）。

3. 患者/家属知晓主管医生及责任护士。

4. 患者/家属知晓本次入院主要诊断及疾病相关知识，手术患者知晓手术的相关知识。

5. 患者/家属知晓主要相关检查目的、准备及注意事项。

6. 患者/家属知晓主要治疗、用药及用药注意事项。

7. 患者/家属知晓主要护理措施及配合要点。

8. 患者/家属知晓饮食的种类、目的、饮食注意事项。

9. 责任护士按时完成出院指导，患者或其家属知晓出院后注意事项内容：饮食、药物、复诊、功能锻炼及其他专科疾病注意事项。

表 2-14 住院患者健康教育知晓达标率查检表

项目：住院患者健康教育知晓达标率　　护理单元：　　　督查时间：　　年　月　日　督查人：

序号	内容	督查总人数次数	完全达标	部分达标	不达标	不适用	完全达标率	部分达标率	不达标率	备注
1	患者 / 家属知晓住院环境（作息时间、就餐方式、呼叫器使用、开水间及卫生间的使用、贵重物品保管）									
2	患者 / 家属知晓医院规章制度（住院制度、探视制度、陪床制度等）									
3	患者 / 家属知晓主管医生及责任护士									
4	患者 / 家属知晓本次入院主要诊断及疾病相关知识，手术患者知晓手术的相关知识									
5	患者 / 家属知晓主要相关检查目的、准备及注意事项									
6	患者 / 家属知晓主要治疗、用药及用药注意事项									
7	患者 / 家属知晓主要护理措施及配合要点									
8	患者 / 家属知晓饮食的种类、目的、饮食注意事项									
9	责任护士按时完成出院指导，患者 / 家属知晓出院后注意事项（包括饮食、药物、复诊及功能锻炼等）									
	合计									

督查意见：

备注：1. 每项条目至少抽查 5 人次数，并在"督查总人次数"栏中填写数目；如不满 5 人次数，填写实际稽查数目。

　　　2. 实际督查结果在"完全达标""部分达标""不达标"栏中填写数目，并计算"完全达标率""部分达标率""不达标率"；如无此条目内容，在"不适用"栏中打"√"。

（全延春　刘　蔚）

七、输血质量管理达标率

（一）指标定义

1. **输血**　是将全血或成分血如血浆、红细胞、白细胞或血小板等通过静脉输入体内的方法。

2. **输血质量**　反映医疗机构实施临床输血的人员、服务、使用的血液及输血活动过程符合临床输血相关法律法规、标准的要求和满足患方的期望的总和。

3. **输血质量管理达标率**　是指统计周期内输血质量管理督查条目完全达标总人次数占同期输血质量管理督查条目总人次数的百分率。

（二）计算公式

输血质量管理达标率 = 同期输血质量管理督查条目完全达标总人次数 / 统计周期内输血质量管理督查条目总人次数 ×100%。

1. 分子说明

（1）统计周期内使用输血质量管理达标率查检表（表 2-15）对输血患者进行督查，每督查一项条目完全达标计为 1 人次。

（2）输血质量管理达标率查检表每项条目督查内容全部达标结果计为完全达标，每项条目完全达标人次数之和为完全达标总人次数。

2. 分母说明

（1）统计周期内使用输血患者输血质量管理达标率查检表进行督查，每督查一项条目计为 1 人次。

（2）督查结果：完全达标、部分达标、不达标、不适用。

（3）统计周期内住院患者基础护理质量督查条目总人次数不包含不适用人次数。

3. 纳入标准　所有进行输血的患者。

4. 排除标准　院外输血 4 小时内住院患者；输血未结束出院及转院患者。

5. 数据收集

（1）统计周期可根据质量管理部门要求确定，如每月、每季度或每年。

（2）此指标全年值不能通过各个月值的算术平均数获得，而应直接利用公式获得。

（3）若统计周期内督查频率过低，可能会因为分子、分母数值过小而导致该率的数值不能客观反映输血质量管理达标情况。

（4）质量管理者定期使用输血质量管理达标率查检表进行督查，每个统计周期完成数据汇总。

（三）指标监测的意义

输血在临床治疗中具有十分重要的作用，出现错误将对患者的生命健康造成严重危害，因此有必要加强血液管理，确保输血安全。根据中华人民共和国卫生行业标准，血液制品应该在出血库 30 分钟内开始输注及 4 小时内完成输注。在临床输血过程中，利用信息化优势对临床输血护理操作关键环节及关键时间点进行监督及提醒设置，加大对临床输血护理管理的监督力度，加强临床输血安全质量管理，提升临床输血护理安全管理水平。有调查显示，全国范围内医疗机构输血不规范率平均达 2.62%，针对临床输血质量的督导可以明显提高临床输血的安全质量，维护患者安全，提升护理质量。

（四）护理质量评价标准

1. 合血管理

（1）医师下达合血医嘱后，双人核对输血申请单、试管标签及患者电子信息，知晓核对内容。

（2）落实床旁双人核对采血，核对内容完整无遗漏，应用 PDA 辅助核对无误后执行。

（3）采血结束后落实双人核对，核对内容完整无遗漏，无误后及时派专人送至输血科。

（4）护士知晓合血血标本的采集及运送要求。

2. 输血管理

（1）取血者知晓取血核对内容、血液质量要求及血液运送要求。

（2）输血前落实双人核对医嘱及执行单。输血前由两名医护人员核对交叉配血报告单及血袋标签各项内容，检查血袋有无破损渗漏，血液颜色是否正常，准确无误后才可输血。

（3）落实输血"三查、八对"，全程使用 PDA 辅助核对。输血时，由两名医护人员带病历共同到患者床旁核对患者姓名、性别、年龄、病案号、门急诊 / 病室、床号、血型等，确认与配血报告相符，再次核对血液后，用符合标准的输血器进行输血。

（4）护士知晓查对中发现疑问时的正确处理方法。

（5）输血时双人床旁查对床头牌、手腕带，核对内容准确，确认血液与取血单相符，双人签名签时间。

（6）询问患者血型，有无输血史和过敏史。

（7）输血时必须悬挂与患者血型相符的血型牌于血制品旁。

（8）生理盐水冲管。输血前后用注射用生理盐水冲洗输血管道。连续输用不同供血者的血液时，前一袋血输尽后，用注射用生理盐水冲洗输血器，再接下一袋血继续输注。

（9）落实输血前观察记录，记录患者输血前生命体征的情况。

（10）取血和输血时限符合要求。取回的血应尽快输用，不得自行储血。输用前将血袋内的成分轻轻混匀，避免剧烈振荡。血液内不得加入其他药物，如需稀释只能用注射用生理盐水。

（11）落实开始输血后 15 分钟观察记录。

（12）落实输血过程中每小时观察记录。

（13）落实输血结束后 4 小时观察记录。

（14）输血完毕按要求进行血袋保存。输血完毕，医护人员对有输血反应的应逐项填写患者输血反应回报单，并返还输血科（血库）保存。输血科（血库）每月统计上报医务处（科）。

（15）输血完毕后，医护人员将输血记录单（交叉配血报告单）贴在病历中，并将血袋送回输血科（血库）。

（16）输血过程中应先慢后快，再根据病情和年龄调整输注速度，并严密观察受血者有无输血不良反应，如出现异常情况应及时处理。

表 2-15　输血质量管理达标率查检表

项目：输血质量管理达标率　　护理单元：　　　　　　督查时间：　　年　　月　　日　　督查人：

项目	序号	内容	督查总人数次数	完全达标	部分达标	不达标	不适用	完全达标率	部分达标率	不达标率	备注
合血管理	1	医师下达合血医嘱后，双人核对输血申请单、试管标签及患者电子信息，知晓核对内容									
	2	落实床旁双人核对采血，核对内容完整无遗漏，应用 PDA 辅助核对无误后执行									
	3	采血结束后落实双人核对，核对内容完整无遗漏，无误后及时派专人送至输血科									
	4	护士知晓合血血标本的采集及运送要求									

续表

项目	序号	内容	督查总人数次数	完全达标	部分达标	不达标	不适用	完全达标率	部分达标率	不达标率	备注
输血管理	1	取血者知晓取血核对内容、血液质量要求及血液运送要求									
	2	输血前落实双人核对医嘱及执行单									
	3	落实输血"三查、八对",全程使用 PDA 辅助核对									
	4	护士知晓查对中发现疑问时的正确处理方法									
	5	输血时双人床旁查对床头牌、手腕带,核对内容准确,确认血液与取血单相符,双人签名签时间									
	6	询问患者血型,有无输血史和过敏史									
	7	输血时必须悬挂与患者血型相符的血型牌于血制品旁									
	8	生理盐水冲管									
	9	落实输血前生命体征观察记录									
	10	取血和输血时限符合要求									
	11	落实开始输血后 15 分钟观察记录									
	12	落实输血过程中每小时观察记录									
	13	落实输血结束后 4 小时观察记录									
	14	输血完毕按要求进行血袋保存									
合计											

督查意见:

备注:1. 每项条目至少抽查 5 人次数,并在"督查总人次数"栏中填写数目;如不满 5 人次数,填写实际督查数目。

2. 实际督查结果在"完全达标""部分达标""不达标"栏中填写数目,并计算"完全达标率""部分达标率""不达标率";如无此条目内容,在"不适用"栏中打"√"。

(房 芳 李晓娟)

八、消毒隔离管理达标率

(一)指标定义

1. 消毒隔离 是消灭传染源、切断传播途径和保护易感人群的重要手段,是控制医院感染的关键。

2. 消毒隔离管理达标率　是指统计周期内消毒隔离管理督查条目完全达标总人次数占同期消毒隔离管理督查条目总人次数的百分率。

（二）计算公式

消毒隔离管理达标率 = 同期消毒隔离管理督查条目完全达标总人次数 / 统计周期内消毒隔离管理督查条目总人次数 ×100%。

1. 分子说明

（1）统计周期内使用消毒隔离管理达标率查检表（表 2-16）进行督查，每督查一项条目完全达标计为 1 人次。

（2）消毒隔离管理达标率查检表每项条目督查内容全部达标结果计为完全达标，每项条目完全达标人次数之和为完全达标总人次数。

2. 分母说明

（1）统计周期内使用消毒隔离管理达标率查检表进行督查，每督查一项条目计为 1 人次。

（2）督查结果：完全达标、部分达标、不达标、不适用。

（3）统计周期内消毒隔离管理督查条目总人次数不包含不适用人次数。

3. 纳入标准　全院范围内所有护理人员参与的与医院感染相关的各项工作。

4. 排除标准　非护理人员参与的与医院感染相关的各项工作。

5. 数据收集

（1）统计周期可根据质量管理部门要求确定，如每月、每季度或每年。

（2）此指标全年值不能通过各个月值的算术平均数获得，而应直接利用公式获得。

（3）若统计周期内督查频率过低，可能会因为分子、分母数值过小而导致该率的数值不能客观反映消毒隔离管理。

（4）质量管理者定期使用消毒隔离管理达标率查检表进行督查，每个统计周期完成数据汇总。

（三）指标监测的意义

消毒隔离是消灭传染源、切断传播途径和保护易感人群的重要手段，也是控制医院感染的关键措施，在医院诊疗活动中，护理人员既是预防和控制医院感染的主力，又是医院感染的主要传播媒介，提高护理人员消毒隔离意识，是保障医疗安全的有力举措。

本指标旨在通过监测消毒隔离管理情况，督导护理人员严格落实消毒管理规章制度，正确执行消毒隔离管理规范，预防医院感染的发生。

（四）护理质量评价标准

1. 无菌物品管理

（1）无菌物品存放柜或架距离地面 ≥ 20cm，距离天花板 ≥ 50cm，距离墙面 ≥ 5cm。

（2）柜内无菌物品分类放置、位置固定、标识清楚，并按有效期顺序排列，无过期物品。

（3）无菌物品与非无菌物品无混放。

2. 无菌操作技术

（1）工作人员仪容仪表规范，口罩佩戴正确。

（2）严格遵守无菌操作原则。

（3）用注射器抽药时方法正确，未污染注射器针栓。

（4）抽出的药液注射器上注明抽药时间及药名，放置在无菌治疗盘内。

（5）开启使用的无菌溶液和消毒液有开启时间、有效期标识，在有效期内使用。

（6）铺好的无菌治疗盘有铺盘时间，有效期为 4 小时。

（7）抽血、输液实行一人一针一带。

3. 环境卫生管理

（1）病房、治疗室、换药室按照《医院空气净化管理规范》定时通风及空气消毒，有消毒记录。

（2）治疗室、换药室清洁区与污染区明确标示，有区分。

（3）按规范进行患者床单元的清洁与消毒，扫床采用一床一巾湿扫。

（4）禁止在病房、走廊清点更换下来的被服。

4. 一般诊疗、护理用品管理

（1）治疗车上物品排放有序，上层为清洁区，下层为污染区，物品无混放。

（2）进入病室的治疗车、换药车应配有快速手消毒剂。

（3）公共护理用具（体温表、血压计、听诊器、呼吸囊等）按要求进行消毒。

（4）使用过的治疗车、移动个人计算机（PC）、掌上电脑（PDA）等整理清洁后才能放回治疗室。

（5）氧气装置、雾化器、呼吸机管道、仪器设备等按要求消毒或更换。

（6）冰箱管理符合要求：冰箱内清洁无污物，无私人物品、食物，药物放置规范，标识清晰，标本存放正确。

（7）保洁工具（拖布、抹布）按规定使用、保管。

（8）特殊感染物品符合处理要求与流程。

5. 医疗废物管理

（1）医用垃圾与生活垃圾分开分类放置。

（2）开启的锐器盒有开启时间及有效期，锐器超 3/4 满时及时更换，在有效期内使用。

6. 其他 根据病情和隔离种类，做好隔离措施，按要求进行隔离标识，专物专用，不能专用的器具用后用 1000mg/L 含氯消毒剂擦拭消毒。

表 2-16 消毒隔离管理达标率查检表

项目：消毒隔离管理达标率 护理单元： 督查时间： 年 月 日 督查人：

序号	内容	督查总人数次数	完全达标	部分达标	不达标	不适用	完全达标率	部分达标率	不达标率	备注
1	无菌物品存放柜或架距离地面≥20cm，离天花板≥50cm，距离墙面≥5cm									
2	柜内无菌物品分类放置、位置固定、标示清楚，并按有效期顺序排列，无过期									
3	无菌物品与非无菌物品无混放									
4	工作人员仪容仪表规范，口罩佩戴正确									

序号	内容	督查总人数次数	完全达标	部分达标	不达标	不适用	完全达标率	部分达标率	不达标率	备注
5	严格遵守无菌操作原则									
6	用注射器抽药时方法正确，未污染注射器针栓									
7	抽出的药液注射器上注明抽药时间及药名，放置在无菌治疗盘内									
8	开启使用的无菌溶液和消毒液有开启时间、有效期标识，在有效期内使用									
9	铺好的无菌治疗盘有铺盘时间，有效期为4小时									
10	抽血、输液实行一人一针一带									
11	病房、治疗室、换药室按照《医院空气净化管理规范》定时通风及空气消毒，有消毒记录									
12	治疗室、换药室清洁区与污染区明确标示，有区分									
13	按规范进行患者床单元的清洁与消毒，扫床采用一床一巾湿扫									
14	禁止在病房、走廊清点更换下来的被服									
15	治疗车上物品排放有序，上层为清洁区，下层为污染区，物品无混放									
16	进入病室的治疗车、换药车应配有快速手消毒剂									
17	公共护理用具（体温表、血压计、听诊器、呼吸囊等）按要求进行消毒									
18	使用过的治疗车、移动PC、PDA等整理清洁后才能放回治疗室									
19	氧气装置、雾化器、呼吸机管道、仪器设备等按要求消毒或更换									
20	冰箱管理符合要求：冰箱内清洁无污物，无私人物品、食物，药物放置规范，标识清晰，标本存放正确									
21	保洁工具（拖布、抹布）按规定使用、保管									
22	特殊感染物品符合处理要求与流程									
23	医用垃圾与生活垃圾分开分类放置									
24	开启的锐器盒有开启时间及有效期，锐器超3/4满时及时更换，在有效期内使用									
25	根据病情和隔离种类，做好隔离措施，按要求进行隔离标识，专物专用，不能专用的器具用后用1000mg/L含氯消毒剂擦拭消毒									
	合计									

督查意见：

备注：1. 每项条目至少抽查5人次数，并在"督查总人次数"栏中填写数目；如不满5人次数，填写实际督查数目。

2. 实际督查结果在"完全达标""部分达标""不达标"栏中填写数目，并计算"完全达标率""部分达标率""不达标率"；如无此条目内容，在"不适用"栏中打"√"。

（吕亚青　孙文娟）

九、压力性损伤专项护理质量达标率

（一）指标定义

1. 压力性损伤　是指发生在皮肤和（或）潜在皮下软组织的局限性损伤，通常发生在骨隆突处或皮肤与医疗设备接触处。压力性损伤可表现为局部组织受损但表皮完整或开放性溃疡，并可能伴有疼痛。剧烈和（或）长期的压力或压力联合剪切力可导致压力性损伤出现。

2. 压力性损伤专项护理质量达标率　是指统计周期内压力性损伤专项护理质量督查条目完全达标总人次数占同期压力性损伤专项护理质量督查条目总人次数的百分率。

（二）计算公式

压力性损伤专项护理质量达标率＝同期压力性损伤专项护理质量督查条目完全达标总人次数 / 统计周期内压力性损伤专项护理质量督查条目总人次数 × 100%。

1. 分子说明

（1）统计周期内使用压力性损伤专项护理质量达标率查检表（表 2-17）随机对患者进行督查，每督查一项条目完全达标计为 1 人次。

（2）压力性损伤专项护理质量达标率查检表每项条目督查内容全部达标结果计为完全达标，每项条目完全达标人次数之和为完全达标总人次数。

2. 分母说明

（1）统计周期内使用压力性损伤专项护理质量达标率查检表进行督查，每督查一项条目计为 1 人次。

（2）督查结果：完全达标、部分达标、不达标、不适用。

（3）统计周期压力性损伤专项护理质量督查条目总人次数不包含不适用人次数。

3. 纳入标准　统计周期所有办理入院手续并入住病区的患者；急诊留观患者。

4. 排除标准　门诊患者；急诊非留观患者。

5. 数据收集

（1）统计周期可根据质量管理部门要求确定，如每月、每季度或每年。

（2）此指标全年值不能通过各个月值的算术平均数获得，而应直接利用公式获得。

（3）若统计周期内督查频率过低，可能会因为分子、分母数值过小而导致该率的数值不能客观反映压力性损伤护理质量。

（4）质量管理者定期使用压力性损伤专项护理质量达标率查检表进行督查，每个统计周期完成数据汇总。

（三）指标监测的意义

压力性损伤作为一项衡量护理质量的重要指标，一直是护理工作的重点和难点。近年来，随着临床研究的不断深入，大部分压力性损伤可以通过积极有效的措施进行预防，但并非所有压力性损伤都可预防这一观点已形成专家共识。国外数据表明，39.1% 的医院获得性压力性损伤（hospital-acquired pressure ulcer，HAPU）为难免性压力性损伤（unavoidable pressure ulcer）。尽管难免性压力性损伤必然发生，但积极的压力性损伤管理可有效降低压力性损伤发生率。压力性损伤专项质量指标作为护理工作中对压力性损伤的准确评估、积极预防、正确处理的考核和监督方式，主要体现在健康状况及风险因素评估、个体化干预措施制订、效果监测、措施修订及数据收集和利用等方面。该指标的应用可有效降低压力性损伤发生率，提升护理质量。

（四）护理质量评价标准

1. 患者入院/入科有压力性损伤风险评估且及时（入院8小时内完成）。

2. Braden 评分＞16分每周评估一次。

3. Braden 评分10～16分每天评估一次。

4. Braden 评分≤9分每班评估一次。

5. 患者有特殊情况和病情发生变化随时评估。

6. 对高风险患者及外带有压力性损伤的患者及家属进行宣教并签署《压力性损伤风险教育知情同意书》。

7. 压力性损伤风险评估准确。

8. Braden 评分≤9分、压力性损伤/高危风险患者，护士及时告知医生并下达相应医嘱。

9. Braden 评分≤9分、压力性损伤/高危风险患者，责任护士班内负责上报并告知护士长。

10. 对于 Braden 评分≤9分、压力性损伤/高危风险患者，护士长24小内（节假日顺延）审核，知晓。

11. 压力性损伤评估准确（部位、大小、分期、潜行以及伤口情况）。

12. 压力性损伤患者每班评估及记录（覆盖敷料者，评估敷料情况）。

13. 更换敷料时对压力性损伤创面有再评估及记录。

14. 压力性损伤处理准确（敷料更换与选择合适）。

15. 正确使用减压物品（水垫、翻身垫、软枕、各种敷料等）。

16. 极度消瘦、严重水肿、高位截瘫、全身多处压力性损伤患者使用气垫床。

17. 半卧位患者，体位舒适、不下滑，有局部减压措施。

18. 执行符合病情的翻身计划，并维持有效的减压状态。

19. 侧卧位＜30°（如果必须＞30°，应避免90°侧卧），双腿间垫软枕减压。

20. 软枕或下肢垫均匀分散小腿压力，双足骨突部位悬空。

21. 坐位患者，臀部采取局部减压措施。每30分钟抬空1次并重新摆放体位。

22. 床单位及患者衣裤清洁、干燥、平整。

23. 约束患者的受约束处皮肤有保护。

24. 避免各类管道的压迫。

25. 大小便失禁有处理措施，处理无效或严重失禁性皮炎患者请专科护士会诊。

26. 患者或其家属知晓压力性损伤风险与程度。

27. 患者或其家属知晓压力性损伤防范要点（翻身、减压、勤换敷料、防潮湿、补充营养等）。

表 2-17 压力性损伤专项护理质量达标率查检表

项目：压力性损伤专项护理质量达标率　护理单元：　　　督查时间：　　年　月　日　督查人：

序号	内容	督查总人数次数	完全达标	部分达标	不达标	不适用	完全达标率	部分达标率	不达标率	备注
1	患者入院/入科有压力性损伤风险评估且及时（入院 8 小时内完成）									
2	Braden 评分＞16 分每周评估一次									
3	Braden 评分 10～16 分每天评估一次									
4	Braden 评分≤9 分每班评估一次									
5	患者有特殊情况和病情发生变化随时评估									
6	对高风险患者及外带有压力性损伤的患者及其家属进行宣教并签署《压力性损伤风险教育知情同意书》									
7	压力性损伤风险评估准确									
8	Braden 评分≤9 分，压力性损伤/高危风险患者，护士及时告知医生并下达相应医嘱									
9	Braden 评分≤9 分，压力性损伤/高危风险患者，责任护士班内负责上报									
10	对于 Braden 评分≤9 分，压力性损伤/高危风险患者，护士长 24 小时内（节假日顺延）审核，知晓									
11	正确使用减压物品（水垫、翻身垫、软枕、各种敷料等）									
12	极度消瘦、严重水肿、高位截瘫、全身多处压力性损伤患者使用气垫床									
13	半卧位患者，体位舒适、不下滑，局部采取有效减压措施									
14	执行符合病情的翻身计划，并维持有效的减压状态									
15	侧卧位＜30°（如果必须＞30°，应避免 90°侧卧），双腿间软枕减压									
16	软枕或下肢垫均匀分散小腿压力，双足骨突部位悬空									
17	坐位患者，臀部采取局部减压措施；每 30 分钟抬空 1 次并重新摆放体位									
18	执行符合病情的翻身计划，并维持有效的减压状态									
19	侧卧位＜30°（如果必须＞30°，应避免 90°侧卧），双腿间软枕减压									
20	软枕或下肢垫均匀分散小腿压力，双足骨突部位悬空									

续表

序号	内容	督查总人数次数	完全达标	部分达标	不达标	不适用	完全达标率	部分达标率	不达标率	备注
21	坐位患者，臀部采取局部减压措施；每 30 分钟抬空 1 次并重新摆放体位									
22	床单位及患者衣裤清洁、干燥、平整									
23	约束患者的受约束处皮肤有保护									
24	避免各类管道的压迫									
25	大小便失禁有处理措施，处理无效或严重失禁性皮炎患者请专科护士会诊									
26	患者或其家属知晓压力性损伤风险与程度									
27	患者或其家属知晓压力性损伤防范要点（翻身、减压、勤换敷料、防潮湿、补充营养等）									
	合计									

督查意见：

备注：1. 每项条目至少抽查 5 人次数，并在"督查总人次数"栏中填写数目；如不满 5 人次数，填写实际督查数目。

2. 实际督查结果在"完全达标""部分达标""不达标"栏中填写数目，并计算"完全达标率""部分达标率""不达标率"；如无此条目内容，在"不适用"栏中打"√"。

（陆连芳　王淑云）

十、住院患者跌倒风险管理达标率

（一）指标定义

1. 跌倒　是指住院患者在医疗机构任何场所，未预见性跌倒于地面或跌倒于比初始位置更低的地方。可伴或不伴有外伤。所有无帮助及有帮助的跌倒均应包含在内。坠床属于跌倒。

2. 住院患者跌倒风险管理达标率　是指统计周期内住院患者跌倒风险管理督查条目完全达标总人次数占同期住院患者跌倒风险管理督查条目总人次数的百分率。

（二）计算公式

住院患者跌倒风险管理达标率 = 同期住院患者跌倒风险管理督查条目完全达标总人次数 / 统计周期内住院患者跌倒风险管理督查条目总人次数 ×100%。

1. 分子说明

（1）统计周期内使用住院患者跌倒风险管理达标率查检表（表 2-18）进行督查，每督查一项条目完全达标计为 1 人次。

（2）住院患者跌倒风险管理达标率查检表每项条目督查内容全部达标结果计为完全达标，每条目完全达标人次数之和为完全达标总人次数。

2. 分母说明

（1）统计周期内使用住院患者跌倒风险管理达标率查检表进行督查，每督查一项条目计为 1 人次。

（2）督查结果：完全达标、部分达标、不达标、不适用。

（3）统计周期内住院患者跌倒风险管理督查条目总人次数不包含不适用人次数。

3. 纳入标准　统计周期所有办理入院手续并入住病区的患者。

4. 排除标准　非住院患者（如门诊、急诊留观患者）；住院患儿生理性跌倒；非医疗机构场所发生的跌倒。

5. 数据收集

（1）统计周期可根据质量管理部门要求确定，如每月、每季度或每年。

（2）此指标全年值不能通过各个月值的算术平均数获得，而应直接利用公式获得。

（3）若统计周期内督查频率过低，可能会因为分子、分母数值过小而导致该率的数值不能客观反映跌倒风险管理质量。

（4）质量管理者定期使用住院患者跌倒风险管理达标率查检表进行督查，每个统计周期完成数据汇总。

（三）指标监测的意义

跌倒 / 坠床一直是护理不良事件中比例较高的事件，有研究表明，住院患者跌倒 / 坠床发生率普遍在 0.028% ～ 0.83%，中国《2009 年度患者安全目标》将防范和减少患者跌倒事件的发生列为十大安全目标之一。患者在住院期间发生跌倒 / 坠床不仅对患者的健康造成威胁，带来身心的痛苦，影响到患者安全，也将导致患者住院时间延长，增加住院费用，同时也严重影响护理质量甚至造成医疗纠纷的发生。患者安全是护理安全的核心内容，保障患者安全是护理工作的首要任务，预防住院患者跌倒的发生是提高护理质量、保证患者安全的重要措施，也是护理管理者需要面对的重要课题，因此通过监测住院患者跌倒 / 坠床风险管理，督导护理人员及时采取风险防范措施，对预防住院患者的跌倒具有重要意义。

（四）护理质量评价标准

1. 入院 8 小时内完成患者入院 / 入科的跌倒 / 坠床评估。

2. 高风险患者（≥ 45 分）每日白班评估一次。

3. 非高风险患者（< 45 分）每周评估一次。

4. 患者发生病情变化、使用易导致跌倒药物、转病区、发生跌倒坠床事件后、特殊检查治疗后、自动列为高风险患者 / 患儿解除后要再评估。

5. 对高风险患者及家属进行预防跌倒风险宣教并签署《防跌倒坠床安全告知协议书》。

6. 跌倒 / 坠床风险评估准确。

7. 告知医师患者高危情况。

8. 湿式拖地有防滑标识，卫生间有扶手无松动，照明充足有夜灯，床轮 / 轮椅刹车固定，卧床加用护栏。

9. 高危患者床头牌放置防跌倒警示牌。

10. 高危患者卧床时加用护栏，离床活动时有人陪护。

11. 高危患者能随手拿到必需生活用品及呼叫器。

12. 躁动不安者专人陪护，必要时使用合适约束用具限制其活动。

13. 患者及其家属知晓下床活动前遵循的"三步曲"主要内容。

14. 患者穿合适的衣裤和鞋。

15. 严密监控患者跌倒坠床事件，按要求进行上报分析。

表 2-18　住院患者跌倒风险管理达标率

项目：住院患者跌倒风险管理达标率　　　护理单元：　　　督查时间：　　年　月　日　督查人：

序号	内容	督查总人数次数	完全达标	部分达标	不达标	不适用	完全达标率	部分达标率	不达标率	备注
1	患者入院/入科有跌倒/坠床评估且及时（入院8小时内完成）									
2	高风险患者（≥45分）每日白班评估一次									
3	非高风险患者（<45分）每周评估一次									
4	患者发生病情变化、使用易导致跌倒药物、转病区、发生跌倒/坠床事件后、特殊检查治疗后、自动列为高风险患者/患儿解除后要再评估									
5	对高风险患者及家属进行预防跌倒坠床风险宣教并签署《防跌倒坠床安全告知协议书》									
6	跌倒/坠床风险评估准确									
7	告知医师患者高危情况									
8	防跌倒/坠床设施到位：湿式拖地有防滑标识，卫生间有扶手无松动，照明充足有夜灯，床轮/轮椅刹车固定，卧床加用护栏									
9	患者及其家属知晓下床活动前遵循的"三步曲"主要内容									
10	患者穿合适的裤子和鞋									
11	高危患者床头牌放置防跌倒警示牌									
12	高危患者卧床时加用护栏，离床活动时有人陪护									
13	高危患者能随手拿到必需生活用品及呼叫器									
14	躁动不安者专人陪护，必要时使用合适约束用具限制其活动									
15	严密监控患者跌倒坠床事件，按要求进行上报分析									
	合计									

督查意见：

备注：1. 每项条目至少抽查5人次数，并在"督查总人次数"栏中填写数目；如不满5人次数，填写实际督查数目。

　　　2. 实际督查结果在"完全达标""部分达标""不达标"栏中填写数目，并计算"完全达标率""部分达标率""不达标率"；如无此条目内容，在"不适用"栏中打"√"。

（刘淑芹　卜晓佳）

十一、护理文书质量达标率

(一) 指标定义

1. 护理文书 是指患者疾病诊断、治疗、护理、康复等行为细节和过程的客观记录，要求准确、及时、全面地记录疾病发生、发展、转归和护理的全过程，体现护理理论在临床上的实际应用，为护理教学、科研提供临床理论和实践资源。

2. 护理文书质量达标率 是指统计周期内护理文书质量督查条目完全达标总人次数占同期护理文书质量督查条目总人次数的百分率。

(二) 计算公式

护理文书质量达标率＝同期护理文书质量达标率督查条目完全达标总人次数／统计周期内护理文书质量督查条目总人次数 ×100%。

1. 分子说明

(1) 统计周期内使用护理文书质量达标率查检表（表 2-19）进行随机督查，每督查一项条目完全达标计为 1 人次。

(2) 护理文书质量达标率查检表每项条目督查内容全部达标结果计为完全达标，每项条目完全达标人次数之和为完全达标总人次数。

2. 分母说明

(1) 统计周期内使用护理文书质量达标率查检表进行督查，每督查一项条目计为 1 人次。

(2) 督查结果：完全达标、部分达标、不达标、不适用。

(3) 统计周期内护理文书质量督查条目总例次数不包含不适用人次数。

3. 纳入标准 统计周期内所有住院患者的护理文书。

4. 排除标准 非住院患者护理文书（如门诊病历和急诊病历）。

5. 数据收集

(1) 统计周期可根据质量管理部门要求确定，如每月、每季度或每年。

(2) 此指标全年值不能通过各个月值的算术平均数获得，而应直接利用公式获得。

(3) 若统计周期内督查频率过低，可能会因为分子、分母数值过小而导致该率的数值不能客观反映护理文书质量。

(4) 质量管理者定期使用护理文书质量达标率查检表进行督查，每个统计周期完成数据汇总。

(三) 指标监测的意义

2002 年国务院颁布的《医疗事故处理条例》中明确指出护理文书可作为法定记录资料，在医疗事故与纠纷处理中具有重要的法律意义。《山东省病历书写基本规范（2010 年版）》（鲁卫医字书〔2010〕105 号）进一步明确护理文书的法律地位，当护理文书记录不认真、错记、漏记等均可造成差错事故或渎职罪，一旦出现医疗纠纷，护理记录作为举证依据，若医护记录不一致、错记、漏记等，即使护理过程无过失也会承担相应本不该承担的法律责任。此外，电子护理文书是护理质量的核心要素之一，也是医院分级管理质量评价指标中的重要项目。护理文书书写质量很大程度上反映了一个医院护理人员的工作责任心和实际工作能力，也反映了一个医院护理质量的管理水平。护理记录不仅是处理医疗纠纷判定法律责任的重要佐证、评价护理质量的重要内容，也是教学和科研的重要资料，因此加强对护理文书质量的控制，提出并整改护理文书和护理过程中存在的问题，对不断改进护理质量和护理服务水平具有重要的意义。护理管理者可通过系统实时、快速、便捷地掌握各护理单元和全院护理文书存在的问题，及时、全面地分析反馈，采取针对性的措施，及时整改。同时，这些系统而全面的原始资料，还可作为科研的数据来源，有助于更深层次的改善和探索。

（四）护理质量评价标准

1. 体温单

（1）事件登记（如入院、出院、分娩、手术、转入、死亡、不在）规范。

（2）血压、大便、小便、出入量、体重等项目登记规范，无错项、漏项。

（3）体温、脉搏、呼吸等生命体征按要求规范录入。

（4）39℃以上的体温要有降温标识，降温后的体温登记在体温单"物理降温"栏，并做好护理记录。

（5）护理记录应真实、及时、准确、客观，与医疗记录相符，规范地记录患者的病情变化、处理措施及效果。

（6）记录频次符合规范，如有病情变化随时记录，反映患者病情的动态变化，以及相应的护理措施等。

（7）手术后患者首次应记录麻醉方式、手术名称、返室状况、生命体征、切口观察、所带的各种引流管等。

（8）规范记录高热情况：择期手术患者，术前1天18：00、术晨6：00进行测量；术后体温≥37.5℃，需要每天2次进行测量，体温持续3天处于正常范围后，改为每天1次，14：00测量，体温≥38.5℃，每天测量6次，若37.5℃≤体温＜38.5℃，持续3天，改为每天4次测量，若体温处于正常范围，持续3天，改为每天1次测量；体温≥38.5℃时，应给予相应措施，护理记录应记录应用措施的情况，应用措施30分钟后，需要记录再次测量体温的情况。

（9）规范记录药物过敏试验结果：药物过敏试验需要双人判断皮试结果并签名，护理记录需要记录皮试结果。

（10）规范记录患者私自离院情况：患者外出需要与主治医生签署外出协议书，护理记录班班记录患者不在直到患者返回，患者返回后需要测量生命体征情况，若在需测生命体征的时间段返回，可将生命体征直接填在体温单相应的栏目内，其他时间段返回要及时在护理记录上记录患者返回的具体时间及生命体征的情况。

2. 入院／出院评估单

（1）入院评估应根据患者情况正确评价，信息与医疗一致，无漏项。

（2）入院评估单在患者入院8小时内完成，需要与医生同步的信息可在入院24小时内完成。

（3）出院当日的护理评估、处置、健康教育等项目，护士执行后在相应栏内填写。

3. 各种风险评估单

（1）入院8小时内完成（包括Morse评分、Braden评分、疼痛评分、营养评分、日常自理能力评分)。

（2）按照再评价的要求按时完成。

（3）评估与患者实际情况相符。

4. 危重患者护理记录

（1）生命体征记录及时准确，记录时间具体到分钟，与体温单相应时间的记录相符。

（2）意识情况、管路情况、皮肤情况、用氧情况等评估与患者实际相符，无漏项、错项。

（3）病情栏内记录患者24小时内病情观察情况、护理措施和效果，原则上每班接班全面评估记录一次。

（4）出入量记录准确，输液及输血需要准确记录相应时间液体、血液输入量，出量需记录量、颜色、性状。

（5）白班护士16：00做日间小结，大夜班护士7：00做24小时总结，并将出入量记录在体温单相应栏内。

（6）日间至少2小时记录一次，夜间至少4小时记录一次，病情变化随时记录，表述客观、准确，与医疗记录相符。

（7）因抢救未能及时进行护理记录时，应在抢救结束后6小时内据实补记，并加以注明。

表 2-19 护理文书质量达标率查检表

项目：护理文书质量达标率　护理单元：　　　督查时间：　　年　月　日　督查人：

项目	序号	内容	督查总人数次数	完全达标	部分达标	不达标	不适用	完全达标率	部分达标率	不达标率	备注
体温单	1	事件登记（如入院、出院、分娩、手术、转入、死亡、不在）规范									
	2	血压、大便、小便、出入量、体重等项目登记规范，无错项、漏项									
	3	体温、脉搏、呼吸等生命体征按要求规范录入									
	4	39℃以上的体温要有降温标识，降温后的体温登记在体温单"物理降温"栏，并做好护理记录									
	5	护理记录应真实、及时、准确、客观，与医疗记录相符，规范地记录患者的病情变化、处理措施及效果									
	6	记录频次符合规范，如有病情变化随时记录，反映患者病情的动态变化，以及相应的护理措施等									
	7	手术后患者首次应记录麻醉方式、手术名称、返室状况、生命体征、切口观察、所带的各种引流管等									
	8	规范记录高热情况									
	9	规范记录药物过敏试验									
	10	规范记录患者私自离院情况									

续表

项目	序号	内容	督查总人数次数	完全达标	部分达标	不达标	不适用	完全达标率	部分达标率	不达标率	备注
入院/出院评估单	1	入院评估应根据患者情况正确评价，信息与医疗一致，无漏项									
	2	入院评估单在患者入院8小时内完成，需要与医生同步的信息可在入院24小时内完成									
	3	出院当日的护理评估、处置、健康教育等项目，护士执行后在相应栏内填写									
各种风险评估单	1	入院8小时内完成(包括Morse评分、Braden评分、疼痛评分、营养评分、日常自理能力评分)									
	2	按照再评价的要求按时完成									
	3	评估与患者实际情况相符									
危重患者护理记录	1	生命体征记录及时准确，记录时间具体到分钟，与体温单相应时间的记录相符									
	2	意识情况、管路情况、皮肤情况、用氧情况等评估与患者实际相符，无漏项、错项									
	3	病情栏内记录患者24小时内病情观察情况、护理措施和效果，原则上每班接班全面评估记录一次									
	4	出入量记录准确，输液及输血要准确记录相应时间液体、血液输入量，出量需记录量、颜色、性状									
	5	白班护士16：00做日间小结，大夜班护士7：00做24小时总结，并将出入量记录在体温单相应栏内									
	6	日间至少2小时记录一次，夜间至少4小时记录一次，病情变化随时记录，表述客观、准确，与医疗记录相符									
	7	因抢救未能及时进行护理记录时，应在抢救结束后6小时内据实补记，并加以注明									
合计											

督查意见：

备注： 1. 每项条目至少抽查5人次数，并在"督查总人次数"栏中填写数目；如不满5人次数，填写实际督查数目。

2. 实际督查结果在"完全达标""部分达标""不达标"栏中填写数目，并计算"完全达标率""部分达标率""不达标率"；如无此条目内容，在"不适用"栏中打"√"。

（李海燕　脱　淼）

十二、查对制度落实达标率

（一）指标定义

1. 查对制度　是指在执行各项治疗、护理等工作之前，防止差错事故发生的一项重要护理措施。其包含医嘱查对、服药查对、注射查对、输液查对、手术患者查对、输血查对、饮食查对制度等。

2. 查对制度达标率　是指统计周期内查对制度落实督查条目完全达标总人次数占同期查对制度落实督查条目总人次数的百分率。

（二）计算公式

查对制度达标率＝同期查对制度落实督查条目完全达标总人次数／统计周期内查对制度落实督查条目总人次数 ×100%。

1. 分子说明

（1）统计周期内使用查对制度落实达标率查检表（表 2-20）随机对执业护士进行督查，每督查一项条目完全达标计为 1 人次。

（2）查对制度落实达标率查检表每项条目督查内容全部达标结果计为完全达标，每项条目完全达标人次数之和为完全达标总人次数。

2. 分母说明

（1）统计周期内使用查对制度落实达标率查检表随机对执业护士进行督查，每督查一项条目计为 1 人次。

（2）督查结果：完全达标、部分达标、不达标、不适用。

（3）统计周期内护士查对制度落实督查条目总人次数不包含不适用人次数。

3. 纳入标准　包括临床护理岗位护士、护理管理岗位护士、护理岗位的返聘护士、护理岗位的休假护士等。

4. 排除标准　未取得护士执业资格证书人员、未在本院完成执业注册的护士。

5. 数据收集

（1）统计周期可根据质量管理部门要求确定，如每月、每季度或每年。

（2）此指标全年值不能通过各个月值的算术平均数获得，而应直接利用公式获得。

（3）若统计周期内督查频率过低，可能会因为分子、分母数值过小而导致该率的数值不能客观反映查对制度落实情况。

（4）质量管理者定期使用查对制度落实达标率查检表进行督查，每个统计周期完成数据汇总。

（三）指标监测的意义

质量和安全是医院管理的核心，严格执行查对制度是护理工作的基本要求，是自身执业安全的保障，也是预防护理不良事件的重要措施。同时，查对制度可以降低医患纠纷事件的发生率，提高患者对于护理工作的满意度。临床护理工作中查对制度的掌握执行和落实与否，更关系到整个医院的医疗质量和安全。

（四）护理质量评价标准

1. 主班护士处理医嘱时应核对医嘱的正确性，发现问题及时与医嘱下达者进行核实。

2. 医嘱处理后，应做到双人查对，保证医嘱正确执行。

3. 每周由护士长参与医嘱查对 1 次，并有登记和签名。

4. 口头医嘱仅在抢救情况下执行，在抢救结束后 6 小时内补开医嘱，并及时签执行时间及执行人姓名。

5. 危急值报告登记时，要严格查对，保证记录完整、准确。

6. 服药、注射、输液必须严格遵守"三查、八对"制度；"三查"即操作前、操作中、操作后查对；"八对"即核对床号、姓名、药名、剂量、浓度、时间、用法、有效期。

7. 接收药品要落实查对，大液体要做到"四关、五查"；"四关"：搬液体进治疗室或接收液体的检查关、摆药前的检查关、配液体前的检查关、上挂输液架前的检查关。"五查"：查瓶口有无松动；查标签是否清楚；查药液有无浑浊、变质、絮状物；查瓶子、软包装有无裂痕或漏液；查生产日期和有效期。

8. 使用 PDA 扫描并查看腕带同时询问患者姓名，确认患者身份。

9. 合血、输血严格落实双人床旁查对；确保血制品质量正常，在有效期内；输血开始，输血后 15 分钟，输血过程中每小时及输血结束后 4 小时评估输血反应并书写护理记录。

10. 给药前应询问有无过敏史。

11. 执行单执行签名及时、完整。

12. 医嘱执行的电子签名完整。

13. 标本采集、送检及时、有扫描记录。

14. 落实手术安全核查，如手术相关信息、手术体位、手术药品及器械等。

15. 核对饮食种类，饮食标识与医嘱是否相符，确保患者饮食符合病情需要。

表 2-20　查对制度落实达标率查检表

项目：查对制度落实达标率　　护理单元：　　　　督查时间：　　年　月　日　督查人：

序号	内容	督查总人数次数	完全达标	部分达标	不达标	不适用	完全达标率	部分达标率	不达标率	备注
1	主班护士处理医嘱时应核对医嘱的正确性，发现问题及时与医嘱下达者进行核实									
2	医嘱处理后，应做到双人查对，保证医嘱正确执行									
3	每周由护士长参与医嘱查对 1 次，并有登记和签名									
4	口头医嘱仅在抢救情况下执行，在抢救结束后 6 小时内补开医嘱，并及时签执行时间及执行人姓名									
5	危急值报告登记完整、准确									
6	服药、注射、输液必须严格遵守"三查、八对"制度									

续表

序号	内容	督查总人数次数	完全达标	部分达标	不达标	不适用	完全达标率	部分达标率	不达标率	备注
7	接收药品要落实查对,大液体要做到"四关、五查"									
8	使用 PDA 扫描或查看腕带同时询问患者姓名,确认患者身份									
9	合血、输血严格落实双人床旁查对;确保血制品质量;输血开始,输血后 15 分钟,输血过程中每小时及输血结束后 4 小时评估输血反应并书写护理记录									
10	给药前应询问有无过敏史									
11	执行单执行签名及时、完整									
12	医嘱执行的电子签名完整									
13	标本采集、送检及时、有扫描记录									
14	落实手术安全核查,如手术相关信息、手术体位、手术药品及器械等									
15	核对饮食种类,饮食标识与医嘱是否相符,确保患者饮食符合病情需要									
	合计									

督查意见:

备注:1. 每项条目至少抽查 5 人次数,并在"督查总人次数"栏中填写数目;如不满 5 人次数,填写实际督查数目。

2. 实际督查结果在"完全达标""部分达标""不达标"栏中填写数目,并计算"完全达标率""部分达标率""不达标率";如无此条目内容,在"不适用"栏中打"✓"。

（柳国芳　梁春堂）

十三、抢救工作质量达标率

（一）指标定义

1. 抢救工作质量　是指与患者抢救有关的各项护理工作执行落实的效果和程度。

2. 抢救工作质量达标率　是指统计周期内抢救工作质量督查条目完全达标总人次数占同期抢救工作质量督查条目总人次数的百分率。

（二）计算公式

抢救工作质量达标率＝同期抢救工作质量督查条目完全达标总人次数 / 统计周期内抢救工作质量督查条目总人次数 ×100%。

1. 分子说明

（1）统计周期内使用抢救工作质量达标率查检表（表2-21）进行督查，每督查一项条目完全达标计为1人次。

（2）抢救工作质量达标率查检表每项条目督查内容全部达标结果计为完全达标，每项条目完全达标人次数之和为完全达标总人次数。

2. 分母说明

（1）统计周期内使用抢救工作质量达标率查检表进行督查，每督查一项条目计为1人次。

（2）督查结果：完全达标、部分达标、不达标、不适用。

（3）统计周期内抢救工作质量督查条目总人次数不包含不适用人次数。

3. 纳入标准　　所有执业护士。

4. 排除标准　　未取得护士执业资格人员；未在本院注册的护士。

5. 数据收集

（1）统计周期可根据质量管理部门要求确定，如每月、每季度或每年。

（2）若统计周期内督查频率过低，可能会因为分子、分母数值过小而导致该率的数值不能客观反映抢救工作质量。

（3）此指标全年值不能通过各个月值的算术平均数获得，而应直接利用公式获得。

（4）质量管理者定期使用抢救工作质量达标率查检表进行督查，每个统计周期完成数据汇总。

（三）指标监测的意义

通过监测抢救工作质量，可以不断查找抢救工作中的薄弱环节，重点改进；督导护理人员严格执行各项抢救制度及流程，提高抢救工作质量，提高抢救成功率，真正为患者提供更安全的护理环境及护理服务。

（四）护理质量评价标准

1. 抢救仪器管理

（1）遵守"六定"管理原则：定点放置、定人保管、定时保养和维修、定时检查、定量供应、定期消毒，班班交接，做到账物相符。

（2）需要维修的抢救仪器，须挂上"故障"牌及时送检，必要时准备替代品，严格交接班。

（3）每天对除颤仪进行系统检测并登记，工程师每月检测一次。

（4）抢救仪器电量充足，处于备用状态，专人落实并有记录。

（5）抢救仪器用完后，及时消毒、归位。

2. 抢救车管理

（1）抢救车应定点放置，标识清楚，表面清洁，专人负责，护士长每周检查一次。

（2）抢救车内物品、药品定位放置，符合医院要求。

（3）物品、药品种类及数量正确，账物相符。

（4）所有物品、药品标识清楚，包装完整，均在有效期内。

（5）特殊物品：喉镜、简易呼吸囊、血压计、听诊器、瞳孔笔、手电筒等完好备用。

（6）非抢救时，抢救车保持完好锁闭状态，每班检查封存锁的外观是否完整、号码与记录是否相符，并签字。

（7）抢救车内物品及药品使用后及时补充，双人核对后封存并双签字。

（8）抢救车班班交接并有记录。

3. 护士执行情况

（1）护士能正确执行急救流程。

（2）护士熟练掌握各类急救药品的作用、使用方法、注意事项等。

（3）护士能熟练操作心肺复苏（CPR）。

（4）护士能熟练操作呼吸囊。

（5）护士能熟练操作除颤仪。

（6）护士能熟练操作呼吸机。

（7）护士知晓基础生命支持及高级生命支持的内容。

（8）护士知晓患者目前危及生命的并发症及观察要点。

（9）知晓口头医嘱的使用范围及执行规范。

（10）及时、正确记录病情变化、抢救经过和各种用药。

（11）因抢救未及时书写记录的，应当在抢救结束后6小时内补记。

（12）抢救结束后，做好用物登记和消毒工作。

表 2-21 抢救工作质量达标率查检表

项目：抢救工作质量达标率　　护理单元：　　　　督查时间：　年　月　日　督查人：

项目	序号	内容	督查总人数次数	完全达标	部分达标	不达标	不适用	完全达标率	部分达标率	不达标率	备注
抢救仪器管理	1	遵守"六定"管理原则：定点放置、定人保管、定时保养和维修、定时检查、定量供应、定期消毒，班班交接，做到账物相符									
	2	需要维修的抢救仪器，须挂上"故障"牌及时送检，必要时准备替代品，严格交接班									
	3	每天对除颤仪进行系统检测并登记，工程师每月检测一次									
	4	抢救仪器电量充足，处于备用状态，专人落实并有记录									
	5	抢救仪器用完后，及时消毒、归位									
抢救车管理	1	抢救车应定点放置，标识清楚，表面清洁，专人负责，护士长每周检查一次									
	2	抢救车内物品、药品定位放置，符合医院要求									
	3	物品、药品种类及数量正确，账物相符									
	4	所有物品、药品标识清楚，包装完整，均在有效期内									

续表

项目	序号	内容	督查总人数次数	完全达标	部分达标	不达标	不适用	完全达标率	部分达标率	不达标率	备注
抢救车管理	5	特殊物品:喉镜、简易呼吸囊、血压计、听诊器、瞳孔笔、手电筒等完好备用									
	6	非抢救时,抢救车保持完好锁闭状态,每班检查封存锁的外观是否完整、号码与记录是否相符并签字									
	7	抢救车内物品及药品使用后及时补充,双人核对后封存并双签字									
	8	抢救车班班交接并有记录									
护士执行情况	1	护士能正确执行急救流程									
	2	护士熟练掌握各类急救药品的作用、使用方法、注意事项等									
	3	护士能熟练操作 CPR									
	4	护士能熟练操作呼吸囊									
	5	护士能熟练操作除颤仪									
	6	护士能熟练操作呼吸机									
	7	护士知晓基础生命支持及高级生命支持的内容									
	8	护士知晓患者目前危及生命的并发症及观察要点									
	9	知晓口头医嘱的使用范围及执行规范									
	10	及时、正确记录病情变化、抢救经过和各种用药									
	11	因抢救未及时书写记录的,应当在抢救结束后6小时内补记									
	12	抢救结束后,做好用物登记和消毒工作									
合计											

督查意见:

备注:1. 每项条目至少抽查 5 人次数,并在"督查总人次数"栏中填写数目;如不满 5 人次数,填写实际督查数目。

2. 实际督查结果在"完全达标""部分达标""不达标"栏中填写数目,并计算"完全达标率""部分达标率""不达标率";如无此条目内容,在"不适用"栏中打"√"。

(张文燕　冯　英)

十四、患者身份识别达标率

（一）指标定义

1. 患者身份识别　是指护士在进行给药、治疗、护理、标本采集、手术等护理活动中至少同时使用两种标识对患者的身份进行查对、核实，如姓名、病案号、出生日期等，禁止仅以房间或床号识别，不得采用条码扫描等信息识别技术作为唯一识别方法。

2. 患者身份识别达标率　是指统计周期内患者身份识别督查条目完全达标总人次数占同期患者身份识别督查条目总人次数的百分率。

（二）计算公式

患者身份识别达标率＝同期患者身份识别督查条目完全达标总人次数／统计周期内患者身份识别督查条目总人次数　×100%。

1. 分子说明

（1）统计周期内使用患者身份识别达标率查检表（表2–22）随机对患者进行督查，每督查一项条目完全达标计为1人次。

（2）患者身份识别达标率查检表每项条目督查内容全部达标结果计为完全达标，每项条目完全达标人次数之和为完全达标总人次数。

2. 分母说明

（1）统计周期内使用患者身份识别达标率查检表随机对患者进行督查，每督查一项条目计为1人次。

（2）督查结果：完全达标、部分达标、不达标、不适用。

（3）统计周期内患者身份识别督查条目总人次数不包含不适用人次数。

3. 纳入标准　住院患者；门诊或急诊就诊患者；门诊或急诊检查或治疗患者。

4. 排除标准　非本医疗机构治疗或检查患者。

5. 数据收集

（1）统计周期可根据质量管理部门要求确定，如每月、每季度或每年。

（2）此指标全年值不能通过各个月值的算术平均数获得，而应直接利用公式获得。

（3）若统计周期内督查频率过低，可能会因为分子、分母数值过小而导致该率的数值不能客观反映患者身份识别规范性。

（4）质量管理者定期使用患者身份识别达标率查检表进行督查，每个统计周期完成数据汇总。

（三）指标监测的意义

患者身份识别是保证医院相关运作流程和政策符合国际安全目标的要求，是各项护理工作流程中的第一项，也是我国2017年中国医院协会发布的《中国患者十大安全目标》的第一条，2015年美国选出的"25个令人震惊的医疗错误"中，其中6项与患者身份识别错误有关。张红梅等的研究首次将患者身份识别确定为通用性敏感性指标。身份识别正确率的监测旨在通过有效的监控措施，保证在实际工作中能够得到正确执行，以确保患者安全，减少意外事件的发生。

（四）护理质量评价标准

1. 住院、急诊留观室和抢救室患者需佩戴腕带。

2. 佩戴腕带时，经双人核对，确认腕带上信息与身份证及 HIS 系统中的信息一致，若损坏需要更换时，需要双人重新核对。

3. 腕带标识正确（过敏、隔离等）。

4. 腕带字迹清晰、佩戴部位合适、松紧适宜。

5. 患者或其家属知晓腕带作用。

6. 护士给药前身份核对正确，同时使用 ≥ 2 种方法识别。

7. 护士输血 / 血制品前身份核对正确。

8. 护士采血前身份核对正确。

9. 护士采集其他标本前身份核对正确。

10. 护士进行雾化吸入、口腔护理等护理操作前身份核对正确。

11. 送患者检查或手术前护士核对身份正确。

12. 昏迷、神志不清、无自主能力的重症患者身份确认，除查对患者姓名和住院号外，需再次向家属确认。

13. 急诊科与病房、重症医学科、手术室之间转运患者交接时身份识别正确。

14. 手术室（麻醉）与病房和重症医学科之间在转运患者交接时身份识别正确。

15. 产房与病房和重症医学科之间在转运产妇、新生儿时身份识别正确。

表 2-22　患者身份识别达标率查检表

项目：患者身份识别达标率　　护理单元：　　　督查时间：　　年　月　日　督查人：

序号	内容	督查总人数次数	完全达标	部分达标	不达标	不适用	完全达标率	部分达标率	不达标率	备注
1	住院、急诊留观室和抢救室患者需佩戴腕带									
2	佩戴腕带时，经双人核对，确认腕带上信息与身份证及 HIS 系统中的信息一致，若损坏需要更换时，需要双人重新核对									
3	腕带标识正确（过敏、隔离等）									
4	腕带字迹清晰、佩戴部位合适、松紧适宜									
5	患者或其家属知晓腕带作用									
6	护士给药前身份核对正确，同时使用 ≥ 2 种方法识别									
7	护士输血 / 血制品前身份核对正确									
8	护士采血前身份核对正确									
9	护士采集其他标本前身份核对正确									
10	护士进行雾化吸入、口腔护理等护理操作前身份核对正确									
11	送患者检查或手术前护士核对身份正确									
12	昏迷、神志不清、无自主能力的重症患者身份确认，除查对患者姓名和住院号外，需再次向家属确认									

续表

序号	内容	督查总人数次数	完全达标	部分达标	不达标	不适用	完全达标率	部分达标率	不达标率	备注
13	急诊科与病房、重症医学科、手术室之间转运患者交接时身份识别正确									
14	手术室（麻醉）与病房和重症医学科之间在转运患者交接时身份识别正确									
15	产房与病房和重症医学科之间在转运产妇、新生儿时身份识别正确									
	合计									

督查意见：

备注：1. 每项条目至少抽查5人次数，并在"督查总人次数"栏中填写数目；如不满5人次数，填写实际督查数目。
　　　2. 实际督查结果在"完全达标""部分达标""不达标"栏中填写数目，并计算"完全达标率""部分达标率""不达标率"；如无此条目内容，在"不适用"栏中打"√"。

（周建蕊　苏晴晴）

十五、患者交接质量达标率

（一）指标定义

患者交接质量达标率是指统计周期内患者交接质量督查条目完全达标总人次数占同期患者交接质量督查条目总人次数的百分率。

（二）计算公式

患者交接质量达标率 = 同期患者交接质量督查条目完全达标总人次数 / 统计周期内患者交接质量督查条目总人次数 ×100%。

1. 分子说明

（1）统计周期内使用患者交接质量达标率查检表（表2-23）随机对转交接患者进行督查，每督查一项条目完全达标计为1人次。

（2）患者交接质量达标率查检表每项条目督查内容全部达标结果计为完全达标，每项条目完全达标人次数之和为完全达标总人次数。

2. 分母说明

（1）统计周期内使用患者交接质量达标率查检表随机对转交接患者进行督查，每督查一项条目计为1人次。

（2）督查结果：完全达标、部分达标、不达标、不适用。

（3）统计周期内患者交接质量督查条目总人次数不包含不适用人次数。

3. 纳入标准　急诊留观室或抢救室、病区、手术室、ICU、产房、新生儿室、麻醉科、介入手术室间转交接的患者。

4. 排除标准　急救中心与急诊门诊交接的患者。

5. 数据收集

（1）统计周期可根据质量管理部门要求确定，如每月、每季度或每年。

（2）此指标全年值不能通过各个月值的算术平均数获得，而应直接利用公式获得。

（3）若统计周期内督查频率过低，可能会因为分子、分母数值过小而导致该率的数值不能客观反映患者交接质量。

（4）质量管理者定期使用患者交接质量达标率查检表进行督查，每个统计周期完成数据汇总。

（三）指标监测的意义

中国医院协会发布的《患者安全目标（2014—2015）》明确提出要加强医务人员有效沟通，完善医疗环节交接制度。国际医疗卫生机构认证联合委员会也指出，沟通障碍已成为超过60%的护理不良事件的主要原因，因而将沟通失误列为"哨兵事件"，并将交接班作为重要的监测指标。重点环节交接是交接制度中的重要组成部分，是护士对所分管患者健康状况进行充分了解的重要途径，也是保证护理工作连续性、安全性的重要环节，将直接影响医疗护理质量和患者的满意度。通过监测重点环节交接正确率，督导护理人员严格执行交接班管理制度和核查制度，正确执行临床护理措施，为患者提供安全优质的护理服务。

（四）护理质量评价标准

1. 转入交接

（1）转入病房接到通知后，由主班护士通知责任护士和主管医师，责任护士根据患者情况准备床单位及仪器设备，并提前通知转出科室。

（2）患者转入后，责任护士与转送人员认真核对患者姓名、诊断、住院号和腕带标识、转出科室，将患者移至床单位。

（3）交接患者病情、生命体征及输液、引流、皮肤情况，了解当日治疗及用药等情况。交接病历，检查病历是否完整。

（4）特殊问题做好交接，转交接时需双方双人核对确认患者姓名、住院号和腕带标识，认真填写患者转科护理交接单。

2. 转出交接

（1）护士接到患者转科医嘱后，主动联系转科事宜，书写护理记录，整理病历。

（2）转出前，责任护士认真评估患者，填写患者转科护理交接单，根据病情备好急救物品、仪器及抢救用药，由医务人员护送患者转出。

（3）转交接时需双方核对患者姓名、住院号和腕带标识，认真交接患者液体、引流、皮肤、用药、病历、影像资料等，并在患者转科护理交接单上确认签字。

3.术前交接

（1）做好术前准备，病房护士应同手术接送人员根据手术患者交接单和手术患者接入通知单共同查对患者的姓名、床号、性别、年龄、住院号等信息，并确认一致。

（2）病房护士确认患者术前用药执行及手术部位标识等符合要求。

（3）病房护士和手术接送人员一起核对带入手术室的物品、药品；核对无误后签名接走患者。

4.术后交接

（1）麻醉医生和手术室或麻醉恢复室护士护送患者安全返回病房，途中应注意保暖，并保护患者隐私。护送人员与责任护士认真进行身份核查后，共同将患者移至床单位。

（2）交接患者意识状态、手术方式、伤口、引流、输液、皮肤、置管长度等情况，监测生命体征，连接固定引流管。

（3）交接由手术室带回的物品，双方确认无误后，在手术护理记录单及手术患者交接记录单上签名，书写护理记录。

表 2-23 患者交接质量达标率查检表

项目：患者交接质量达标率　　护理单元：　　督查时间：　　年　月　日　督查人：

项目	序号	内容	督查总人数次数	完全达标	部分达标	不达标	不适用	完全达标率	部分达标率	不达标率	备注
转入交接	1	转入病房接到通知后，由主班护士通知责任护士和主管医师，责任护士根据患者情况准备床单位及仪器设备									
	2	患者转入后，责任护士与转送人员认真核对患者姓名、诊断、住院号和腕带标识、转出科室，将患者移至床单位									
	3	交接患者病情、生命体征、输液、引流、皮肤，了解当日治疗及用药等情况。交接病历，检查病历是否完整									
	4	特殊问题做好交接，转交接时需双方双人核对确认患者姓名、住院号和腕带标识，认真填写患者转科护理交接单									
转出交接	1	护士接到患者转科医嘱后，主动联系转科事宜，书写护理记录，整理病历									
	2	转出前，责任护士认真评估患者，填写患者转科护理交接单，根据病情备好急救物品、仪器及抢救用药，由医务人员护送患者转出									
	3	转交接时需双方核对患者姓名、住院号和腕带标识，认真交接患者液体、引流、皮肤、用药、病历、影像资料等，并在患者转科护理交接单上确认签字									
术前交接	1	做好术前准备，病房护士应同手术接送人员根据手术患者交接单和手术患者接入通知单共同查对患者的姓名、床号、性别、年龄、住院号等信息，并确认一致									

续表

项目	序号	内容	督查总人数次数	完全达标	部分达标	不达标	不适用	完全达标率	部分达标率	不达标率	备注
术前交接	2	病房护士确认患者术前针执行及手术部位标识等符合要求									
	3	病房护士和手术接送人员一起核对带入手术室的物品、药品；核对无误后签名接走患者									
术后交接	1	麻醉医生和手术室或麻醉恢复室护士护送患者安全返回病房，途中应注意保暖，并保护患者隐私。护送人员与责任护士认真进行身份核查后，共同将患者移至床单位									
	2	交接患者意识状态、手术方式、伤口、引流、输液、皮肤、管道等情况，监测生命体征，连接固定各管道									
	3	交接由手术室带回的物品，双方确认无误后，在手术护理记录单及手术患者交接记录单上签名，书写护理记录									
合计											
督查意见：											

备注：1. 每项条目至少抽查 5 人次数，并在"督查总人次数"栏中填写数目；如不满 5 人次数，填写实际督查数目。

2. 实际督查结果在"完全达标""部分达标""不达标"栏中填写数目，并计算"完全达标率""部分达标率""不达标率"；如无此条目内容，在"不适用"栏中打"√"。

（刘娅嫡　谢红卫）

十六、病房管理质量达标率

（一）指标定义

1. **病房管理**　是护理管理的重要职能之一，也是医院管理的重要组成部分。用科学的理论和方法对病房实行标准化管理，以提高护理质量，更好地为患者服务，是提高医院竞争力的一项重要措施。

2. **病房管理质量达标率**　是指统计周期内病房管理质量督查条目完全达标总人次数占同期病房管理质量督查条目总人次数的百分率。

（二）计算公式

病房管理质量达标率 = 同期病房管理质量督查条目完全达标总人次数 / 统计周期内病房管理质量督查条目总人次数 ×100%。

1. 分子说明

（1）统计周期内使用病房管理质量达标率查检表（表 2-24）对病房进行督查，每督查一项条目完全达标计为 1 人次。

（2）病房管理质量达标率查检表每项条目督查内容全部达标结果计为完全达标，每项条目完全达标人次数之和为完全达标总人次数。

2. 分母说明

（1）统计周期内使用病房管理质量达标率查检表进行督查，每督查一项条目计为 1 人次。

（2）督查结果：完全达标、部分达标、不达标、不适用。

（3）统计周期内病房管理质量督查条目总人次数不包含不适用人次数。

3. 纳入标准　统计周期内所有病房护理单元。

4. 排除标准　门诊、急诊、手术室特殊护理单元。

5. 数据收集

（1）统计周期可根据质量管理部门要求确定，如每月、每季度或每年。

（2）此指标全年值不能通过各个月值的算术平均数获得，而应直接利用公式获得。

（3）若统计周期内督查频率过低，可能会因为分子、分母数值过小而导致该率的数值不能客观反映护理单元病房管理质量。

（4）质量管理者定期使用病房管理质量达标率查检表进行督查，每个统计周期完成数据汇总。

（三）指标监测的意义

病房管理的意义是为患者提供一个安全舒适的就医环境，增进护患关系，使患者安心配合治疗，尽快解除患者疾苦，早日恢复健康；为医护人员提供安全便捷、高效舒适的工作环境，缓解工作压力，调动并激发其工作的积极性及创造性，有效提高了工作效率，提升工作带来的成就感，增强了团队合作精神。

（四）护理质量评价标准

1. 病区内整体环境

（1）病区整洁安静，各室通风良好，无烟味、无异味，无卫生死角。

（2）病区内各区域物品放置合理有序，标识规范，无乱晒乱挂现象。

（3）病区内墙上宣传栏内容与医院护理部要求一致，无自行张贴现象，整洁、温馨、平整。

（4）病区内消防设施定位放置、标识明确，通道畅通无杂物。

（5）病区内警示标识醒目，如禁止吸烟、开水炉上有防止烫伤标识、地面潮湿时放置防滑标识牌。

（6）病区内氧气筒定位放置并安全固定，定期检查记录，标识清楚，用氧做到四防。

2. 病室内环境

（1）住院患者按要求穿病员服，佩戴腕带。

（2）病室内物品和床单整洁，床底不放杂物，无自带被服、马扎及乱挂衣物等情况，室温适宜，按时开窗通风。

（3）床头桌整齐，规范放置水杯和患者常需使用的物品，热水瓶放置位置安全。

（4）病室吸氧设备、空调设备、患者呼叫系统处于完好状态。

3. 陪护管理

（1）病区探视陪护管理制度落实到位，一人一陪。

（2）陪护家属按要求使用陪床椅，无陪护家属坐在或躺在病床及打地铺现象。

4. 患者管理

（1）为患者做好入院宣教和卫生处置，做好出院指导。

（2）住院患者不得在外留宿，按病情需要留陪护家属。

5. 治疗室、储藏室及换药室管理

（1）治疗室整洁，有温湿度监测记录，无人时随手关门。

（2）储藏室物品放置规范，治疗室内备用药、抢救药品、物品有专人管理，有记录，符合管理要求，严格管理麻醉药品、精神类药品。

（3）清洁区和污染区界线清晰、标识规范。

6. 护士站

（1）值班人员行为礼仪符合规范。

（2）物品放置规范，桌面及椅子清洁。

表 2-24　病房管理质量达标率查检表

项目：病房管理质量达标率　　护理单元：　　　　督查时间：　　年　月　日　督查人：

项目	序号	内容	督查总人数次数	完全达标	部分达标	不达标	不适用	完全达标率	部分达标率	不达标率	备注
病区内整体环境	1	病区整洁安静，各室通风良好，无烟味、无异味，无卫生死角									
	2	病区内各区域物品放置合理有序，标识规范，无乱晒乱挂现象									
	3	病区内墙上宣传栏内容与医院护理部要求一致，无自行张贴现象，整洁、温馨、平整									
	4	病区内消防设施定位放置、标识明确，通道通畅无杂物									
	5	病区内警示标识醒目，如禁止吸烟、开水炉上有防止烫伤标识、地面潮湿时放置防滑标识牌									
	6	病区内氧气筒定位放置并安全固定，定期检查记录，标识清楚，用氧做到四防									
病室内环境	1	住院患者按要求穿病员服，佩戴腕带									
	2	病室内物品和床单位整洁，床底不放杂物，无自带被服、马扎、乱挂衣物情况，室温适宜，按时开窗通风									
	3	床头桌整齐，规范放置水杯和患者常需使用的物品，热水瓶放置位置安全									

续表

项目	序号	内容	督查总人数次数	完全达标	部分达标	不达标	不适用	完全达标率	部分达标率	不达标率	备注
病室内环境	4	病室吸氧设备、空调设备、患者呼叫系统处于完好状态									
陪护管理	1	病区探视陪护管理制度落实到位，一人一陪									
	2	陪护家属按要求使用陪床椅，无陪护家属坐在或躺在病床及打地铺现象									
患者管理	1	为患者做好入院宣教和卫生处置，做好出院指导									
	2	住院患者不得在外留宿，按病情需要留陪床家属									
治疗室、储藏室及换药室管理	1	治疗室整洁，有温湿度监测记录，无人时随手关门									
	2	储藏室物品放置规范，治疗室内备用药、抢救药品、物品有专人管理，有记录，符合管理要求，严格管理麻醉药品、精神类药品									
	3	清洁区和污染区界线清晰、标识规范									
护士站	1	值班人员行为礼仪符合规范									
	2	物品放置规范，桌面及椅子清洁									
合计											

督查意见：

备注：1. 每项条目至少抽查 5 人次数，并在"督查总人次数"栏中填写数目；如不满 5 人次数，填写实际督查数目。

2. 实际督查结果在"完全达标""部分达标""不达标"栏中填写数目，并计算"完全达标率""部分达标率""不达标率"；如无此条目内容，在"不适用"栏中打"√"。

（冷　敏　吕世慧）

十七、药品管理达标率

（一）指标定义

药品管理达标率是指统计周期内药品管理督查条目完全达标总人次数占同期药品管理督查条目总人次数的百分率。

（二）计算公式

药品管理达标率＝同期药品管理督查条目完全达标总人次数／统计周期内药品管理督查条目总人次数 ×100%。

1. 分子说明

（1）统计周期内使用药品管理达标率查检表（表2-25）对护理单元进行督查，每督查一项条目完全达标计为1人次。

（2）药品管理达标率查检表每项条目督查内容全部达标结果计为完全达标，每项条目完全达标例次数之和为完全达标总人次数。

2. 分母说明

（1）统计周期内使用药品管理达标率查检表进行督查，每督查一项条目计为1人次。

（2）督查结果：完全达标、部分达标、不达标、不适用。

（3）统计周期内药品管理督查条目总人次数不包含不适用人次数。

3. 纳入标准　医院所有护理单元。

4. 排除标准　无。

5. 数据收集

（1）统计周期可根据质量管理部门要求确定，如每月、每季度或每年。

（2）此指标全年值不能通过各个月值的算术平均数获得，而应直接利用公式获得。

（3）若统计周期内督查频率过低，可能会因为分子、分母数量过小而导致该率的数值不能客观反映护理单元药品管理质量。

（4）质量管理者定期使用药品管理达标率查检表进行督查，每个统计周期完成数据汇总。

（三）指标监测的意义

通过监测护理单元药品管理达标情况，督促护士严格落实药品管理各项规章制度，为患者的用药安全提供基本保证。

（四）护理质量评价标准

1. 药物管理规范

（1）治疗室（夜间、中午班）无人时保持关闭状态。

（2）冰箱内药品管理规范：无血标本、私人物品，药品清楚标识床号、姓名，贵重药品有登记，及时上锁。

（3）冰箱温度维持在2～8℃，每天两次监测记录，每周定期清洁除霜，按要求规范登记。

（4）药物开启后，规范使用标签，注明时间，具体到分钟，并保证有效期内使用。

（5）药物配制后尽快使用，皮试应现用现配不存留。

（6）用药及时（频率为每6小时1次，前后30分钟内；每8小时1次，前后1小时内；每天3次，前后1小时内；每天2次，前后2小时内）。

（7）用注射器配制的口服类药物，须配备专用管饲器或有明显标识注射器（用后弃去）。

（8）自备药品标识清楚、放置规范，患者处无自备药。

（9）患者掌握自备药使用方法及注意事项。

（10）外用药设立药品清点本，每天检查并有记录，有效期清楚，无变质过期、储存正确。

（11）危险药品（易燃、易爆、腐蚀性强）专柜放置，上锁。

2.代管药品和高危药品管理

（1）代管药品或大液体存放适量，定位置、定基数、有标识，无变质过期。

（2）代管药品或大液体贮存方法恰当，按规定避光、冷藏保管。

（3）高危药品标识正确，每班清点并有记录。

（4）账药相符，每班清点，有专本登记，无多余药品。

3.精神药品和麻醉药品管理

（1）麻醉药品"五专"正确［专人、专柜、专锁（双锁）、专方、专册]。

（2）麻醉药品、第一类精神药品使用、空安瓿回收、残余液销毁登记本记录规范，残留液处置正确。

（3）麻醉药品班班清点，交接班者当面清点并在交接班记录本上登记、签名（4人签名）。

（4）麻醉药品不外借，每月有检查，有记录。

表 2-25 药品管理达标率查检表

项目：药品管理达标率　　护理单元：　　　　　　督查时间：　　年　月　日　督查人：

项目	序号	内容	督查总人数次数	完全达标	部分达标	不达标	不适用	完全达标率	部分达标率	不达标率	备注
药物管理规范	1	治疗室（夜间、中午班）无人时保持关闭状态									
	2	冰箱内药品管理规范：无血标本、私人物品，药品清楚标识床号、姓名，贵重药品有登记，及时上锁									
	3	冰箱温度维持在 2～8℃，每天 2 次监测记录，每周定期清洁除霜，按要求规范登记									
	4	药物开启后，规范使用标签，注明时间，具体到分钟，并保证有效期内使用									
	5	药物配制后尽快使用，皮试应现用现配不存留									
	6	用药及时（频率为每 6 小时 1 次，前后 30 分钟内；每 8 小时 1 次，前后 1 小时内；每天 3 次，前后 1 小时内；每天 2 次，前后 2 小时内）									
	7	用注射器配制的口服类药物，须配备专用管饲器或有明显标识注射器（用后弃去）									
	8	自备药品标识清楚、放置规范，患者处无自备药									
	9	患者掌握自理药使用方法及注意事项									
	10	外用药设立药品清点本，每天检查并有记录，有效期清楚，无变质过期、储存正确									
	11	危险药品（易燃、易爆、腐蚀性强）专柜放置，上锁									

续表

项目	序号	内容	督查总人数次数	完全达标	部分达标	不达标	不适用	完全达标率	部分达标率	不达标率	备注
代管药品和高危药品管理	1	代管药品或大液体存放适量，定位置、定基数、有标识，无变质过期									
	2	代管药品或大液体储存方法恰当，按规定避光、冷藏保管									
	3	高危药品标识正确，每班清点并有记录									
	4	账药相符，每班清点，有专本登记，无多余药品									
精神药品和麻醉药品管理	1	麻醉药品"五专"正确 [专人、专柜、专锁（双锁）、专方、专册]									
	2	麻醉药品、第一类精神药品使用、空安瓿回收、残余液销毁登记本记录规范；残留液处置正确									
	3	麻醉药品班班清点，交接班者当面清点并在交接班记录本上登记、签名（4人签名）									
	4	麻醉药品不外借，每月有检查，有记录									
合 计											

督查意见：

备注：1. 每项条目至少抽查5人次数，并在"督查总人次数"栏中填写数目；如不满5人次数，填写实际督查数目。

2. 实际督查结果在"完全达标""部分达标""不达标"栏中填写数目，并计算"完全达标率""部分达标率""不达标率"；如无此条目内容，在"不适用"栏中打"√"。

（刘　霞　徐晓林）

十八、仪器设备管理质量达标率

（一）指标定义

1. **仪器设备**　是临床医疗服务体系中必不可少的硬件设施，其结果的准确与否直接关系到患者的切身利益，影响着医院的诊疗水平和信誉。加强医院仪器设备的管理，是向临床提供准确、可靠检测报告的手段之一，是保证检验质量的前提。

2. **仪器设备管理质量达标率**　是指统计周期内仪器设备管理质量督查条目完全达标总人次数占同期仪器设备管理质量督查条目总人次数的百分率。

（二）计算公式

仪器设备管理质量达标率＝同期仪器设备管理质量督查条目完全达标总人次数/统计

周期内仪器设备管理质量督查条目总人次数 ×100%。

1. 分子说明

（1）统计周期内使用仪器设备管理质量达标率查检表（表 2-26）进行督查，每督查一项条目完全达标计为 1 人次。

（2）仪器设备管理质量达标率查检表每项条目督查内容全部达标结果计为完全达标，每项条目完全达标人次数之和为完全达标总人次数。

2. 分母说明

（1）统计周期内使用仪器设备管理质量达标率查检表进行督查，每督查一项条目计为 1 人次。

（2）督查结果：完全达标、部分达标、不达标、不适用。

（3）统计周期内仪器设备管理质量督查条目总例次数不包含不适用人次数。

3. 纳入标准　有仪器设备固定资产的护理单元。

4. 排除标准　无仪器设备固定资产的护理单元。

5. 数据收集

（1）统计周期可根据质量管理部门要求确定，如每月、每季度或每年。

（2）此指标全年值不能通过各个月值的算术平均数获得，而应直接利用公式获得。

（3）若统计周期内督查频率过低，可能会因为分子、分母数值过小而导致该率的数值不能客观反映仪器设备管理质量。

（4）质量管理者定期使用仪器设备管理质量达标率查检表进行督查，每个统计周期完成数据汇总。

（三）指标监测的意义

医疗仪器设备是开展医、药、护、教等工作的重要手段和保证。医院必须拥有与其功能业务相适应的先进的医疗设备，做好医院仪器设备的管理和维护工作，可以提高医院的医疗水平，提高医疗过程中的安全性。通过维护好仪器设备和增强护士意识来减少护理风险，提高医疗质量，保证患者安全，从而为患者提供优质的医疗服务。

（四）护理质量评价标准

1. 护士知晓仪器设备管理要求。

2. 各种仪器、设备等定点放置、标识明显。

3. 仪器设备处于备用状态，挂"正常"标识牌，需要维修的仪器，挂"故障"标识牌，及时送检，并需交接班。

4. 仪器设备实行专人管理，有清点本，每天清点数量并记录。

5. 病区除颤仪处于备用状态，每天检查，检测记录保留一年。

6. 各类仪器每月由医学工程科检测记录。

7. 需计量检测的仪器设备（血压计、监护仪、除颤仪、体重秤等），贴有计量贴并在有效期内。

8. 病区每天对仪器表面进行擦拭消毒并有记录。

9. 仪器的所有附件每次使用后进行擦拭消毒。

10. 使用中的各类仪器显示时间正确。

11. 特殊仪器（床旁血气仪、血糖仪、CRRT 机等）操作有资质授权。

表 2-26 仪器设备管理质量达标率查检表

项目：仪器设备管理质量达标率　护理单元：　　　　　　督查时间：　年　月　日　督查人：

序号	内容	督查总人数次数	完全达标	部分达标	不达标	不适用	完全达标率	部分达标率	不达标率	备注
1	护士知晓仪器设备管理要求									
2	各种仪器、设备等定点放置、标识明显									
3	仪器设备处于备用状态，挂"正常"标识牌，需要维修的仪器，挂"故障"标识牌，及时送检，并需交接班									
4	仪器设备实行专人管理，有清点本，每天清点数量并记录									
5	病区除颤仪处于备用状态，每天检查，检测记录保留一年									
6	各类仪器每月由医学工程科检测记录									
7	需计量检测的仪器设备（血压计、监护仪、除颤仪、体重秤等），贴有计量贴并在有效期内									
8	病区每天对仪器表面进行擦拭消毒并有记录									
9	仪器的所有附件每次使用后进行擦拭消毒									
10	使用中的各类仪器显示时间正确									
11	特殊仪器（床旁血气仪、血糖仪、CRRT 机等）操作有资质授权									
	合计									
督查意见：										

备注：1. 每项条目至少抽查 5 人次数，并在"督查总人次数"栏中填写数目；如不满 5 人次数，填写实际督查数目。

2. 实际督查结果在"完全达标""部分达标""不达标"栏中填写数目，并计算"完全达标率""部分达标率""不达标率"；如无此条目内容，在"不适用"栏中打"√"。

（赵　林　张丕宁　刘铁芳）

十九、疼痛护理质量达标率

（一）指标定义

1. 疼痛质量管理　通过疼痛评估、记录、治疗和护理，以控制疼痛的诊疗过程。

2. 疼痛护理质量达标率　统计周期内疼痛护理质量督查条目完全达标总人次数占同期

疼痛护理质量督查条目总人次数的百分率。

（二）计算公式

疼痛护理质量达标率＝同期疼痛护理质量督查条目完全达标总人次数／统计周期内疼痛护理质量督查条目总人次数 ×100%。

1. 分子说明

（1）统计周期内使用疼痛护理质量达标率查检表（表2-27）随机对患者进行督查，每督查一项条目完全达标计为1人次。

（2）疼痛护理质量达标率查检表每项条目督查内容全部达标结果计为完全达标，每项条目完全达标人次数之和为完全达标总人次数。

2. 分母说明

（1）统计周期内使用疼痛护理质量达标率查检表随机对患者进行督查，每督查一项条目计为1人次。

（2）督查结果：完全达标、部分达标、不达标、不适用。

（3）统计周期内疼痛护理质量督查条目总人次数不包含不适用人次数。

3. 纳入标准　统计周期内所有办理入院手续并入住病区的患者；急诊留观患者。

4. 排除标准　门诊患者；急诊就诊除外留观患者；在医院正常分娩的新生儿。

5. 数据收集

（1）统计周期可根据质量管理部门要求确定，如每月、每季度或每年。

（2）此指标全年值不能通过各个月值的算术平均数获得，而应直接利用公式获得。

（3）若统计周期内督查频率过低，可能会因为分子、分母数值过小而导致该率的数值不能客观反映疼痛护理质量。

（4）质量管理者定期使用疼痛护理质量达标率查检表进行督查，每个统计周期完成数据汇总。

（三）指标监测的意义

高质量的疼痛护理管理需要护士全面掌握疼痛护理知识，通过构建疼痛护理质量评价体系，制订护理规范可以给予临床护士护理实践指导，持续提高疼痛护理质量，更好地发挥护士在疼痛管理中的主体地位。

（四）护理质量评价标准

1. 疼痛评估

（1）首次评估：急诊患者30分钟内、新入院患者8小时内。

（2）疼痛评分＜4分，至少每天评估1次；疼痛评分4～6分，至少每班评估1次；疼痛评分7～10分，通知医生，有护理措施和记录，且每小时评估至疼痛评分＜4分。

（3）疼痛评分≥4分，能及时有效实施疼痛干预措施，并按静脉给药15分钟内、皮下注射和肌内注射给药30分钟内、口服给药1小时内复评。

（4）疼痛评估工具合适，结果准确。

（5）有疼痛护理单，体温单中有疼痛评估记录。

（6）护士熟练掌握疼痛评估方法，疼痛评估工具合适，结果准确。

2. 患者教育

(1) 患者了解疼痛治疗的意义。

(2) 患者能主动陈述疼痛程度并能自评。

(3) 患者出现疼痛超预期时能主动要求处理。

(4) 患者知晓镇痛药物的使用方法、注意事项、不良反应及预防措施。

(5) 患者依从性好，不自行调整镇痛药物剂量及方案，镇痛药物放置安全。

3. 自控镇痛与管理

(1) 患者及其家属掌握自控镇痛的方法，出现疼痛超预期时能主动按压自控笔/键，连续按压2次后疼痛仍不能缓解能主动告知医护人员。

(2) 使用自控镇痛泵时，管道固定妥当，位置安全，无意外脱管等危险。

(3) 班内评估镇痛泵使用情况，记录撤泵时间。

(4) 护士知晓镇痛泵的性能及使用方法；电子镇痛泵统一存放，妥善保存管理。

(5) 护士知晓镇痛泵配制各类药物的药理作用及不良反应。

(6) 护士能够知晓镇痛泵报警原因及处理方法。

表 2-27 疼痛护理质量达标率查检表

项目：疼痛护理质量达标率　　护理单元：　　督查时间：　　年　月　日　　督查人：

项目	序号	内容	督查总人数次数	完全达标	部分达标	不达标	不适用	完全达标率	部分达标率	不达标率	备注
疼痛评估	1	首次评估：急诊患者30分钟内、新入院患者8小时内									
	2	疼痛评分<4分，至少每天评估1次；疼痛评分4~6分，至少每班评估1次；疼痛评分7~10分，通知医生，有护理措施和记录，且每小时评估至疼痛评分<4分									
	3	疼痛评分≥4分，能及时有效实施疼痛干预措施。并按静脉给药15分钟内、皮下肌内注射给药30分钟内、口服给药1小时内复评									
	4	有疼痛护理单，体温单中有疼痛评估记录									
	5	护士熟练掌握疼痛评估方法，疼痛评估工具合适，结果准确									
患者教育	1	患者了解疼痛治疗的意义									
	2	患者能主动陈述疼痛程度并能自评									
	3	患者出现疼痛超预期时能主动要求处理									
	4	患者知晓镇痛药物的使用方法、注意事项、不良反应及预防措施									
	5	患者依从性好，不自行调整镇痛药物剂量及方案，镇痛药物放置安全									

续表

项目	序号	内容	督查总人数次数	完全达标	部分达标	不达标	不适用	完全达标率	部分达标率	不达标率	备注
自控镇痛与管理	1	电子镇痛泵统一存放，妥善保存管理									
	2	患者及其家属掌握自控镇痛的方法，出现疼痛超预期时能主动按压自控笔/键，连续按压2次后疼痛仍不能缓解能主动告知医护人员									
	3	使用自控镇痛泵时，管道固定妥当，位置安全，无意外脱管等危险									
	4	班内评估镇痛泵使用情况，记录撤泵时间									
	5	护士知晓镇痛泵的性能及使用方法									
	6	护士知晓镇痛泵配制各类药物的药理作用及不良反应									
	7	护士能够知晓镇痛泵报警原因及处理方法									
合计											
督查意见：											

备注：1. 每项条目至少抽查5人次数，并在"督查总人次数"栏中填写数目；如不满5人次数，填写实际督查数目。

2. 实际督查结果在"完全达标""部分达标""不达标"栏中填写数目，并计算"完全达标率""部分达标率""不达标率"；如无此条目内容，在"不适用"栏中打"√"。

（朱 红 魏 明）

二十、静脉血栓栓塞症护理质量达标率

（一）指标定义

1. 静脉血栓栓塞症（venous thromboembolism，VTE） 是指血液在静脉内不正常地凝结，使血管完全或不完全阻塞，属静脉回流障碍性疾病，包括深静脉血栓形成（deep venous thrombosis，DVT）和肺血栓栓塞症（pulmonary embolism，PE）。

2. VTE护理质量 护理人员为患者提供VTE护理技术服务和基础护理服务的效果及护理人员满足患者对护理服务一切合理需要的综合评价，是在护理过程中形成的客观表现，包括VTE风险评估、血栓预防、血栓治疗和健康指导等。

3. VTE护理质量达标率 统计周期内VTE护理质量督查条目完全达标总人次数占同期VTE护理质量督查条目总人次数的百分率。

（二）计算公式

VTE 护理质量达标率 = 同期 VTE 护理质量督查条目完全达标总人次数 / 统计周期内 VTE 护理质量督查条目总人次数 ×100%。

1. 分子说明

（1）统计周期内使用 VTE 护理质量达标率查检表（表 2-28）随机对住院患者进行督查，每督查一项条目完全达标计为 1 人次。

（2）VTE 护理质量达标率查检表每项条目督查内容全部达标结果计为完全达标，每项条目完全达标人次数之和为完全达标总人次数。

2. 分母说明

（1）统计周期内使用 VTE 护理质量达标率查检表随机对患者进行督查，每督查一项条目计为 1 人次。

（2）督查结果：完全达标、部分达标、不达标、不适用。

（3）统计周期内 VTE 护理质量督查条目总人次数不包含不适用人次数。

3. 纳入标准　统计周期内所有办理入院手续并入住病区的患者；急诊留观患者。

4. 排除标准　门诊患者；急诊就诊除外留观患者；在医院正常分娩的新生儿。

5. 数据收集

（1）统计周期可根据质量管理部门要求确定，如每月、每季度或每年。

（2）此指标全年值不能通过各个月值的算术平均数获得，而应直接利用公式获得。

（3）若统计周期内督查频率过低，可能会因为分子、分母数值过小而导致该率的数值不能客观反映 VTE 护理质量。

（4）质量管理者定期使用 VTE 护理质量查检表进行督查，每个统计周期完成数据汇总。

（三）指标监测的意义

通过监测 VTE 护理质量，督导护理人员准确识别 VTE 高危人群，严格落实 VTE 预防规范，正确执行临床护理实践和护理技术规范，保证各项预防措施有效落实，降低 VTE 发生率，提高患者满意度和护理质量，保证患者安全。

（四）护理质量评价标准

1. 风险评估

（1）首次评估时间

1）新入院患者 2 小时内完成评估与记录。

2）入院行急症手术患者返回后完成评估。

3）如遇患者抢救等紧急情况可延长至 6 小时内完成评估与记录。

（2）风险评估频率

1）低风险患者每周评估 1 次。

2）中危 / 高危患者至少每周评估 2 次。

3）患者出现病情变化随时评估，如手术、中重度腹泻、下肢水肿等。

4）出院时评估。

（3）风险评估量表内容

1）外科住院患者 VTE 风险评估采用 Caprini 评分表（低危 0 ～ 2 分；中危 3 ～ 4 分；高危 < 5 分）。

2）内科住院患者 VTE 风险评估采用 Padua 评分表（低危 0 ～ 3 分；高危 ≥ 4 分）。

（4）高危患者在床边或其他醒目位置放置"防血栓"警示标识。

2. 血栓预防

（1）基础预防

1）预防血栓知识宣教。

2）适度补液，多饮水。

3）指导患者改善生活方式，戒烟戒酒，控制血糖和血脂。

4）规范患者静脉穿刺，避免深静脉穿刺和下肢静脉穿刺输液。

5）术后抬高患肢：抬高下肢 20°～ 30°（略高于心脏水平），禁止腘窝及小腿下单独垫枕。

6）鼓励患者早期开始被动或主动活动，病情允许能下床时，鼓励患者早期下床活动。

7）指导患者踝泵运动。

a. 足背伸：尽最大角度的足背伸（让足尖朝向躯体即向上勾脚），背伸 20°。

b. 足跖屈：尽最大角度的足跖屈（让足尖向下），跖屈 45°。

c. 足环绕：以踝关节为中心，足趾做 360° 绕环，尽力保持动作幅度最大。

d. 踝泵运动时，注意应在最大角度上保持 5 ～ 10 秒。

e. 踝泵运动每天 20 ～ 30 组，每天 3 ～ 4 次，双下肢同时进行。

（2）物理预防

1）穿戴梯度压力弹力袜（AES）

a. 评估患者皮肤完整，无红肿、破溃、炎症等不适宜应用的情况。

b. 测量双下肢周径（髌上 15cm 和髌下 10cm），根据测量值选择合适的梯度压力弹力袜型号。

c. 梯度压力弹力袜尺寸选择合适，松紧适宜。

d. 穿戴位置正确，足跟正好位于袜子后跟处，防滑带位于大腿根部。

e. 患者术前即穿，一直持续至术后患者完全下床为止或遵医嘱穿戴。

f. 梯度压力弹力袜穿戴后外观不应有皱褶，防止受压。

g. 停止使用后患者局部皮肤无压红、疼痛。

h. 患者腿部及足部存在感染、感觉迟钝、动脉缺血性疾病、皮炎、溃疡、出血、坏疽等暂不使用。

2）使用间歇充气加压装置（IPC）

a. 检查仪器是否处于完好备用状态，连接管是否通畅。

b. 评估患者，检查下肢皮肤情况；查看下肢彩超结果，有下肢深静脉血栓不能进行此项操作。

c. 测量患者腿围，选择合适的腿套，腿套避免与皮肤直接接触。

d. 脉冲压力合适。

e. 包扎腿套位置合适，循序包裹小腿和大腿。

f. 包扎腿套时松紧度合适，松紧以伸进两指为宜。

g. 频率及时间合适：因人而异，但每天至少两次，每次至少持续 30 分钟。

（3）药物预防：遵医嘱及按照药品说明书正确使用。

3. 血栓治疗

（1）药物治疗：遵医嘱及按照药品说明书正确使用，责任护士每班观察抗凝用药治疗后有无出血倾向。

（2）责任护士每班观察患肢周径及皮肤颜色、温度变化等，及时记录。

（3）责任护士每班密切观察患者有无胸闷、胸痛、呼吸困难、咳嗽、咯血等症状，一旦出现，应立即进行抢救。

4. 健康指导

（1）指导患者及其家属知晓 VTE 的饮食注意事项。

1）低脂、高蛋白、高纤维饮食，禁肥肉、蛋黄等油腻食物、以免增加血液黏稠度。

2）入睡前不宜喝浓茶或咖啡等刺激性饮料，多饮水，降低血液的黏稠度。

（2）指导患者及其家属知晓 VTE 的活动锻炼方法

1）对于长期卧床和制动的患者应同时指导患者及其家属，尽早进行床上活动，如定时翻身，协助患者做四肢主动或被动锻炼。

2）指导患者及其家属进行踝泵运动练习。

（3）指导患者及其家属知晓 VTE 相关的用药知识。

（4）指导患者及其家属正确穿戴梯度压力弹力袜的方法及注意事项。

（5）告知患者或其家属如出现下肢疼痛、肿胀、皮温、皮色变化或出现胸闷、胸痛等症状及时就诊。

表 2-28 静脉血栓栓塞症护理质量达标率查检表

项目：静脉血栓栓塞症护理质量达标率　护理单元：　　　　督查时间：　　年　　月　　日　督查人：

项目	序号	内容	督查总人数次数	完全达标	部分达标	不达标	不适用	完全达标率	部分达标率	不达标率	备注
风险评估	1	首次评估时间准确及时									
	2	风险评估频次准确									
	3	风险评估量表内容评估正确									
	4	高危患者在床边或其他醒目位置放置"防血栓"警示标识									
血栓预防	1	低危患者实施基础预防，基础预防措施准确规范									
	2	中危/高危患者实施基础预防，基础预防措施准确规范									
	3	中危/高危患者实施物理预防，物理预防措施准确规范									
	4	中危/高危患者正确实施药物预防									

续表

项目	序号	内容	督查总人数次数	完全达标	部分达标	不达标	不适用	完全达标率	部分达标率	不达标率	备注
血栓治疗	1	正确实施药物治疗，及时观察有无出血倾向									
	2	责任护士每班观察患肢周径、皮肤、皮温情况等，及时记录									
	3	责任护士每班密切观察患者有无胸闷、胸痛及呼吸困难、咳嗽、咯血等症状									
健康指导	1	患者及其家属知晓 VTE 的饮食注意事项									
	2	患者及其家属知晓 VTE 的活动锻炼方法									
	3	患者及其家属知晓 VTE 的用药相关知识									
	4	患者及其家属知晓正确穿戴梯度压力袜的方法及注意事项									
	5	患者或其家属知晓及时就诊的指征									
合计											

督查意见：

备注：1. 每项条目至少抽查 5 人次数，并在"督查总人次数"栏中填写数目；如不满 5 人次数，填写实际督查数目。

2. 实际督查结果在"完全达标""部分达标""不达标"栏中填写数目，并计算"完全达标率""部分达标率""不达标率"；如无此条目内容，在"不适用"栏中打"√"。

（祝　凯　谷如婷）

二十一、管道风险管理达标率

（一）指标定义

1. 管道风险　是指患者疾病治疗需要留置的管道存在的管道脱落、管道打折、堵塞或引流失效、多根管道混淆等不良事件。造成管道存在风险的原因有患者方面、医护人员方面及管道自身问题。

2. 风险管理　是指对护理工作中可能存在或已存在的高危风险因素进行预测、识别并采取相应预防处理措施的一种管理方法。是将风险事件的事后处理变为事前预防，其关键是风险识别，即发现护理过程中潜在的风险并预见性评估，有针对性地制订措施。

3. 管道风险管理　是指对患者留置的管道可能存在或已存在的高危风险因素进行预测、识别并制订相应措施预防或减少管道相关不良事件发生的管理方法。

4. 管道风险管理达标率　是指统计周期内管道风险管理督查条目完全达标总人次数占

同期管道风险管理督查条目总人次数的百分率。

（二）计算公式

管道风险管理达标率 = 同期管道风险管理督查条目完全达标总人次数 / 统计周期内管道风险管理督查条目总人次数 × 100%。

1. 分子说明

（1）统计周期内使用管道风险管理达标率查检表（表 2-29）随机对住院带管患者进行督查，每督查一项条目完全达标计为 1 人次。

（2）管道风险管理达标率查检表每项条目督查内容全部达标结果计为完全达标，每项条目完全达标人次数之和为完全达标总人次数。

2. 分母说明

（1）统计周期内使用管道风险管理达标率查检表随机对住院带管患者进行督查，每督查一项条目计为 1 人次。

（2）督查结果：完全达标、部分达标、不达标、不适用。

（3）统计周期内管道风险管理督查条目总人次数不包含不适用人次数。

3. 纳入标准　统计周期内所有带管住院患者；急诊留观带管患者。

4. 排除标准　门诊带管患者。

5. 数据收集

（1）统计周期可根据质量管理部门要求确定，如每月、每季度或每年。

（2）此指标全年值不能通过各个月值的算术平均数获得，而应直接利用公式获得。

（3）若统计周期内督查频率过低，可能会因为分子、分母数值过小而导致该率的数值不能客观反映管道风险管理质量。

（4）质量管理者定期使用管道风险管理达标率查检表进行督查，每个统计周期完成数据汇总。

（三）指标监测的意义

通过管道风险管理，强化了护理人员预见、识别管道风险的能力，增强了护理工作人员的工作责任心，降低了管道风险事件的发生，提高了临床护理工作质量，保证了患者的生命安全。

（四）护理质量评价标准

1. 管道风险评估

（1）带管患者进行管道风险初始评估及时（入院，转入，术后 0、1、3 天带管及初次置管的患者）。

（2）病情发生变化随时评估。

（3）高度风险患者（≥ 15 分）每天评估一次。

（4）中度风险患者（11 ～ 14 分）每周评估两次（每隔 3 天）。

（5）低度风险患者（≤ 10 分）每周评估一次。

（6）非计划拔管风险评估单评分准确。

2. 管道风险预防

（1）告知医师患者高危情况。

（2）床头警示标识放置正确。

（3）管道标识内容正确、清晰、完整（管道名称、置管日期、置管长度；PICC、CVC 导管固定敷料清洁，有维护日期）。

（4）管道固定妥善，有二次固定，位置安全，无意外滑脱危险。

（5）管道固定方法合适、松紧适宜，管道接触皮肤完好。

（6）管道护理记录完善。

（7）患者配合，如有躁动等不配合情况已采取积极的防范措施（恰当的约束、镇静等）。

（8）躁动患者床旁有家属／护工陪伴，护士加强巡视。

（9）患者／家属知晓管道及管理的重要性。

（10）患者／家属已获得防止意外拔管的宣教知识并配合。

（11）护士熟练掌握管道意外拔出或滑脱的紧急处理及上报流程。

表 2-29　管道风险管理达标率查检表

项目：管道风险管理达标率　　护理单元：　　　　督查时间：　　年　月　日　督查人：

项目	序号	内容	督查总人数次数	完全达标	部分达标	不达标	不适用	完全达标率	部分达标率	不达标率	备注
管道风险评估	1	带管患者进行管道风险初始评估及时（入院，转入，术后 0、1、3 天带管及初次置管的患者）									
	2	病情发生变化随时评估									
	3	高度风险患者（≥15 分）每天评估一次									
	4	中度风险患者（11～14 分）每周评估两次（每隔 3 天）									
	5	低度风险患者（≤10 分）每周评估一次									
	6	非计划拔管风险评估单评分准确									
管道风险预防	1	告知医师患者高危情况									
	2	床头警示标识放置正确									
	3	管道标识内容正确、清晰、完整（管道名称、置管日期、置管长度；PICC、CVC 导管固定敷料清洁，有维护日期）									
	4	管道固定妥善，有二次固定，位置安全，无意外滑脱危险									
	5	管道固定方法合适、松紧适宜，管道接触皮肤完好									
	6	管道护理记录完善									

续表

项目	序号	内容	督查总人数次数	完全达标	部分达标	不达标	不适用	完全达标率	部分达标率	不达标率	备注
管道风险预防	7	患者配合，如有躁动等不配合情况已采取积极的防范措施（恰当的约束、镇静等）									
	8	躁动患者床旁有家属/护工陪伴，护士加强巡视									
	9	患者/家属知晓管道及管理的重要性									
	10	患者/家属已获得防止意外拔管的宣教知识并配合									
	11	护士熟练掌握管道意外拔出或滑脱的紧急处理及上报流程									
合计											

督查意见：

备注：1. 每项条目至少抽查 5 人次数，并在"督查总人次数"栏中填写数目；如不满 5 人次数，填写实际督查数目。

2. 实际督查结果在"完全达标""部分达标""不达标"栏中填写数目，并计算"完全达标率""部分达标率""不达标率"；如无此条目内容，在"不适用"栏中打"√"。

（庞旭峰　高杞龙）

二十二、导尿管相关尿路感染预防措施执行达标率

（一）指标定义

1. 留置导尿管患者　有明确的留置导尿管的指征，在严格无菌操作的前提下，将尿管经尿道插入膀胱并保留在膀胱内，需引流尿液或需要精确监测尿量的患者。

2. 导尿管相关尿路感染预防措施　是指为预防和控制导尿管相关尿路感染的发生而采取的护理干预措施，包括无菌操作、手卫生、会阴护理、尿管更换、保持引流系统密闭性等措施。

3. 导尿管相关尿路感染预防措施执行达标率　统计周期内导尿管相关尿路感染预防措施执行督查条目完全达标总人次数占同期导尿管相关尿路感染预防措施执行督查条目总人次数的百分率。

（二）计算公式

导尿管相关尿路感染预防措施执行达标率 = 同期导尿管相关尿路感染预防措施执行督查条目完全达标总人次数 / 统计周期内导尿管相关尿路感染预防措施执行督查条目总人次数 ×100%。

1.分子说明

(1)统计周期内使用导尿管相关尿路感染预防措施执行达标率查检表(表2-30)随机对留置导尿管患者进行督查,每督查一项条目完全达标计为1人次。

(2)导尿管相关尿路感染预防措施执行达标率查检表每项条目督查内容全部达标结果计为完全达标,每项条目完全达标人次数之和为完全达标总人次数。

2.分母说明

(1)统计周期内使用导尿管相关尿路感染预防措施执行达标率查检表随机对留置导尿管患者进行督查,每督查一项条目计为1人次。

(2)督查结果:完全达标、部分达标、不达标、不适用。

(3)统计周期内导尿管相关尿路感染预防措施执行督查条目总人次数不包含不适用人次数。

3.纳入标准　留置导尿管住院患者;留置导尿管急诊留观患者。

4.排除标准　留置导尿管门诊患者。

5.数据收集

(1)统计周期可根据质量管理部门要求确定,如每月、每季度或每年。

(2)此指标全年值不能通过各个月值的算术平均数获得,而应直接利用公式获得。

(3)若统计周期内督查频率过低,可能会因为分子、分母数值过小而导致该率的数值不能客观反映导尿管相关尿路感染预防措施执行情况。

(4)质量管理者定期使用导尿管相关尿路感染预防措施执行达标率查检表进行督查,每个统计周期完成数据汇总。

(三)指标监测的意义

导尿管相关尿路感染(catheter-associated urinary tract infection,CAUTI)是临床中最常见的医院感染,常因医护人员无菌意识不强、操作行为不规范导致细菌侵入患者尿道或膀胱,引起尿路感染。而通过有效的执行集束化预防措施,可预防17% ~ 69%的尿路感染的发生,甚至做到"零感染"。通过对预防措施执行率指标的监测,以确保临床CAUTI预防措施有效落实,从而降低CAUTI的发生率。

(四)护理质量评价标准

1.正确的手卫生,护理人员在导尿管置管前、置管时、置管后等接触导尿装置的操作前后均严格遵循WHO推荐的5个洗手时刻进行规范标准的手卫生。

2.留置尿管过程中严格遵守无菌技术操作规程。

3.留置尿管过程中按照正确的消毒范围及顺序进行。

4.留置尿管过程中如污染管路,应立即更换导尿管。

5.长期留置导尿管患者应定期更换导尿管,普通导尿管7 ~ 10天更换,特殊类型导尿管按说明书要求更换。

6.如导尿管有管路脱出、堵塞、污染或发生感染时,应及时更换尿管。

7.保持尿液引流系统的密闭性,尽量减少导尿管与集尿袋断开次数;减少集尿袋开放次数、尿袋口开放后应及时关闭;不应常规进行膀胱冲洗。

8. 每天会阴护理不少于 2 次，保持尿道口、会阴部及尿管清洁。

9. 大便失禁患者，应根据患者失禁的频率来加强尿道口护理的次数，并且清洁后还需进行尿道口消毒。

10. 应做好导尿管的固定及二次固定，防止滑脱，应保持尿袋及连接管始终低于膀胱平面并避免接触地面，防止尿液反流。

11. 及时倾倒尿液，尿袋中尿液不应超过尿袋的 2/3。

12. 采集尿标本微生物检测时，应在导尿管侧面以无菌操作方法针刺抽取尿液，其他目的采集尿标本时应从集尿袋开口采集。

13. 严格掌握留置导尿管的指征，每天评估留置导尿管的必要性，尽早拔除导尿管。

14. 护士应清楚知晓导尿管相关尿路感染各项预防措施及标准。

表 2-30 导尿管相关尿路感染预防措施执行达标率查检表

项目：导尿管相关尿路感染预防措施执行达标率　护理单元：　　督查时间：　　年　月　日　督查人：

序号	内容	督查总人数次数	完全达标	部分达标	不达标	不适用	完全达标率	部分达标率	不达标率	备注
1	正确的手卫生									
2	置管时无菌操作									
3	置管时消毒范围及顺序正确									
4	置管时如果管路污染，应更换									
5	定时更换导尿管，普通导尿管 7～10 天更换，特殊类型导尿管按说明书要求更换									
6	如有污染、感染、管路脱出或堵塞时及时更换导尿管									
7	保持引流系统的密闭性									
8	会阴护理每日不少于 2 次									
9	如若有大便失禁，先清洁后消毒									
10	尿袋位置合适									
11	及时清空尿袋									
12	标本采集正确									
13	每日评估留置必要性									
14	护士知晓导尿管相关尿路感染防范措施									
	合计									

督查意见：

备注：1. 每项条目至少抽查 5 人次数，并在"督查总人次数"栏中填写数目；如不满 5 人次数，填写实际督查数目。

　　2. 实际督查结果在"完全达标""部分达标""不达标"栏中填写数目，并计算"完全达标率""部分达标率""不达标率"；如无此项条目内容，在"不适用"栏中打"√"。

（姜　艳　宋庆娜）

二十三、呼吸机相关性肺炎预防措施执行达标率

（一）指标定义

1. 呼吸机相关性肺炎　是指气管插管或气管切开患者接受机械通气 48 小时后至拔管后 48 小时内出现的肺炎。

2. 呼吸机相关性肺炎预防措施执行达标率　统计周期内呼吸机相关性肺炎预防措施执行督查条目完全达标总人次数占同期呼吸机相关性肺炎预防措施执行督查条目总人次数的百分率。

（二）计算公式

呼吸机相关性肺炎预防措施执行达标率 = 同期呼吸机相关性肺炎预防措施执行督查条目完全达标总人次数 / 统计周期内呼吸机相关性肺炎预防措施执行督查条目总人次数 ×100%。

1. 分子说明

（1）统计周期内使用呼吸机相关性肺炎预防措施执行达标率查检表（表 2-31）随机对使用有创呼吸机患者进行督查，每督查一项条目完全达标计为 1 人次。

（2）呼吸机相关性肺炎预防措施执行达标率查检表每项条目督查内容全部达标结果计为完全达标，每项条目完全达标人次数之和为完全达标总人次数。

2. 分母说明

（1）统计周期内呼吸机相关性肺炎预防措施执行达标率查检表随机对使用有创呼吸机患者进行督查，每督查一项条目计为 1 人次。

（2）督查结果：完全达标、部分达标、不达标、不适用。

（3）统计周期内呼吸机相关性肺炎预防措施执行督查条目总人次数不包含不适用人次数。

3. 纳入标准　统计周期内使用有创呼吸机的住院患者；使用有创呼吸机急诊留观患者。

4. 排除标准　使用无创呼吸机住院患者；使用无创呼吸机急诊留观患者。

5. 数据收集

（1）统计周期可根据质量管理部门要求确定，如每月、每季度或每年。

（2）此指标全年值不能通过各个月值的算术平均数获得，而应直接利用公式获得。

（3）若统计周期内督查频率过低，可能会因为分子、分母数值过小而导致该率的数值不能客观反映呼吸机相关性肺炎预防措施执行情况。

（4）质量管理者定期使用呼吸机相关性肺炎预防措施执行达标率查检表进行督查，每个统计周期完成数据汇总。

（三）指标监测的意义

通过监测呼吸机相关性肺炎预防措施的执行，督导护理人员严格落实呼吸机相关性肺炎的预防措施，有效控制及降低呼吸机相关性肺炎的发生概率，提高护理质量，促进患者的康复，减少患者和社会的经济负担。

（四）护理质量评价标准

1. 严格执行手卫生措施，提高手卫生的依从性。

2. 加强环境管理，每天清洁消毒床单位，严格落实探视制度。

3. 选择型号合适的气管插管，定期进行气囊压力监测，气囊压力维持在 25 ～ 30cmH$_2$O。

4. 使用带声门下分泌物吸引的气管导管者，及时进行声门下吸引。

5. 若无禁忌证，应将患者头胸部抬高 30°～ 45°，并协助患者翻身叩背及振动排痰。

6. 应用镇静药的患者，每天唤醒并评估镇静药使用的必要性，尽早停用。

7. 每天评估呼吸机及气管插管的必要性，实施自主呼吸试验，尽早脱机或拔管。

8. 呼吸机管路无污染。

9. 冷凝液收集瓶始终处于管路的最低位置，冷凝水及时倾倒。

10. 保证充分的气道湿化，使用含加热导丝的加热湿化器。

11. 根据指征按需适时吸痰。

12. 进行与气道相关的操作时，应严格遵守无菌技术操作规程。

13. 加强口腔护理，选择适宜的口腔护理液，口腔清洁无异味。

14. 合理营养支持，肠内营养患者，根据患者的情况合理调节管饲的速度与量，同时行胃潴留量的监测。

15. 采取预防深静脉血栓的措施。

16. 鼓励并协助患者早期康复训练。

17. 护士知晓 VAP 防范措施。

表 2-31 呼吸机相关性肺炎预防措施执行达标率查检表

项目：呼吸机相关性肺炎预防措施执行达标率　护理单元：　　督查时间：　　年　月　日　督查人：

序号	内容	督查总人数次数	完全达标	部分达标	不达标	不适用	完全达标率	部分达标率	不达标率	备注
1	严格执行手卫生措施，提高手卫生的依从性									
2	加强环境管理，每日清洁消毒床单位，严格落实探视制度									
3	选择型号合适的气管插管，定期进行气囊压力监测，气囊压力维持在 25 ～ 30cmH$_2$O									
4	使用带声门下分泌物吸引的气管导管者，及时进行声门下吸引									
5	若无禁忌证，应将患者头胸部抬高 30°～ 45°，并协助患者翻身叩背及振动排痰									
6	应用镇静药的患者，每天唤醒并评估镇静使用的必要性，尽早停用									
7	每天评估呼吸机及气管插管的必要性，实施自主呼吸试验，尽早脱机或拔管									
8	呼吸机管路无污染									

续表

序号	内容	督查总人数次数	完全达标	部分达标	不达标	不适用	完全达标率	部分达标率	不达标率	备注
9	冷凝液收集瓶始终处于管路的最低位置，冷凝水及时倾倒									
10	保证充分的气道湿化，使用含加热导丝的加热湿化器									
11	根据指征按需适时吸痰									
12	进行与气道相关的操作时，应严格遵守无菌技术操作规程									
13	加强口腔护理，选择适宜的口腔护理液，口腔清洁无异味									
14	合理营养支持，肠内营养患者，根据患者的情况合理调节管饲的速度与量，同时行胃潴留量的监测									
15	采取预防深静脉血栓的措施									
16	鼓励并协助患者早期康复训练									
17	护士知晓 VAP 防范措施									
	合计									
督查意见：										

备注：1. 每项条目至少抽查 5 人次数，并在"督查总人次数"栏中填写数目；如不满 5 人次数，填写实际督查数目。

2. 实际督查结果在"完全达标""部分达标""不达标"栏中填写数目，并计算"完全达标率""部分达标率""不达标率"；如无此条目内容，在"不适用"栏中打"√"。

（宋 蕾 杜春艳）

二十四、静脉输液护理质量达标率

（一）指标定义

静脉输液护理质量达标率是指统计周期内护士静脉输液护理质量督查条目完全达标总人次数占同期静脉输液护理质量督查条目总人次数的百分率。

（二）计算公式

静脉输液护理质量达标率 = 同期护士静脉输液护理质量督查条目完全达标总人次数 / 统计周期内静脉输液护理质量督查条目总人次数 ×100%。

1. 分子说明

（1）统计周期内使用静脉输液护理质量达标率查检表（表 2-32）随机进行督查，每督查一项条目完全达标计为 1 人次。

（2）静脉输液护理质量达标率查检表每项条目督查内容全部达标结果计为完全达标，每项条目完全达标人次数之和为完全达标总人次数。

2. 分母说明

（1）统计周期内使用静脉输液护理质量达标率查检表进行督查，每督查一项条目计为 1 人次。

（2）督查结果：完全达标、部分达标、不达标、不适用。

（3）统计周期内住院患者静脉输液护理质量督查条目总人次数不包含不适用人次数。

3. 纳入标准　统计周期需要静脉输液的住院患者；急诊留观静脉输液患者。

4. 排除标准　非住院静脉输液患者（门诊、急诊非留观静脉输液患者）。

5. 数据收集

（1）统计周期可根据质量管理部门要求确定，如每月、每季度或每年。

（2）此指标全年值不能通过各个月值的算术平均数获得，而应直接利用公式获得。

（3）若统计周期内督查频率过低，可能会因为分子、分母数值过小而导致该率的数值不能客观反映静脉输液质量。

（4）质量管理者定期使用静脉输液护理质量达标率查检表进行督查，每个统计周期完成数据汇总。

（三）指标监测的意义

通过监测护士静脉输液专项护理质量，督导护理人员严格落实实践标准，正确执行护理实践和专业技术规范，从而加强输液管理，提高输液治疗护理的安全性和专业性，为患者提供安全有效的输液治疗，提高患者满意度，促进静脉治疗向专业化、程序化的方向发展。

（四）护理质量评价标准

1. 严格遵守无菌原则。

2. 合理选择输液工具。

3. 合理选择穿刺部位。

4. 妥善固定，包括导管塑形、贴膜无卷边、穿刺点在贴膜中央等。

5. 标识清楚，包括外余刻度、维护时间及签名等。

6. 留置时间合理：头皮针 ≤ 4 小时，经外周中心静脉置管（PICC）≤ 1 年，中心静脉置管（CVC）≤ 4 周，留置针 72 ～ 96 小时。

7. 穿刺部位无渗血、红肿，无静脉炎。

8. 输液接头、肝素帽、连接管等无回血。

9. 输液管路通畅，无扭曲、打折。

10. 输液管路在有效期内。

11. 输注药液在有效期内。

12. 输液滴速适宜。

13. 合理安排输液顺序。

14. 导管维护频率正确：经外周中心静脉置管 1 次 / 周，中心静脉置管 2 次 / 周。

15. 选择合适的封管液正压封管，将小夹子靠近穿刺点处夹闭。

16. 护士知晓药物配伍禁忌，合理冲管。

17. 护士知晓导管维护相关知识。

18. 患者或其家属知晓导管的注意事项（肢体活动、洗澡方法、局部观察、意外情况识别及处理等）。

表 2-32　静脉输液护理质量达标率查检表

项目：静脉输液护理质量达标率　护理单元：　　　　督查时间：　　年　月　日　督查人：

序号	内容	督查总人数次数	完全达标	部分达标	不达标	不适用	完全达标率	部分达标率	不达标率	备注
1	严格遵守无菌原则									
2	合理选择输液工具									
3	合理选择穿刺部位									
4	妥善固定，包括导管塑形、贴膜无卷边、穿刺点在贴膜中央等									
5	标识清楚，包括外余刻度、维护时间及签名等									
6	留置时间合理：头皮针≤4小时，PICC≤1年，CVC≤4周，留置针72～96小时									
7	穿刺部位无渗血、红肿，无静脉炎									
8	输液接头、肝素帽、连接管等无回血									
9	输液管路通畅，无扭曲、打折									
10	输液管路在有效期内									
11	输注药液在有效期内									
12	输液滴速适宜									
13	合理安排输液顺序									
14	导管维护频率正确：PICC 1次/周，CVC 2次/周									
15	选择合适的封管液正压封管，将小夹子靠近穿刺点处夹闭									
16	护士知晓药物配伍禁忌，合理冲管									
17	护士知晓导管维护相关知识									
18	患者或其家属知晓导管的注意事项（肢体活动、洗澡方法、局部观察、意外情况识别及处理等）									
	合计									

督查意见：

备注：1. 每项条目至少抽查5人次数，并在"督查总人次数"栏中填写数目；如不满5人次数，填写实际督查数目。

2. 实际督查结果在"完全达标""部分达标""不达标"栏中填写数目，并计算"完全达标率""部分达标率""不达标率"；如无此条目内容，在"不适用"栏中打"√"。

（陈　蕾　司　辉）

二十五、药物外渗安全管理达标率

（一）指标定义

1. 药物外渗　静脉输液过程中，腐蚀性药液进入静脉管腔以外的周围组织。

2. 药物外渗安全管理达标率　统计周期内药物外渗安全管理督查条目完全达标总人次数占同期药物外渗安全管理督查条目总人次数的百分率。

（二）计算公式

药物外渗安全管理达标率＝同期药物外渗安全管理督查条目完全达标总人次数 / 统计周期内药物外渗安全管理督查条目总人次数 ×100%。

1. 分子说明

（1）统计周期内使用药物外渗安全管理达标率查检表（表 2-33）进行督查，每督查一项条目完全达标计为 1 人次。

（2）药物外渗安全管理达标率查检表每项条目督查内容全部达标结果计为完全达标，每项条目完全达标人次数之和为完全达标总人次数。

2. 分母说明

（1）统计周期内使用药物外渗安全管理查检表进行督查，每督查一项条目计为 1 人次。

（2）督查结果：完全达标、部分达标、不达标、不适用。

（3）统计周期内患者药物外渗安全管理督查条目总人次数不包含不适用人次数。

3. 纳入标准　统计周期需要静脉输液的住院患者，以及急诊留观静脉输液患者。

4. 排除标准　非住院静脉输液患者（门诊、急诊非留观静脉输液患者）。

5. 数据收集

（1）统计周期可根据质量管理部门要求确定，如每月、每季度或每年。

（2）此指标全年值不能通过各个月值的算术平均数获得，而应直接利用公式获得。

（3）若统计周期内督查频率过低，可能会因为分子、分母数值过小而导致该率的数值不能客观反映药物外渗安全管理质量。

（4）质量管理者定期使用药物外渗安全管理达标率查检表进行督查，每个统计周期完成数据汇总。

（三）指标监测的意义

药物外渗是常见的临床护理安全问题之一，也是护理质量管理中的一个重要方面，加强药物外渗安全管理督导，规范临床护理行为，能有效避免护理相关不良事件的发生，为患者提供安全、有效的护理，促进护理管理质量的持续改进，进而也避免医疗护理纠纷的发生。

（四）护理质量评价标准

1. 用药评估

（1）护士知晓科室常用刺激性药物目录。

（2）护士了解药物性质、作用及不良反应。

2. 静脉管理

（1）护士了解患者病情及血管情况。

（2）根据药物性质正确选择静脉通路。

（3）选择合适的外周静脉作为留置针穿刺部位。

（4）如为外周静脉通路，适时更换输液部位。

3. 输液管理

（1）正确配制药物并合理安排输液顺序。

（2）输注药物前确认静脉通路通畅，固定妥善。

（3）正确粘贴防外渗标识。

（4）药物输注速度适宜。

（5）按时观察穿刺部位，做好巡视（输注非发疱剂和刺激性药物至少4小时/次；输注发疱剂至少1小时/次；重症患者、感觉或认知能力缺失患者和解剖位置高风险患者2小时/次；新生儿和儿童患者1小时/次）。

4. 健康教育管理

（1）护士告知患者及其家属用药目的、注意事项。

（2）患者及其家属知晓预防药物外渗的重要性、观察要点。

5. 制度管理

（1）严格床旁交接班。

（2）应用一类刺激性药物时，如患者及其家属拒绝选择中心静脉通路，应签署拒绝中心静脉置管责任书及防外渗知情同意书。

（3）护士知晓药物发生外渗的处理流程。

表 2-33　药物外渗安全管理达标率查检表

项目：药物外渗安全管理达标率　护理单元：　　　　督查时间：　　年　月　日　督查人：

项目	序号	内容	督查总人数次数	完全达标	部分达标	不达标	不适用	完全达标率	部分达标率	不达标率	备注
用药评估	1	护士知晓科室常用刺激性药物目录									
	2	护士了解药物性质、作用及不良反应									
静脉管理	1	护士了解患者病情及血管情况									
	2	根据药物性质正确选择静脉通路									
	3	选择合适的外周静脉作为留置针穿刺部位									
	4	如为外周静脉通路，适时更换输液部位									
输液管理	1	正确配制药物并合理安排输液顺序									
	2	输注药物前确认静脉通路通畅，固定妥善									
	3	正确粘贴防外渗标识									
	4	药物输注速度适宜									

续表

项目	序号	内容	督查总人数次数	完全达标	部分达标	不达标	不适用	完全达标率	部分达标率	不达标率	备注
输液管理	5	按时观察穿刺部位，做好巡视（输注非发疱剂和刺激性药物至少 4 小时 / 次；输注发疱剂至少 1 小时 / 次；重症患者、感觉或认知能力缺失患者和解剖位置高风险患者 2 小时 / 次；新生儿和儿童患者 1 小时 / 次）									
健康教育管理	1	护士告知患者及其家属用药目的、注意事项									
	2	患者及其家属知晓预防药物外渗的重要性、观察要点									
制度管理	1	严格床旁交接班									
	2	应用一类刺激性药物时，如患者及其家属拒绝选择中心静脉通路，应签署《拒绝中心静脉置管责任书》及《防外渗知情同意书》									
	3	护士知晓药物发生外渗的处理流程									
合计											

督查意见：

备注：1. 每项条目至少抽查 5 人次数，并在"督查总人次数"栏中填写数目；如不满 5 人次数，填写实际督查数目。

2. 实际督查结果在"完全达标""部分达标""不达标"栏中填写数目，并计算"完全达标率""部分达标率""不达标率"；如无此条目内容，在"不适用"栏中打"√"。

（朱　华　牛钰榕）

二十六、中心静脉导管相关血流感染预防措施执行达标率

（一）指标定义

1. 中心静脉导管　是指经上肢的贵要静脉、肘正中静脉、头静脉、肱静脉、颈外静脉（新生儿还可通过下肢的大隐静脉、头部颞静脉、耳后静脉等）、锁骨下静脉、颈内静脉、股静脉穿刺插管，导管尖端位于上腔静脉或下腔静脉的导管。

2. 中心导管相关血流感染（central line-associated bloodstream infection，CLABSI）　是指带有血管内导管或者拔除血管内导管 48 小时内的患者出现菌血症或真菌血症，并伴有发热（体温＞ 38℃）、寒战或低血压等感染表现，除血管导管外没有其他明确的感染源。实验室微生物学检查显示：外周静脉血培养细菌或真菌阳性；或者从导管端和外周血培养出相同种类、相同药物敏感试验结果的致病菌。

3. 中心静脉导管相关血流感染预防措施执行达标率　统计周期内中心静脉导管相关血

流感染预防措施执行督查条目完全达标总人次数占同期中心静脉导管相关血流感染预防措施执行督查条目总人次数的百分率。

（二）计算公式

中心静脉导管相关血流感染预防措施执行达标率 = 同期中心静脉导管相关血流感染预防措施执行督查条目完全达标总人次数 / 统计周期内中心静脉导管相关血流感染预防措施执行督查条目总人次数 ×100%。

1. 分子说明

（1）统计周期内使用中心静脉导管相关血流感染预防措施执行达标率查检表（表 2-34）进行督查，每督查一项条目完全达标计为 1 人次。

（2）中心静脉导管相关血流感染预防措施执行达标率查检表每项条目督查内容全部达标结果计为完全达标，每项条目完全达标人次数之和为完全达标总人次数。

2. 分母说明

（1）统计周期内使用中心静脉导管相关血流感染预防措施执行达标率查检表进行督查，每督查一项条目计为 1 人次。

（2）督查结果：完全达标、部分达标、不达标、不适用。

（3）统计周期内中心静脉导管相关血流感染预防措施执行督查条目总人次数不包含不适用人次数。

3. 纳入标准　统计周期所有住院带中心静脉导管患者；急诊留观带中心静脉导管患者。

4. 排除标准　非住院患者（门诊、急诊非留观的带中心静脉导管患者）。

5. 数据收集

（1）统计周期可根据质量管理部门要求确定，如每月、每季度或每年。

（2）此指标全年值不能通过各个月值的算术平均数获得，而应直接利用公式获得。

（3）若统计周期内督查频率过低，可能会因为分子、分母数值过小而导致该率的数值不能客观反映中心静脉导管相关血流感染预防措施执行情况。

（4）质量管理者定期使用中心静脉导管相关血流感染预防措施执行达标率查检表进行督查，每个统计周期完成数据汇总。

（三）指标监测的意义

随着医疗技术的进步，中心静脉导管被越来越广泛地应用于临床，导管相关性血流感染是其并发症之一，一旦发生不仅影响原发病的治疗、延长住院时间、增加患者病死率，还会造成医疗资源的浪费、增加住院费用。通过监测预防中心静脉导管相关血流感染发生的措施执行情况，督导护士严格落实各项操作规范及护理措施，并进行准确、及时的数据收集，分析护士操作及临床护理过程中存在的主要问题并有针对性地进行持续改进，从而减少相关并发症的发生，提升护理质量。

（四）护理质量评价标准

1. 应严格遵守中心静脉导管留置指征，每天评估导管留置的必要性，必要时拔除。

2. 操作前，严格执行手卫生制度。

3. 应根据患者病情尽可能选择腔数少的导管。

4. 敷料选择正确。

5. 置管部位不宜选择股静脉。

6. 操作时严格遵守无菌操作规程，采用最大无菌屏障。

7. 定时冲管。

8. 封管方法正确。

9. 肝素帽或无针接头至少每 7 天更换 1 次，肝素帽或无针接头内有血液残留、完整性受损或取下后应立即更换。

10. 输液管路更换频率合适。

11. 输注血液、血制品或全胃肠外营养（TPN）及含脂肪类制剂者 24 小时内更换管路。

12. 应保持穿刺点干燥，密切观察穿刺部位有无感染征象。

13. 穿刺伤口敷料污染、渗液或脱落及时更换。

14. 穿刺点敷料定期给予更换，纱布敷料应至少每 2 天更换一次，透明的半透膜敷料应至少每 7 天更换一次，污染时及时更换。

15. 血液、血制品、TPN 及营养制品单独管路输注，严格无菌操作。

16. 当疑似中心静脉导管相关血流感染时，如无禁忌，应立即拔管，导管尖端送微生物检测，同时送静脉血进行微生物检查。

17. 护士知晓 CRBSI 防范措施。

表 2-34　中心静脉导管相关血流感染预防措施执行达标率查检表

项目：中心静脉导管相关血流感染预防措施执行达标率　护理单元：　督查时间：　　年　月　日　督查人：

序号	内容	督查总人数次数	完全达标	部分达标	不达标	不适用	完全达标率	部分达标率	不达标率	备注
1	应严格遵守中心静脉导管留置指征，每天评估导管留置的必要性，必要时拔除									
2	操作前，严格执行手卫生制度									
3	应根据患者病情尽可能选择腔数少的导管									
4	敷料选择正确									
5	置管部位不宜选择股静脉									
6	操作时严格遵守无菌操作规程，采用最大无菌屏障									
7	定时冲管									
8	封管方法正确									
9	肝素帽或无针接头至少每 7 天更换 1 次，肝素帽或无针接头内有血液残留、完整性受损或取下后应立即更换									
10	输液管路更换频率合适									

序号	内容	督查总人数次数	完全达标	部分达标	不达标	不适用	完全达标率	部分达标率	不达标率	备注
11	输注血液、血制品或 TPN 及含脂肪类制剂者 24 小时内更换管路									
12	应保持穿刺点干燥，密切观察穿刺部位有无感染征象									
13	穿刺伤口敷料污染、渗液或脱落及时更换									
14	穿刺点敷料定期给予更换，纱布敷料应至少每 2 天更换一次，透明的半透膜敷料应至少每 7 天更换一次，污染时及时更换									
15	血液、血制品、TPN 及营养制品单独管路输注，严格无菌操作									
16	当疑似中心静脉导管相关血流感染时，如无禁忌，应立即拔管，导管尖端送微生物检测，同时送静脉血进行微生物检查									
17	护士知晓 CRBSI 防范措施									
	合计									
督查意见：										

备注：1. 每项条目至少抽查 5 人次数，并在"督查总人次数"栏中填写数目；如不满 5 人次数，填写实际督查数目。

2. 实际督查结果在"完全达标""部分达标""不达标"栏中填写数目，并计算"完全达标率""部分达标率""不达标率"；如无此条目内容，在"不适用"栏中打"√"。

（陈伟芬　张业玲）

二十七、护士执业行为规范达标率

（一）指标定义

1. *护士执业行为规范*　是根据医疗卫生有关法律法规、规章制度，结合医疗机构实际情况而制订的护理人员应该遵守的行为规范。

2. *护士执业行为规范达标率*　统计周期内护士执业行为规范督查条目完全达标总人次数占同期护士执业行为规范督查条目总人次数的百分率。

（二）计算公式

护士执业行为规范达标率＝同期护士执业行为规范督查条目完全达标总人次数/统计周期内护士执业行为规范督查条目总人次数 ×100%。

1. 分子说明

（1）使用护士执业行为规范达标率查检表（表2-35）随机对护士进行督查，每督查一项条目完全达标计为1人次。

（2）护士执业行为规范达标率查检表各项条目督查内容完全达标结果计为完全达标，每项条目完全达标人次数之和为完全达标总人次数。

2. 分母说明

（1）统计周期内使用护士执业行为规范达标率查检表随机对护士进行督查，每督查一项条目计为1人次。

（2）督查结果：完全达标、部分达标、不达标、不适用。

（3）统计周期内护士执业行为规范督查条目总人次数不包含不适用人次数。

3. 纳入标准　执业护士、进修护士、新入职护士。

4. 排除标准　医院内非护理岗位人员。

5. 数据收集

（1）统计周期可根据质量管理部门要求确定，如每月、每季度或每年。

（2）此指标全年值不能通过各个月值的算术平均数获得，而应直接利用公式获得。

（3）若统计周期内督查频率过低，可能会因为分子、分母数值过小而导致该率的数值不能客观反映护士执业行为规范达标情况。

（4）质量管理者定期使用护士执业行为规范达标率查检表进行督查，每个统计周期完成数据汇总。

（三）指标监测的意义

通过监测护士执业行为规范，督导护理人员严格落实各项规章制度，正确执行临床护理实践和护理技术规范，工作中做到严谨、慎独，对执业行为负责，保持良好的职业形象，为患者提供安全优质的护理服务。

（四）护理质量评价标准

1. 道德规范

（1）遵守医院制度与规范，遵守劳动纪律。

（2）尊重患者，面带微笑。

（3）主动向患者介绍自己，主动问候患者及探视者，建立良好的护患关系。

2. 仪表规范

（1）规范佩戴工作牌。

（2）服装整洁，上班一律着规定工作服、帽、裤、鞋（符合季节性），工装口袋放置物品规范，手表或挂表佩戴规范。

（3）着浅色（白色或肉色）袜，工作衣内衣领不可过高，里面的衣、裤、裙不得超露出工作服、工作裤的底边。

（4）长发盘成发髻，无碎发，刘海不过眉；男护士头发整洁，不留长发、长胡须。

（5）不戴耳环、戒指或手链（镯）。

（6）不留长指甲，不涂有色指甲油。

（7）内穿衣穿着符合管理规定。

（8）进行无菌操作时戴口罩，口罩佩戴规范。

3. 语言规范

（1）礼貌待人，使用礼貌用语、尊称，禁用忌语，注意迎送礼仪规范。

（2）对患者有问必答，耐心解释，避免使用医学术语。

（3）交谈时注意倾听，不随意打断他人谈话。

（4）接听电话及呼叫铃声及时，使用规范用语，态度耐心、亲切。

（5）准确记录电话内容，及时处理或转告。

4. 行为规范

（1）做到"四轻"（走路轻、说话轻、操作轻、关门轻）。

（2）不在医疗区域吃东西。

（3）举止端庄，坐姿端正，行走大方。

（4）上班不玩手机，不打不必要的私人电话，不玩电脑游戏，不看小说、杂书等。

（5）上班不做私事，不在办公室聊天。

表 2-35 护士执业行为规范达标率查检表

项目：护士执业行为规范达标率　　　护理单元：　　　　　督查时间：　　年　月　日　督查人：

项目	序号	内容	督查总人数次数	完全达标	部分达标	不达标	不适用	完全达标率	部分达标率	不达标率	备注
道德规范	1	遵守医院制度与规范，遵守劳动纪律									
	2	尊重患者，面带微笑									
	3	主动向患者介绍自己，主动问候患者及探视者，建立良好的护患关系									
仪表规范	1	规范佩戴工作牌									
	2	服装整洁，上班一律着规定工作服、帽、裤、鞋（符合季节性），工装口袋放置物品规范，手表或挂表佩戴规范									
	3	着浅色（白色或肉色）袜，工作衣内衣领不可过高，里面的衣、裤、裙不得超露出工作服、工作裤的底边									
	4	长发盘成发髻，无碎发，刘海不过眉；男护士头发整洁，不留长发、长胡须									
	5	不戴耳环、戒指或手链（镯）									
	6	不留长指甲，不涂有色指甲油									
	7	内穿衣穿着符合管理规定									
	8	进行无菌操作时戴口罩，口罩佩戴规范									
语言规范	1	礼貌待人，使用礼貌用语、尊称，禁用忌语，注意迎送礼仪规范									

续表

项目	序号	内容	督查总人数次数	完全达标	部分达标	不达标	不适用	完全达标率	部分达标率	不达标率	备注
语言规范	2	对患者有问必答，耐心解释，避免使用医学术语									
	3	交谈时注意倾听，不随意打断他人谈话									
	4	接听电话及呼叫铃声及时，使用规范用语，态度耐心、亲切									
	5	准确记录电话内容，及时处理或转告									
行为规范	1	做到"四轻"（走路轻、说话轻、操作轻、关门轻）									
	2	不在医疗区域吃东西									
	3	举止端庄，坐姿端正，行走大方									
	4	上班不玩手机，不打不必要的私人电话，不玩电脑游戏，不看小说、杂书等									
	5	上班不做私事，不在办公室聊天									
合计											

督查意见：

备注：1. 每项条目至少抽查5人次数，并在"督查总人次数"栏中填写数目；如不满5人次数，填写实际督查数目。

2. 实际督查结果在"完全达标""部分达标""不达标"栏中填写数目，并计算"完全达标率""部分达标率""不达标率"；如无此条目内容，在"不适用"栏中打"✓"。

（那　娜　刘　翠）

第三节　结果性指标

一、住院患者压力性损伤发生率

（一）指标定义

1. 压力性损伤　是指发生在皮肤和（或）潜在皮下软组织的局限性损伤，通常发生在骨隆突处或皮肤与医疗设备接触处。压力性损伤可表现为局部组织受损但表皮完整或开放性溃疡，并可能伴有疼痛。剧烈和（或）长期的压力或压力联合剪切力可导致压力性损伤出现。

2. **住院患者压力性损伤发生率** 是指统计周期内住院患者压力性损伤新发病例数占同期住院患者总数的百分率。

（二）计算公式

住院患者压力性损伤发生率＝同期住院患者压力性损伤新发病例数／统计周期内住院患者总数 ×100%。

1. 分子说明

（1）压力性损伤新发病例为患者入院 24 小时后发生的压力性损伤。

（2）院外带入压力性损伤患者入院 24 小时后发生新部位的压力性损伤，计为 1 例。

（3）同一住院患者统计周期内发生一处及以上压力性损伤，计为 1 例。

（4）转病区的压力性损伤患者，计算院级压力性损伤发生率时作为 1 次计算，例次记在压力性损伤发生科室，如转科交接班时发现，则记在原病区，交接后发生的新部位压力性损伤则记在新转入病区。

（5）如患者一次住院中，在两个及以上病区均新发压力性损伤，则在各个病区均分别计为 1 例，而在全院压力性损伤统计中仍计为 1 例。

1）纳入标准：入院 24 小时后发现或证实为压力性损伤的所有住院患者。

2）排除标准：①因疾病因素导致的皮肤损伤，如动脉阻塞、静脉功能不全、糖尿病相关神经病变或失禁性皮炎等。②社区获得性压力性损伤。

2. 分母说明

（1）住院患者总数为统计周期初在院患者数与统计周期内新入院患者数之和。

（2）同一患者多次住院，按实际住院次数计算。

（3）同一住院患者在一次住院中住过多个病区，各病区住院患者各统计 1 例，全院住院患者人数统计中仍计为 1 例，因此可出现各病区住院人数之和大于全院住院人数。

1）纳入标准：统计周期内所有办理住院手续的患者。

2）排除标准：①已办理入院手续但实际未到达病区即撤销或办理出院的患者。②入院不满 24 小时的患者。

3. 数据收集

（1）统计周期可根据质量管理部门要求确定，如每月、每季度或每年。

（2）若统计周期时段间隔较短，可能会因为分子数量少而分母中住院人数相对固定，导致该率的数值接近 0。

（3）分子可通过医院信息系统护理记录、不良事件上报系统采集。

（4）分母可通过医院信息系统获得。

（5）建立住院患者压力性损伤统计报表（表 2-36）。

（三）指标监测的意义

压力性损伤会增加患者的痛苦、住院时间、医疗费用和病死率，给患者和社会带来沉重负担，也增加护理工作量。压力性损伤是目前全球健康保健机构中的主要护理问题之一，被认为是最昂贵的健康问题，国家卫生健康委员会在等级医院评审中将压力性损伤的护理工作作为评估护理安全的重要指标。住院患者压力性损伤发生率是直接反映医疗护理质量的重要结果指标之一，护理人员通过住院患者压力性损伤发生率的监测，分析住院患者压力性损伤发生的现状、趋势、特征及影响因素，为其预防、控制等管理活动提供科学依据，以进行历史性、阶段性的自身比较，或与国家、地区标杆水平进行横向比较，并进行目标性改善，可避免院内压力性损伤发生，减轻患者痛苦，提高其生活质量。

表 2-36　住院患者压力性损伤统计报表

序号	护理单元	患者姓名	年龄	护理等级	风险度	压力性损伤发生部位	压力性损伤分期	事后处理措施	患者结局

（高俊茹　郑学风）

二、住院患者压力性损伤现患率

（一）指标定义

住院患者压力性损伤现患率　是指某一特定时点住院患者中已经发生压力性损伤的总人数与该时点参与调查患者总数的百分率，即某一特定时点所有参与调查的住院患者中压力性损伤发生患者比率。

（二）计算公式

住院患者压力性损伤现患率 = 某一时点（时段）住院患者压力性损伤病例数 / 该时点参与调查的住院患者总数 × 100%。

1. 分子说明　某调查时点（时段）患有压力性损伤的所有患者总数（院内新发压力性损伤与院外带入压力性损伤例数之和）。

（1）纳入群体：所有压力性损伤患者。

（2）排除群体：无。

2. 分母说明　某一特定时点所有参与压力性损伤调查的住院患者总数。

（1）纳入群体：所有当天住院患者。

（2）排除群体：未实际住院的患者，该时间点未被调查到的住院患者（如外出检查患者），原则上每个病区未参与调查的患者数不能超过 3 人。

3. 数据收集

（1）统计频率建议至少每季度一次，也可为每半年或一年一次。

（2）建立全院压力性损伤风险评估及动态记录表（表 2-37、表 2-38），动态记录压力性损伤发生时间、部位、预后情况。

（3）通过 HIS 系统获取某一特定时点参与调查的住院患者总数。

（三）指标监测的意义

2016 年美国国家压疮咨询委员会将"压力性溃疡"更改为"压力性损伤"。压力性损伤的发生会增加患者痛苦、住院时间、医疗费用和病死率，给患者、家庭和社会带来的沉重负担，也增加护理量。压力性损伤现患率是某一时间节点某一医疗机构压疮现况，反映医院压力性损伤现存情况，分析压力性损伤流行趋势、流行特征，也可以佐证医院压力性损伤发生率的真实性，反映医院压力性损伤管理质量。

表2-37 患者信息登记表

护理单元	患者姓名	患者年龄	患者性别	事件发生时间

表2-38 住院患者压力性损伤现患率统计报表

统计周期	某一时点住院患者压力性损伤病例数	该时点参与调查的住院患者总数	住院患者压力性损伤现患率	备注

（王　欣　王军红）

三、住院患者跌倒发生率

（一）指标定义

住院患者跌倒发生率　是指统计周期内住院患者跌倒发生例次数（包括造成或未造成伤害）占同期住院患者实际占用床日数的千分率。

（二）计算公式

住院患者跌倒发生率 = 同期住院患者发生跌倒例次数 / 统计周期内住院患者实际占用床日数 ×1000‰

1. 分子说明

（1）同一周期内同一患者多次跌倒每次都需要计1例。

（2）院内转病区患者，交接途中发生跌倒计入原病区，交接班后发生跌倒计入新转入病区。

1）纳入标准：①同一患者多次发生跌倒。②坠床。

2）排除标准：①非住院患者发生的跌倒，如门诊、急诊留观患者。②住院患儿生理性跌倒（小儿行走中无伤害跌倒）。③非医院场所内发生的跌倒。

2. 分母说明　统计周期内住院患者实际占用的床日数。

（1）纳入标准：住院患者占用的正规病床日数及临时加床日数。

（2）排除标准

1）占用的急诊抢救、观察床日数。

2）占用的手术室、麻醉恢复室床日数。

3）占用的血液透析室、检查床、治疗床日数。

4）占用的接产室的待产床、接产床日数。

5）占用的母婴同室新生儿床日数。

3. 数据收集

（1）统计周期可根据质量管理部门确定，如每季度、每半年或每年。

（2）若统计周期时段间隔较短，可能会因为分子数量少而分母中住院人数相对固定，导致该率的数值接近 0。

（3）可通过 HIS 系统获取住院患者实际占用床日数。

（4）可通过不良事件上报系统获取跌倒发生例数。

（5）建立住院患者跌倒信息登记表（表 2-39）。

（6）建立住院患者跌倒发生率统计报表（表 2-40）。

（三）指标监测的意义

住院患者跌倒是医院内患者不良事件之一，可能导致严重甚至危及生命的后果。发生跌倒伤害给患者的安全造成不良影响，并导致医疗资源的消耗，增加照护者额外的经济负担，是反映患者安全及护理质量的重要结果指标之一。由于护理人员直接接触患者，是控制导致患者跌倒的不安全因素的主要实施者，这些活动包括及时正确评估患者跌倒的高危因素，通过循证获得预防跌倒最佳措施并予以实施，评估跌倒预防措施的达标率，防止责任缺陷。因此，护理人员介导的以团队改进为基础的住院患者跌倒发生率的监测具有非常重要的意义。

表 2-39　住院患者跌倒信息登记表

护理单元	患者姓名	患者年龄	就诊者性别	护理等级	风险度	事件发生时段	发生地点	造成的伤害程度

表 2-40　住院患者跌倒发生率统计报表

统计周期	发生跌倒例数	住院患者人日数	跌倒发生率	备注

（修　红　葛　萍）

四、住院患者跌倒伤害率

（一）指标定义

1. 跌倒伤害　是指患者跌倒后造成不同程度的伤害甚至死亡。跌倒对患者造成的影响，根据护理质量指标国家数据库（NDNQI）作出的分级定义如下所述。

（1）无伤害：患者未因跌倒而受伤（无体征或症状），X 线、CT 检查或其他跌倒后的评估未发现受伤情况。

（2）轻度（严重程度Ⅰ级）：患者跌倒发生后需要敷料、冰块、伤口清理、抬起上肢、局部药物来缓解症状，或导致淤伤或擦伤。

（3）中度（严重程度Ⅱ级）：患者跌倒后需要伤口缝合，局部需要皮肤胶来帮助伤口愈合，或夹板治疗，或局部肌肉／关节拉伤。

（4）重度（严重程度Ⅲ级）：跌倒导致手术、上石膏治疗、需要神经科会诊（颅底骨折，硬膜外／硬膜下血肿）、内伤（肋骨骨折，肝脏小裂伤）、患凝血疾病的患者需要接受输血治疗。

（5）死亡：患者因为跌倒产生的持续性损伤而最终致死（而非因为导致跌倒的生理事件本身而致死）。

2. 住院患者跌倒伤害率　是指统计周期内住院患者中发生跌倒伤害例次数占同期住院患者中发生跌倒例次数的百分率。

（二）计算公式

住院患者跌倒伤害率 = 同期住院患者中发生跌倒伤害例次数 / 统计周期内住院患者跌倒例次数 ×100%。

1. 分子说明

（1）所有住院患者发生的跌倒伤害。

（2）统计周期内同一患者多次跌倒伤害每次都需要计 1 例。

（3）如果院内患者从医院 A 科室转入 B 科室，在转运途中发生跌倒伤害记在 A 科室，交接班结束后发生跌倒伤害记在 B 科室。

（4）如果确定为手术室发生跌倒伤害，可以科室上报，备注与手术室相关，便于手术室质量管理的持续改进。

（5）送检查患者，如在检查途中发生跌倒伤害记在住院科室，如在 A 检查科室发生跌倒伤害，可以科室上报，备注与 A 科室相关，便于 A 科室持续质量改进。

1）纳入群体：住院患者发生跌倒伤害。

2）排除群体：无伤害的跌倒。

2. 分母说明　统计周期内住院患者跌倒例次数。

（1）纳入标准

1）同一患者多次发生的跌倒。

2）坠床。

（2）排除标准

1）非住院患者（如门诊、急诊留观）发生的跌倒。

2）住院患儿生理性跌倒（小儿行走中无伤害跌倒）。

3）非医疗机构场所发生的跌倒。

3. 数据收集

（1）统计周期可根据质量管理部门要求确定，如每月、每季度或每年。

（2）若统计周期时段间隔较短，可能会因为分母数量少导致该率的数值高。

（3）建立全院风险评估及动态记录系统，获得信息，填写汇总（表 2-41、表 2-42）。

（4）准确记录跌倒发生时间、跌倒伤害分级、预后。

（5）通过 HIS 系统获取住院患者跌倒例次数和跌倒不同程度伤害的例次数。

（三）指标监测的意义

住院患者跌倒是医院内患者不良事件之一，跌倒可能导致严重甚至危及生命的后果。发生跌倒伤害给患者的安全造成不良影响，并导致医疗资源的消耗，增加照护者额外的经济负担。住院患者跌倒伤害率是反映患者安全及护理质量的重要结果指标之一。患者发生跌倒可能造成伤害，导致严重甚至危及生命的后果。通过对住院患者跌倒伤害率指标的监测，了解所在医院或部门的跌倒伤害率。通过根本原因分析和有效对策实施，可以降低跌倒伤害率，保障患者安全。

表 2-41　患者信息登记表

护理单元	患者姓名	患者年龄	患者性别	事件发生时间

表 2-42　住院患者跌倒伤害率统计报表

统计周期	发生跌倒伤害例次数	住院患者跌倒例次数	跌倒伤害率	备注

（孙月荣　赵　宁）

五、用药错误发生例数

（一）指标定义

1. 用药错误　是指药品在临床使用及管理过程中出现的任何可以防范的用药疏失，这些疏失可导致患者发生潜在的或直接的损害。

2. 用药错误发生例数　统计周期内给药错误发生的例数。

（二）计算公式

用药错误发生例数＝统计周期内用药错误发生的例数。

数据收集：

1. 统计周期可根据质量管理部门要求确定，如每月、每季度或每年。

2. 通过不良事件上报系统获得用药错误例数。

3. 管理者定期使用用药错误发生统计报表（表 2-43）进行督查，每个统计周期完成数据汇总。

（三）指标监测的意义

Landrigan 等的研究表明，用药错误占所有医疗事故的 30% ～ 50%，被认为是医疗事故中最大的组成部分。美国医学研究所公布的资料显示，每年有 44 000 ～ 98 000 例患者的死因并非疾病本身，而是可预防的用药错误，可见用药安全已经成为威胁患者安全的重要因素。护士 40% 的时间是在从事用药工作，且 53% 的用药错误比例发生于护士用药阶段，表明护士是导致用药错误的重要人群。可预防的用药错误比例如此高，且在护士用药阶段发生的用药错误占总数的 50% 以上，因此，用药错误发生例数是反映临床护理工作中给药安全的重要结果指标之一，通过监测可能导致用药错误的影响因素对于保证护士安全用药，从而促进患者安全具有重要意义。

表 2-43 用药错误发生统计报表

序号	护理单元	事件发生时间	护士信息				药物信息						患者结局
			姓名	性别	工作年限	卫生技术职称	药物名称	药物类型	药物事件发生阶段	给药途径	差错类型	用药反应	

（黄　霞　江玉军）

六、标本采集错误发生例数

（一）指标定义

1. 标本采集　指采取患者少许的血液、排泄物（粪、尿）、分泌物（痰、鼻分泌物）、呕吐物、体液（胸腔积液、腹水）和脱落细胞（食管、阴道）等样品，经过物理、化学和生物学的实验室技术和方法对其进行检验，作为判断患者有无异常存在的依据。

2. 标本采集错误　是指在标本采集过程中护士操作失误、指导不到位、沟通不及时导致标本采集对象错误、不合格、送检不及时等情况。

（二）计算公式

标本采集错误例数＝统计周期内标本采集错误发生例数

数据收集：①"统计周期"可根据质量管理部门要求确定，如每月、每季度或每年。②通过不良事件上报系统获得标本采集错误例数。③质量管理者定期使用标本采集错误发生统计报表（表 2-44）进行督查，每个统计周期完成数据汇总。

（三）指标监测的意义

疾病的诊断、治疗、预后及预防与临床检验有着密切关系，检验结果可以在一定程度上支持临床诊断，是临床诊断的重要依据，也是医疗纠纷和事故处理的有效法律依据，故加强医院检验质量管理，提高临床检验质量，已成为各级医院倍加关注的问题。护理人员在患者准备、标本采集、标本送检等方面起着至关重要的作用，直接影响检验结果的准确性。任一环节出现纰漏都有可能影响分析前检验质量。如果检验结果不准确可导致患者病情的误诊，错过最佳的治疗时间，给患者的生命安全带来损害。因此对于临床病症的诊断与治疗而言，监测标本采集错误发生例数，对于检验质量的提高具有重要意义，从而为临床的病症诊治提供参考依据。

表 2-44 标本采集错误发生统计报表

序号	护理单元	事件发生时间	护士信息				标本		
			姓名	性别	工作年限	卫生技术职称	名称	类型	错误类型

（祝　凯　王楚）

七、非计划拔管率

（一）指标定义

1.非计划拔管（unplanned extubation，UEX） 是指插管意外脱落或未经医护人员同意，患者将插管拔除，也包括医护人员操作不当所致拔管。非计划性拔管通常包括以下情况：①未经医务人员同意患者自行拔除的导管；②各种原因导致的导管滑脱；③因导管质量问题及导管堵塞等情况需要提前拔除的导管；④发生导管相关性感染需要提前拔除的导管。

2.非计划拔管率 是指统计周期内住院患者某导管非计划拔管例次数占同期某导管留置总日数的千分率。

（二）计算公式

非计划拔管率＝同期某导管非计划拔管例次数/统计周期内某导管留置总日数 ×1000‰。

1.分子说明

（1）分子为患者住院期间的某导管非计划拔管的例次数。

（2）同一患者在同一次住院期间可能发生多次某一导管的非计划拔管，分子按实际拔管次数计算。

1）纳入标准：①各种原因导致的导管滑脱。②患者自行拔除的导管。③因导管质量问题、导管阻塞、发生导管相关性感染等情况需要提前拔除的导管。

2）排除标准：①达到拔管指征，医嘱拔除的导管。②因导管留置时间达上限，拔除或更换导管。③门诊、急诊抢救等非住院患者拔管。

2.分母说明

（1）分母为统计周期内某导管留置的总日数。

（2）某导管留置总日数的计算方法为每日零点住院患者某导管数之和。

1）纳入标准：留置某导管的住院患者。

2）排除标准：门急诊等非住院患者。

3.数据收集

（1）统计周期可根据质量管理部门要求确定，如每月、每季度或每年。

（2）若统计周期时段间隔较短，可能会因为分子数量少而分母中住院患者导管数相对固定，导致该率的数值接近0。

（3）通过不良事件上报系统和HIS系统中获得数据。

（4）质量管理者定期使用非计划拔管统计报表（表2-45）进行督查，每个统计周期完成数据汇总。

（三）指标监测的意义

非计划拔管是医院常见的安全隐患之一，非计划拔管可能会造成患者的损伤，延长住院时间，增加患者感染率，所以患者置管期间的安全与护理质量直接关系到患者的预后乃至生命安全，非计划拔管发生率是评价患者安全重要结果指标之一。因此，分析拔管发生的原因并制订相应的防范措施，减少非计划拔管发生，对提高护理质量、保障患者安全，最终提升整个医护团队的服务规范性有重要意义。

表 2-45　非计划拔管发生统计报表

序号	护理单元	导管情况			患者情况						事件情况			患者影响		
		导管类型	固定导管使用的材料	拔管错误类型	意识	镇静药物使用	约束使用情况	陪护情况	护理等级	风险评估	发生时段	发生地点	活动过程	处理措施	是否重新插管	对患者影响程度

（付晓悦　周　丹）

八、住院患者身体约束率

（一）指标定义

1. 身体约束　是指使用任何物理或机械性设备、材料或工具附加在或邻近于患者的身体，患者不能轻易将其移除，限制患者的自由活动或使患者不能正常接近自己的身体。

2. 住院患者身体约束率　是指统计周期内住院患者身体约束日数占同期住院患者实际占用床日数的百分率。

（二）计算公式

住院患者身体约束率 = 同期住院患者身体约束日数 / 统计周期内住院患者实际占用床日数 ×100%。

1. 分子说明

（1）统计周期内同一住院患者每天使用 1 次或 1 次以上约束均计为 1 日（日数）。

（2）统计周期内同一住院患者约束 1 个部位或同时约束多个部位均作为 1 日（日数）计算。例如，院内患者转科，计算身体约束日数，为 1 日计算，由转出科室记录约束日数。

1）纳入标准：住院患者产生的身体约束。

2）排除标准：①术中因体位需要及在麻醉恢复室的约束。②药物、床挡约束。③因疾病需要的空间限制。④儿童操作临时制动。

2. 分母说明　无特殊说明。

（1）纳入标准：①病区正规床位的住院患者。②病区临时加床的住院患者。

（2）排除标准：①办理入院手续未实际入住的患者。②母婴同室新生儿占用床位数。

3. 数据收集

（1）统计周期可根据质量管理部门确定，如每季度、每半年或每年。

（2）若统计周期时段间隔较短，可能会因为分子数量少而分母中住院人数相对固定，导致该率的数值接近 0。

（3）建立全院身体约束评估及使用记录表，填写汇总表（表 2-46）。

（4）动态记录身体约束使用时间。

（5）通过医院 HIS 系统获得住院患者实际占用床日数。

（三）指标监测的意义

在面对某些特殊状况时，护理人员可能使用身体约束以维护患者的安全，避免意外事件的发生。目前，身体约束在重症监护室、精神科、神经科和老年护理之家等科室应用较为广泛，多针对意识不清、机械通气、精神烦躁的患者。虽然身体约束可以对患者进行行为控制，防止患者出现拔管、跌倒、伤人、伤己等意外事件，但也有研究者提出，不适当的身体约束可能给患者带来生理、心理及社会方面的负面影响，甚至造成严重的恶性事件及后果，如身体约束可导致皮肤的损伤、压疮的发生，增加谵妄的发生概率。通过对住院患者身体约束率的监测，医院或部门能够及时获得约束具使用率、约束具使用导致的不良事件和约束具使用的关联信息。通过根本原因分析法，找到过度使用约束具的因素，可采取一系列有效的预防策略和替代疗法，减少约束具的使用和克服约束具使用的不良反应。由于护理人员在患者身体约束中起到很重要的作用，以护理人员为主导、以团队合作为基础的住院患者身体约束率的监测具有非常重要的意义。

表 2-46　住院患者身体约束统计报表

序号	护理单元	导管情况			患者情况						事件情况			患者影响		
		导管类型	固定导管使用的材料	拔管错误类型	意识	镇静药物使用	约束使用情况	陪护情况	护理等级	风险评估	发生时段	发生地点	活动过程	处理措施	是否重新插管	对患者影响程度

（朱永洁　王　琳）

九、导尿管相关尿路感染发生率

（一）指标定义

1. 导尿管相关尿路感染　是指患者留置导尿管后，或者拔出导尿管 48 小时内发生的泌尿系统感染，主要诊断依据临床表现结合病原学检查。

2. 导尿管相关尿路感染发生率　是指统计周期内留置导尿管患者中尿路感染发生例次数占患者导尿管留置总日数的千分率。

（二）计算公式

导尿管相关尿路感染发生率 = 同期留置导尿管患者中尿路感染发生例次数 / 统计周期内患者导尿管留置总日数 ×1000‰。

1. 分子说明

（1）仅关注导尿管相关尿路感染的感染例次数。

（2）留置导尿管患者中尿路感染发生例次数是指在统计周期内所监测患者发生尿路感染的例次数总和，若该患者在监测期间内发生了两次及两次以上的尿路感染，应计算相应的次数。

1）纳入标准：①住院患者使用导尿管长期医嘱执行状态。②住院患者住院期间发生的导尿管相关尿路感染。

2）排除标准：①拔除导尿管48小时后发生的感染。②不符合相关诊断者。③门急诊等非住院病区患者。

2. 分母说明　统计周期内患者导尿管留置总日数。

（1）纳入群体：住院患者使用导尿管长期医嘱执行状态。

（2）排除群体：①住院患者处于一次性导尿等临时医嘱执行状态。②门急诊等非住院病区患者。

3. 数据收集

（1）统计周期可根据质量管理部门要求确定，如每月、每季度或每年。

（2）若统计周期时段间隔较短，可能会因为分子数量少而分母中住院人数相对固定，导致该率的数值接近0。

（3）建立全院导尿管相关尿路感染监测系统，获得信息，填写汇总。

（4）准确记录导尿管相关尿路感染发生的时间、新发感染例次数（表2-47、表2-48）。

（5）通过HIS系统获取住院患者导尿管留置总日数。

（三）指标监测的意义

导尿管相关尿路感染是全球范围内最为常见的卫生保健相关的感染，是医院和长期照护机构广泛使用导尿管所致。导尿管相关尿路感染不易引起人们的重视，但可导致菌血症、败血症、脓血症等严重感染，增加患者痛苦，延长住院时间，增加医疗费用。导尿管相关尿路感染发生率高低与护理人员消毒隔离、无菌技术、导尿管集束化措施和手卫生执行情况密切相关，通过监测指标对护理人员进行规范和指导，为护理管理者提供监测和改善护理质量具有重要意义。

表2-47　患者信息登记表

护理单元	患者姓名	患者年龄	患者性别	事件发生时间

表2-48　导尿管相关尿路感染发生率统计报表

统计周期	发生导尿管相关尿路感染例数	患者导尿管留置总日数	导尿管相关尿路感染发生率	备注

（徐海凌　高希花）

十、呼吸机相关性肺炎发生率

（一）指标定义

1.呼吸机相关性肺炎　是指患者建立人工气道（气管插管或气管切开）并接受机械通气时所发生的肺炎。

2.呼吸机相关性肺炎发生率　是指统计周期内呼吸机相关性肺炎感染发生例次数占同期有创机械通气的总日数的千分率。

（二）计算公式

呼吸机相关肺炎发生率＝同期呼吸机相关肺炎感染发生例次数/统计周期内有创机械通气的总日数 ×1000‰。

1.分子说明

（1）仅关注呼吸机相关性肺炎的感染例次数。

（2）呼吸机相关性肺炎例次数是指在统计周期内所有经人工气道机械通气患者发生呼吸机相关性肺炎的例次数总和，若该患者在监测期间发生了两次及两次以上的呼吸机相关性肺炎，应计算相应的次数。

1）纳入标准：①住院患者处于有创机械通气使用长期医嘱执行状态。②住院患者住院期间发生呼吸机相关性肺炎。

2）排除标准：门急诊等非住院病区患者。

2.分母说明　统计周期内有创机械通气的总日数。

（1）纳入标准：住院患者处于有创机械通气使用长期医嘱执行状态的患者。

（2）排除标准：①住院患者处于无创呼吸机使用长期医嘱执行状态。②门急诊等非住院病区患者。

3.数据收集

（1）统计周期可根据质量管理部门要求确定，如每月、每季度或每年。

（2）若统计周期时段间隔较短，可能会因为分子数量少而分母中住院人数相对固定，导致该率的数值接近0。

（3）建立全院呼吸机相关肺炎监测系统，获得信息，填写汇总。

（4）准确记录呼吸机相关肺炎发生的时间、新发感染例次数（表2-49、表2-50）。

（5）通过HIS系统获取住院患者有创机械通气的总日数。

（三）指标监测的意义

呼吸机相关性肺炎是行机械通气患者常见的并发症，国内外呼吸机相关性肺炎的发生率、病死率均较高，可导致机械通气时间和住院时间的延长和住院费用的增加。呼吸机相关性肺炎发生率高低与护理人员消毒隔离、无菌技术、导管集束化措施和手卫生执行情况密切相关。通过对呼吸机相关性肺炎发生率的监测和分析，审查护理过程的规格性与落实率，针对性地制订改进方案，改进护理质量，降低患者呼吸及相关性肺炎发生概率具有重要意义。

表 2-49 患者信息登记表

护理单元	患者姓名	患者年龄	患者性别	事件发生时间

表 2-50 呼吸机相关性肺炎发生率统计报表

统计周期	发生呼吸机相关性肺炎例数	住院患者有创机械通气的总日数	呼吸机相关性肺炎发生率	备注

（张 华 王 慧）

十一、中心血管导管相关血流感染发生率

（一）指标定义

1. 中心血管导管　是指导管尖端位于或接近心脏或以下大血管，常见的中心血管导管有中心静脉导管（central venous catheter，CVC）、经外周静脉置入中心静脉导管（PICC）和完全置入式输液港（PORT）。因 PORT 临床感染率较低，在此不做监测，本文监测的中心血管导管有 CVC 与 PICC，其中 CVC 包括颈内、锁骨下、股静脉的中心血管导管。

2. 中心血管导管相关血流感染　是指患者留置中心血管导管期间或拔除中心血管导管 48 小时内发生的原发性，且与其他部位存在感染无关的血流感染。

3. 中心血管导管相关血流感染发生率　是指统计周期内中心血管导管相关血流感染发生例次数占同期中心血管导管留置的总日数的千分率。

（二）计算公式

中心血管导管相关血流感染发生率＝同期中心血管导管相关血流感染发生例次数／统计周期内中心血管导管留置的总日数 ×1000‰。

1. 分子说明

（1）仅关注中心血管导管长期医嘱执行状态的感染例次数。

（2）中心血管导管相关血流感染例次数是指在统计周期内所监测患者发生中心血管导管相关血流感染的例次数总和，若该患者在监测期间发生了两次及两次以上的中心血管导管相关血流感染，应计算相应的次数。

1）纳入标准：①住院患者处于中心血管导管长期医嘱执行状态。②住院患者住院期间发生中心血管导管相关血流感染。

2）排除标准：①拔除中心血管导管 48 小时后发生的感染。②不符合相关诊断者。③门急诊等非住院病区患者。

2. 分母说明　统计周期内中心血管导管留置的总日数。

（1）纳入标准：住院患者处于中心血管导管长期医嘱执行状态。

（2）排除标准：门急诊等非住院病区患者。

3. 数据收集

（1）统计周期可根据质量管理部门要求确定，如每月、每季度或每年。

（2）若统计周期时段间隔较短，可能会因为分子数量少而分母中住院人数相对固定，导致该率的数值接近0。

（3）建立全院中心血管导管相关血流感染监测系统，进行中心血管导管相关血流感染的风险识别、判断与预警。

（4）准确记录中心血管导管相关血流感染发生的时间、新发感染例次数（表2-51、表2-52）。

（5）通过HIS系统获取住院患者中心血导管留置的总日数。

（三）指标监测的意义

中心血管导管相关血流感染是医院内常见的感染之一，占整个医院感染的10% ～ 20%。一旦发生中心血管导管相关血流感染不仅增加患者医疗费用，延长住院时间，而且严重影响患者预后，造成危重患者高病死率。中心血管导管相关血流感染发生率作为护理质量评价的重要结局指标，环节质量直接相关。中心血管导管相关血流感染的发生与护理人员的消毒隔离、无菌技术、中心血管导管集束化措施和手卫生等密切相关。通过监测指标对护理人员进行规范和指导，为护理管理者提供监测和改善护理质量具有重要意义。

表 2-51　患者信息登记表

护理单元	患者姓名	患者年龄	患者性别	事件发生时间

表 2-52　中心血管导管相关血流感染发生率统计报表

统计周期	发生中心血管导管相关血流感染例数	住院患者中心血管导管留置的总日数	中心血管导管相关血流感染发生率	备注

（周　静　李树娟）

十二、住院患者护理工作满意度

（一）指标定义

1. 患者满意度　是指人们由于健康、疾病、生命质量等方面的要求而对护理服务产生某种期望，基于这种期望，对所经历的护理服务情况进行的评价。

2.住院患者护理工作满意度　是患者从自身角度出发，对在医院接受护理和服务进行的主观评价。

（二）问卷的计分方法与意义

住院患者护理工作满意度调查问卷（表2-53）共包含24项条目，分为住院期间护理满意度（21项条目）和住院环境满意度（3项条目）两部分，计分方式如下：是 =1 分，否 =0 分，总是如此 =3 分，经常如此 =2 分，有时如此 =1 分，从未如此 / 从未按铃 / 我没有亲友来探视 / 我不知道 =0 分。该量表最高分 69 分，最低分 0 分，其中第一部分最高分 60 分，最低分 0 分，第二部分最高分 9 分，最低分 0 分。总分越高，代表住院患者对护理工作越满意。

总满意度指数 = 粗分（各项条目总分）/69（最高总分）

各部分满意度指数 = 粗分（该部分条目总分）/ 该部分最高总分

（三）指标监测的意义

住院患者满意度属于结果指标，是提升护理服务质量的关键因素。住院患者护理工作满意度调查是对护理服务质量考评的重要指标。住院患者护理工作满意度调查是从患者的角度考查护理工作，是获得患者真实想法的手段与工具。医院通过对住院患者护理工作满意度调查，管理者们可从中发现医疗机构提供服务与其体验者所期望服务之间的差异，进而确定造成这种差异的具体原因，为下一轮的改善医疗服务行动提供有针对性的、切实的指导，通过患者的评价和反馈，获得患者对医疗服务的理想差值，针对性地进行整改措施，纠正医院的一些不合理的现象。坚持"以患者为中心"的服务理念，为患者提供多方位优质护理服务，切实满足患者的需求，提高护理质量和住院患者对护理工作的满意度。

表 2-53　住院患者护理工作满意度调查问卷

亲爱的朋友，您好：

为进一步提高护理质量与服务水平，最大限度地满足您的护理需求，请对我们的护理人员及其提供的护理服务进行综合性评价，作为我院改进护理工作的依据，请您认真客观地在以下项目打"√"表示，本次为匿名调查，您提供的个人信息仅用于问卷分析。

谢谢您的合作，祝您早日康复！

住院基本信息	
您入院的时间：	您入住的护理单元为：
您出院的时间：	您住院的总天数：
第一部分　患者住院期间护理满意度	
1. 入院时，护士是否向您详细介绍入院后相关流程，使您尽快熟悉医院环境？ □是□否	
2. 入院后，护士检查您的鞋子，提醒您和家属注意防滑 □总是如此□经常如此□有时如此□从未如此	
3. 护士主动巡视病房，对您提出的问题及时给予回应 □总是如此□经常如此□有时如此□从未如此	
4. 在您按过床头呼叫铃之后，能及时得到护士帮助 □总是如此□经常如此□有时如此□从未如此□从未按铃	

续表

5. 护士进行输液、采血等操作后，能指导您或家属正确压迫穿刺部位，防止发生出血 □总是如此□经常如此□有时如此□从未如此
6. 护士为您进行需要隐私保护的操作时，能主动拉上隔帘？ □总是如此□经常如此□有时如此□从未如此
7. 您在输液时，如第一次穿刺未成功，护士向您耐心解释或更换操作者 □总是如此□经常如此□有时如此□从未如此
8. 每次用药时（包括口服和注射），护士告诉了您此药的名称 □总是如此□经常如此□有时如此□从未如此
9. 首次用药时（包括口服和注射），护士告诉了您此药的功能 □总是如此□经常如此□有时如此□从未如此
10. 首次用药时（包括口服和注射），护士告诉了您此药的副作用 □总是如此□经常如此□有时如此□从未如此
11. 住院期间，护士向您讲解了所患疾病相关知识、检查与用药注意事项、运动和饮食等方面的知识 □总是如此□经常如此□有时如此□从未如此
12. 住院期间，护士对您很尊重 □总是如此□经常如此□有时如此□从未如此
13. 住院期间，护士仔细倾听您讲话 □总是如此□经常如此□有时如此□从未如此
14. 住院期间，护士能用您听懂的方式解释问题 □总是如此□经常如此□有时如此□从未如此
15. 当您重病卧床，生活不能自理时，护士能主动为您提供生活护理、翻身并采取舒适体位 □总是如此□经常如此□有时如此□从未如此
16. 当您下床活动需要帮助时，每一位遇到的护士能主动上前查看，询问有无不适并提供帮助，同时提醒您和家属注意防止跌倒 □总是如此□经常如此□有时如此□从未如此
17. 当您出现疼痛难忍的情况，医务人员尽力帮助您缓解 □总是如此□经常如此□有时如此□从未如此
18. 护士对待探视亲友，是否尊重？ □非常尊重□比较尊重□不尊重□非常不尊重□我没有亲友来探视
19. 您对护理服务态度是否满意？ □非常满意□比较满意□不满意□非常不满意
20. 出院前，护士是否告知您出院后预防保健知识，日常药物服用剂量、频次，介绍出院流程？ □是□否
21. 出院前，是否有护士告诉您出院后的注意事项？ □是□否
第二部分　住院环境满意度
1. 您的病房和卫生间清洁无异味 □总是如此□经常如此□有时如此□从未如此
2. 晚上您的病房环境是否安静？ □非常安静□比较安静□比较嘈杂□非常嘈杂

3. 您对医院提供的饭菜是否满意? □非常满意□比较满意□不满意□非常不满意□我不知道
您对护理工作有何意见或建议:

（陈娜娜 安妮娜）

十三、门诊患者满意度

（一）指标定义

1. 满意度评价 是指人们对健康、疾病、生命质量等方面有需求,从而对医疗保健服务产生某种期望,基于这种期望,对享有的医疗保健服务的主观评价。

2. 门诊患者满意度 是一个主观评价指标,通常包括患者对医务人员服务态度、就诊环境、就诊流程、医生技能、收费水平及设备设施等的满意状况。

（二）问卷的计分方法与意义

门诊患者满意度调查问卷（表 2-54）包含 10 项条目,采用二级评分法,满意 / 能 / 是 =1 分,不满意 / 不能 / 否 =0 分。该量表最高分 10 分,最低分 0 分。总分越高,代表门诊患者对护理工作越满意。

满意度指数 = 粗分（各项条目总分）/10（最高总分）

（三）指标监测的意义

随着医药卫生体制改革的深入推进,"以患者为中心"的服务理念不断深入人心,患者满意度作为医疗机构社会效益的重要评价指标越来越受到政府、医疗机构乃至全社会的关注。门诊是患者来到医院后接触的第一个窗口,是医院服务患者的前沿阵地,因此,门诊工作的优劣不仅直接反映医院的整体水平,更关系到医院的整体效益,门诊患者满意度是评价医院门诊医疗服务质量的重要指标,有效地掌握患者需求的变化,科学地评价患者对医疗服务的满意程度,是医院管理领域面临的重大课题。因此,通过开展门诊患者满意度调查,能够了解和掌握患者需求,分析患者满意度的影响因素,找出医院提供的服务与患者需求的差距,为进一步改善门诊医疗服务水平、提高服务质量、加强医院管理、制订有效措施提供依据及科学建议。

表 2-54 门诊患者满意度调查问卷

亲爱的朋友,您好:

为进一步提高护理质量与服务水平,最大限度地满足您的就医需求,请对我们的护理人员及其提供的护理服务进行综合性评价,作为我院改进护理工作的依据,请您认真客观地在以下项目打"√"表示。

谢谢您的合作,祝您早日康复!

评价内容	您的评价	
1. 您对护士的服务态度及行为礼仪是否满意?	满意	不满意
2. 您在就诊过程中遇到问题时,护士能否耐心解释或主动提供帮助?	能	不能

评价内容	您的评价	
3. 当您不熟悉医院布局及就诊流程，护士能否主动解释与提供帮助?	是	否
4. 您候诊过程中，护士是否为您提供疾病保健指导?（电视、讲座或发放材料）	能	不能
5. 护士能否主动为无人陪同的老人，以及语言不通、沟通困难的就诊者解决问题?	能	不能
6. 护士能否定时巡视候诊患者，对于突然发生变化的患者优先安排就诊?	能	不能
7. 护士为您进行护理操作前是否向您作解释?	是	否
8. 护士在为您做相关检查及治疗时，能否主动遮挡，保护您的隐私?	能	不能
9. 护士操作完毕后，能否告知您注意事项?	能	不能
10. 护士能否主动巡视诊室并维持就诊秩序?	能	不能
您最满意的护士： 您最不满意的护士：		
您对医院的工作有何意见或建议：		

（张　岩　张凌云）

第三章　专科护理质量指标及标准

第一节　呼吸系统

一、痰标本采集合格率

（一）指标定义

1. 痰标本　是指住院患者所有应留取的痰液类标本。

2. 痰标本采集合格率　是指统计周期内住院患者痰标本采集督查条目完全达标总人次数占同期住院患者痰标本采集督查条目总人次数的百分率。

（二）计算公式

痰标本采集合格率 = 同期住院患者痰标本采集督查条目完全达标总人次数 / 统计周期内住院患者痰标本采集督查条目总人次数 ×100%。

1. 分子说明

（1）统计周期内使用痰标本采集合格率查检表（表3-1）对每位应留取痰标本的患者进行督查，每督查一项条目完全达标计为1人次。

（2）住院患者痰标本采集每项条目督查内容全部达标结果计为完全达标，每项条目完全达标人次数之和为完全达标总人次数。

2. 分母说明

（1）统计周期内使用住院患者痰标本采集合格率查检表进行督查，每督查一项条目计为1人次。

（2）督查结果：完全达标、部分达标、不达标、不适用。

（3）统计周期内住院患者痰标本采集督查条目总人次数不包含不适用人次数。

3. 纳入标准　住院患者所有留取的痰液类标本。

4. 排除标准

（1）非住院患者（如门诊、急诊留观）。

（2）因患者无痰导致痰标本未采集者。

（3）因导痰失败导致痰标本未采集者。

（4）因患者病情原因，医生在当日撤销留痰医嘱者。

5. 数据收集

（1）统计周期：每月、每季度或每年。

（2）此指标全年值不能通过各个月值的算术平均数获得，而应直接利用公式获得。

（3）质量管理者定期使用痰标本采集合格率查检表进行督查，每个统计周期完成数据汇总。

（4）若统计周期内督查频率过低，可能会因为分子、分母数值过小而导致该率的数值不能客观反映痰标本采集质量。

（三）指标监测的意义

痰标本送检是呼吸系统疾病患者常见且重要的检查项目之一，在痰培养中发现结核分枝杆菌是结核病患者早期诊断的金标准，同时尽早行痰培养检查有助于医生早期应用敏感抗生素，以免延误治疗。因此，把痰标本采集合格率作为呼吸系统疾病患者的护理敏感指标的监测能提高护理质量水平，减轻因用药治疗不及时给患者造成的经济负担，提高患者用药安全。

（四）护理质量评价标准

1. 告知患者痰标本正确留取方法。

2. 告知患者每项标本的具体留取时间。

3. 痰液留取容器正确。

4. 痰液外观质量符合要求。

5. 标本留取时间正确。

6. 留取标本后及时扫码确认。

7. 及时打印痰标本检验执行单。

8. 执行情况记录清楚。

9. 当日未留取的痰标本做好交接班。

10. 当日未成功留取痰标本的患者再次进行宣教，必要时采取导痰、指导有效咳嗽、叩背咳痰等干预措施。

表 3-1　痰标本采集合格率查检表

项目：痰标本采集合格率　　护理单元：　　　　督查时间：　　年　　月　　日　　督查人：

序号	内容	督查总人数次数	完全达标	部分达标	不达标	不适用	完全达标率	部分达标率	不达标率	备注
1	告知患者痰标本正确留取方法									
2	告知患者每项标本的具体留取时间									
3	痰液留取容器正确									
4	痰液外观质量符合要求									
5	标本留取时间正确									
6	留取标本后及时扫码确认									
7	及时打印痰标本检验执行单									
8	执行情况记录清楚									
9	当日未留取的痰标本做好交接班									

续表

序号	内容	督查总人数次数	完全达标	部分达标	不达标	不适用	完全达标率	部分达标率	不达标率	备注
10	当日未成功留取痰标本的患者再次进行宣教，必要时采取导痰、指导有效咳嗽和叩背咳痰等干预措施									
	合计									
督查意见：										

备注：1. 每项条目至少抽查 5 人次数，并在"督查总人次数"栏中填写数目；如不满 5 人次数，填写实际督查数目。

2. 实际督查结果在"完全达标""部分达标""不达标"栏中填写数目，并计算"完全达标率""部分达标率""不达标率"；如无此条目内容，在"不适用"栏中打"√"。

（朱 慧 李 晹）

二、吸入剂规范使用达标率

（一）指标定义

1. 吸入剂 是一种药物剂型，这类药品吸入治疗呼吸系统疾病，如沙美特罗替卡松粉吸入剂、噻托溴铵粉吸入剂和布地奈德福莫特罗粉吸入剂等。

2. 吸入剂规范使用达标率 是指统计周期内住院患者吸入剂规范使用督查条目完全达标总人次数占同期住院患者吸入剂规范使用督查条目总人次数的百分率。

（二）计算公式

吸入剂规范使用达标率＝同期住院患者吸入剂规范使用督查条目完全达标总人次数 / 统计周期内住院患者吸入剂规范使用督查条目总人次数 ×100%。

1. 分子说明

（1）统计周期内使用吸入剂规范使用达标率查检表（表 3-2）对每位使用吸入剂的住院患者进行督查，每督查一项条目完全达标计为 1 人次。

（2）住院患者吸入剂规范使用达标率查检表每项条目督查内容全部达标结果计为完全达标，每项条目完全达标人次数之和为完全达标总人次数。

2. 分母说明

（1）统计周期内使用吸入剂规范使用达标率查检表进行督查，每督查一项条目计为 1 人次。

（2）督查结果：完全达标、部分达标、不达标、不适用。

（3）统计周期内住院患者吸入剂规范使用督查条目总人次数不包含不适用人次数。

3. 纳入标准 统计周期所有使用吸入剂（沙美特罗替卡松粉吸入剂、噻托溴铵粉吸入剂和布地奈德福莫特罗粉吸入剂）治疗的住院患者。

4. 排除标准　使用其他吸入制剂治疗的患者。

5. 数据收集

（1）统计周期：每月、每季度或每年。

（2）此指标全年值不能通过各个月值的算术平均数获得，而应直接利用公式获得。

（3）质量管理者定期使用吸入剂规范使用达标率查检表进行督查，每个统计周期完成数据汇总。

（4）若统计周期内督查频率过低，可能会因为分子、分母数值过小而导致该率的数值不能客观反映吸入剂规范使用的护理质量。

（三）指标监测的意义

近年来支气管哮喘发病率和病死率明显增加。对哮喘患者而言，使用定量吸入剂是最安全、最有效的给药方式，可以减少哮喘患者的复发率，提高生活质量。

（四）护理质量评价标准

1. 根据装置类型，准确开启。

（1）沙美特罗替卡松粉吸入剂：推动准纳器滑动杆至完全打开。

（2）布地奈德福莫特罗粉吸入剂：保持装置直立并打开防尘盖，将红色底座向任意方向旋转到底，再旋转回来。

（3）噻托溴铵粉吸入剂：打开防尘盖。

2. 发出咔嗒声，表明准纳器已装好。

3. 不随便来回推动滑动杆。

4. 尽量呼出肺内空气，并屏住呼吸。

5. 将吸嘴含于口中，并深深地吸口气，将药物吸入。

6. 尽量屏住呼吸 5 ～ 10 秒。

7. 不向吸入口来回吹气。

8. 正确关闭吸入器口。

9. 用清水深漱口，去除上咽部残留药物。

表 3-2　吸入剂规范使用达标率查检表

项目：吸入剂规范使用达标率　护理单元：　　　　督查时间：　　年　月　日　督查人：

序号	内容	督查总人数次数	完全达标	部分达标	不达标	不适用	完全达标率	部分达标率	不达标率	备注
1	根据装置类型，准确开启（沙美特罗替卡松粉吸入剂：推动准纳器滑动杆至完全打开；布地奈德福莫特罗粉吸入剂：保持装置直立并打开防尘盖，将红色底座向任意方向旋转到底，再旋转回来；噻托溴铵粉吸入剂：打开防尘盖）									
2	发出咔嗒声，表明准纳器已装好									
3	不随便来回推动滑动杆									

续表

序号	内容	督查总人数次数	完全达标	部分达标	不达标	不适用	完全达标率	部分达标率	不达标率	备注
4	尽量呼出肺内空气，并屏住呼吸									
5	将吸嘴含于口中，并深深地吸口气，将药物吸入									
6	尽量屏住呼吸 5～10 秒									
7	不向吸入口来回吹气									
8	正确关闭吸入器口									
9	用清水深漱口，去除上咽部残留药物									
	合计									
督查意见：										

备注：1. 每项条目至少抽查 5 人次数，并在"督查总人次数"栏中填写数目；如不满 5 人次数，填写实际督查数目。

2. 实际督查结果在"完全达标""部分达标""不达标"栏中填写数目，并计算"完全达标率""部分达标率""不达标率"；如无此条目内容，在"不适用"栏中打"√"。

（魏 凌 田 菊）

三、肝移植围术期患者呼吸功能锻炼达标率

（一）指标定义

1. 呼吸功能锻炼　是以进行有效的呼吸，增强呼吸肌，尤其是膈肌的力量和耐力为原则，以减轻呼吸困难、提高活动能力、预防呼吸肌疲劳及提高生活质量为目的的训练方法。常用的呼吸功能锻炼方法包括缩唇呼吸、腹式呼吸、吹气球和使用呼吸功能锻炼仪，本指标所指的呼吸功能锻炼是指借助于深呼吸训练器进行的呼吸功能锻炼。

2. 围术期　是围绕手术的一个全过程，从患者决定接受手术治疗开始，到手术治疗直至基本康复，包含手术前、手术中及手术后的一段时间，具体是指从确定手术治疗时起，直到与这次手术有关的治疗基本结束为止，时间在术前 5～7 天至术后 7～12 天。

3. 肝移植围术期患者呼吸功能锻炼达标率　是指统计周期内肝移植围术期患者呼吸功能锻炼督查条目完全达标总人次数占同期肝移植围术期患者呼吸功能锻炼督查条目总人次数的百分率。

（二）计算公式

肝移植围术期患者呼吸功能锻炼达标率 = 同期肝移植围术期患者呼吸功能锻炼督查条目完全达标总人次数 / 统计周期内肝移植围术期患者呼吸功能锻炼督查条目总人次数 ×100%。

1. 分子说明

（1）统计周期内使用肝移植围术期患者呼吸功能锻炼达标率查检表（表3-3）对肝移植围术期患者进行督查，每督查一项条目完全达标计为1人次。

（2）肝移植围术期患者呼吸功能锻炼达标率查检表每项条目督查内容全部达标结果计为完全达标，每项条目完全达标人次数之和为完全达标总人次数。

2. 分母说明

（1）统计周期内使用肝移植围术期呼吸功能锻炼达标率查检表进行督查，每督查一项条目计为1人次。

（2）督查结果：完全达标、部分达标、不达标、不适用。

（3）统计周期内呼吸功能锻炼总人次数不包含不适用人次数。

3. 纳入标准　统计周期内所有使用深呼吸训练器进行呼吸功能锻炼的肝移植围术期且病情平稳，能够完成调查并自愿参加的患者。

4. 排除标准　肝移植围术期病情危重无法进行深呼吸功能锻炼的患者。

5. 数据收集

（1）统计周期可根据质量管理部门要求确定，如每月、每季度或每年。

（2）由责任护士根据医嘱发放深呼吸训练器，并对患者解释具体的使用方法，由质控护士负责检查记录患者的使用情况。

（3）此指标全年值不能通过各个月值的算术平均数获得，而应直接利用公式获得。

（4）质量管理者定期使用肝移植围术期呼吸功能锻炼达标率查检表进行督查，每个统计周期完成数据汇总。

（5）若统计周期内督查频率过低，可能会因为分子、分母数值过小而导致该率的数值不能客观反映肝移植围术期患者呼吸功能锻炼的护理质量。

（三）指标监测的意义

肺部感染是常见且严重的并发症之一，也是造成移植患者死亡的主要原因之一。发生肺部感染的主要原因与呼吸机撤离延迟，术前使用广谱抗生素，移植术后免疫力低下，大量使用免疫抑制剂，患者不能有效排痰等因素有关。研究显示，术前进行呼吸功能训练有利于术后改善呼吸功能，从而尽早脱机拔管，减少肺部并发症。

此外，肝移植术后患者在手术中使用麻醉药、镇痛药，使患者呼吸中枢、咳嗽反射中枢受到抑制，降低了排痰能力，且伤口的存在，导致不敢用力咳嗽，不能有效地清除分泌物，积存于肺内，造成细菌繁殖，且大部分肝移植术后患者有胸腔积液存在，使得肺部不能充分扩张，易导致肺炎的发生。

深呼吸训练器是一种新型恢复正常呼吸的理疗辅助仪器，可以帮助患者有效地进行深呼吸训练，促使肺膨胀，在一定程度上预防和减少肺感染的发生，因此制订本指标旨在提高移植术后患者深呼吸训练的有效率，预防肺部感染的发生。

（四）护理质量评价标准

1. 护理结构

（1）科室有呼吸功能锻炼宣教资料。

（2）有呼吸功能锻炼宣教计划。

2. 护理过程

（1）责任护士根据患者性别、身高及身体状况设定目标容量。

（2）协助患者采取半坐卧位。

（3）指导患者一手固定吸管，一手将训练器直立握好。

（4）指导患者先由嘴将气体慢慢吐出，吐完气后立即用口含住咬嘴。

（5）以平稳的速度经口吸气，保持左侧黄色气速杯在最好水平，白色活塞升起。

（6）憋气 1～2 秒，然后缩唇缓慢呼气。

（7）重复步骤（2）～（6）。

3. 护理结果

（1）患者能根据预定计划按时进行呼吸功能锻炼。

（2）患者正确掌握呼吸功能训练器的使用方法。

（3）护士熟练掌握呼吸功能锻炼的宣教内容并按时指导患者使用呼吸训练器。

表 3-3　肝移植围术期患者呼吸功能锻炼达标率查检表

项目：肝移植围术期患者呼吸功能锻炼达标率　护理单元：　　督查时间：　　年　月　日　督查人：

序号	内容	督查总人数次数	完全达标	部分达标	不达标	不适用	完全达标率	部分达标率	不达标率	备注
1	根据患者性别、身高及身体状况设定目标容量									
2	协助患者采取半坐卧位									
3	指导患者一手固定吸管，一手将训练器直立握好									
4	指导患者先由嘴将气体慢慢吐出，吐完气后立即用口含住咬嘴									
5	以平稳的速度经口吸气，保持左侧黄色气速杯在最好水平，白色活塞升起									
6	憋气 1～2 秒，然后缩唇缓慢呼气									
7	重复 2～6 组									
8	患者能根据计划按时进行呼吸功能锻炼									
9	患者正确掌握呼吸功能训练器使用方法									
10	护士熟练掌握呼吸功能锻炼的宣教内容并按时指导患者使用呼吸训练器									
	合计									
督查意见：										

备注：1. 每项条目至少抽查 5 人次数，并在"督查总人次数"栏中填写数目；如不满 5 人次数，填写实际督查数目。

　　　2. 实际督查结果在"完全达标""部分达标""不达标"栏中填写数目，并计算"完全达标率""部分达标率""不达标率"；如无此条目内容，在"不适用"栏中打"√"。

（田　惠　尚全伟）

四、气管切开患者呼吸道管理达标率

（一）指标定义

1. 呼吸道管理　为保证呼吸道通畅与呼吸道黏膜完整性，维持有效通气和充分的气体交换，所采取的湿化、翻身叩背、有效咳嗽、吸痰等一系列的护理措施。

2. 气管切开患者呼吸道管理达标率　是指统计周期内气管切开患者呼吸道管理督查条目完全达标总人次数占同期气管切开患者呼吸道管理督查条目总人次数的百分率。

（二）计算公式

气管切开患者呼吸道管理达标率＝同期气管切开患者呼吸道管理督查条目完全达标总人次数／统计周期内气管切开患者呼吸道管理督查条目总人次数 ×100%。

1. 分子说明

（1）统计周期内使用气管切开患者呼吸道管理达标率查检表（表3-4）对气管切开患者进行督查，每督查一项条目完全达标计为 1 人次。

（2）气管切开患者呼吸道管理达标率查检表每项条目督查内容全部达标结果计为完全达标，每项条目完全达标人次数之和为完全达标总人次数。

2. 分母说明

（1）统计周期内使用气管切开患者呼吸道管理达标率查检表进行督查，每督查一项条目计为 1 人次。

（2）督查结果：完全达标、部分达标、不达标、不适用。

（3）统计周期内气管切开患者呼吸道管理督查条目总人次数不包含不适用人次数。

3. 纳入标准　统计周期内所有气管切开住院患者；急诊留观气管切开患者。

4. 排除标准　门诊气管切开患者。

5. 数据收集

（1）统计周期可根据质量管理部门要求确定，如每月、每季度或每年。

（2）此指标全年值不能通过各个月值的算术平均数获得，而应直接利用公式获得。

（3）质量管理者定期使用气管切开患者呼吸道管理达标率查检表进行督查，每个统计周期完成数据汇总。

（4）若统计周期内督查频率过低，可能会因为分子、分母数值过小而导致该率的数值不能客观反映气管切开患者呼吸道管理的护理质量。

（三）指标监测的意义

气管切开术是常见的急救及预防术后呼吸道梗阻的治疗措施。患者在咽喉部大手术后及出现喉梗阻等紧急情况下都要进行气管切开。气管切开属于人工气道，它改变了我们机体原有的呼吸通路，没有了鼻腔的加温加湿，干冷的空气直接进入肺部，导致患者机体发生一系列的变化，患者存在心肺不耐受及肺部感染的风险，这种情况下，患者的呼吸道管理尤为重要，如何对气管切开患者采取标准化的管理流程，并检验其规范性，保持呼吸道通畅，维持有效通气和充分的气体交换，减少患者肺部感染的发生，是设置此项指标的意义所在。

（四）护理质量评价标准

1. 腹式呼吸训练指导得当，患者每天练习 6～8 次，每次 10 分钟。

2. 患者按要求吹气球每天 3 次，每次 20 个。

3. 按需吸痰，吸痰操作规范，严格无菌技术（听诊双肺无痰鸣音）。

4. 保持气管套管通畅，及时更换套管。

5. 及时气管切开处换药，气管切开周围皮肤完好无破损。

6. 根据痰液黏稠度调节气道湿化的速度，防止湿化液浸湿敷料。

7. 正确指导床上活动，教会患者床上运动方法，预防肺栓塞。

8. 覆盖纱布清洁，防止气管异物。

9. 术后叩背每天 3 次，每次 5～15 分钟，频率 120～180 次 / 分（任何疾病所致生命体征不稳定者禁叩背）。

10. 病情允许 24 小时内及早下床活动。

表 3-4 气管切开患者呼吸道管理达标率查检表

项目：气管切开患者呼吸道管理达标率 护理单元： 督查时间： 年 月 日 督查人：

序号	内容	督查总人数 / 次数	完全达标	部分达标	不达标	不适用	完全达标率	部分达标率	不达标率	备注
1	按需吸痰（听诊双肺无痰鸣音），严格无菌操作									
2	保持气管套管通畅，及时更换套管									
3	及时气管切开处换药、气管切开周围皮肤完好无破损									
4	根据痰液黏稠度调节气道湿化的速度，防止湿化液浸湿敷料									
5	鼓励床上活动，预防肺栓塞；病情允许时，患者及早下床活动									
6	覆盖纱布清洁，防止气管异物									
7	腹式呼吸									
8	吹气球每天 3 次，每次 20 个									
9	患者及其家属的依从性									
	合计									
督查意见：										

备注：1. 每项条目至少抽查 5 人次数，并在"督查总人次数"栏中填写数目；如不满 5 人次数，填写实际督查数目。

2. 实际督查结果在"完全达标""部分达标""不达标"栏中填写数目，并计算"完全达标率""部分达标率""不达标率"；如无此条目内容，在"不适用"栏中打"√"。

（魏朝霞 张 欣）

五、气管套管堵管防范措施执行达标率

（一）指标定义

1. 气管套管堵管　是指套管内或套管下方有痰痂或血性结痂堵塞呼吸道导致的呼吸困难。

2. 气管套管堵管防范措施执行达标率　是指统计周期内气管套管堵管防范措施执行督查条目完全达标总人次数占同期气管套管堵管防范措施执行督查条目总人次数的百分率。

（二）计算公式

气管套管堵管防范措施执行达标率 = 同期气管套管堵管防范措施执行督查条目完全达标总人次数 / 统计周期内气管套管堵管防范措施执行督查条目总人次数 ×100%。

1. 分子说明

（1）统计周期内使用气管套管堵管防范措施执行达标率查检表（表3-5）进行督查，每督查一项条目完全达标计为1人次。

（2）气管套管堵管防范措施执行达标率查检表每项条目督查内容全部达标结果计为完全达标，每项条目完全达标人次数之和为完全达标总人次数。

2. 分母说明

（1）统计周期内使用气管套管堵管防范措施执行达标率查检表进行督查，每督查一项条目计为1人次。

（2）督查结果：完全达标、部分达标、不达标、不适用。

（3）统计周期内气管套管堵管防范措施执行督查条目总人次数不包含不适用人次数。

3. 纳入标准　统计周期内所有住院气管切开的患者；急诊留观的气管切开患者。

4. 排除标准　门诊气管切开患者。

5. 数据收集

（1）统计周期可根据质量管理部门要求确定，如每月、每季度或每年。

（2）此指标全年值不能通过各个月值的算术平均数获得，而应直接利用公式获得。

（3）质量管理者定期使用气管套管堵管防范措施执行达标率查检表进行督查，每个统计周期完成数据汇总。

（4）若统计周期内督查频率过低，可能会因为分子、分母数值过小而导致该率的数值不能客观反映气管套管堵管防范措施执行的护理质量。

（三）指标监测的意义

气管切开术是一种常见的抢救危重患者的急救手术，也是某些头颈部大手术为防止血液流入下呼吸道，保持下呼吸道通畅而需做的预防性的手术。气管切开后形成"呼吸短路"，机体自然防御机制被破坏，容易造成病原菌、痰液聚集管路，气管切开患者发生堵塞与多种因素有关。在临床工作中加强气道湿化，规范护理人员的操作，严格执行无菌操作，积极预防肺部感染，做好气管套管的管理，保证分泌物的有效引流，做好健康宣教，能显著降低气管套管阻塞的发生，达到气管切开的安全性和治疗性的目的。

（四）护理质量评价标准

1. 维持室温在 22 ～ 24℃，湿度在 50% ～ 60%。

2. 根据患者痰液情况，使用微量泵持续泵入湿化液，8 ～ 10ml/h。

3. 遵医嘱每日进行雾化吸入 4 ～ 6 次。

4. 通过听诊呼吸音，选择合适的时间给患者吸痰。

5. 每日进行体疗 4 ～ 6 次。

6. 内套管每日消毒 2 次。

表 3-5　气管套管堵管防范措施执行达标率

项目：气管套管堵管防范措施执行达标率　护理单元：　　　　督查时间：　年　月　日　督查人：

序号	内容	督查总人数次数	完全达标	部分达标	不达标	不适用	完全达标率	部分达标率	不达标率	备注
1	保持室内适宜的温度和湿度									
2	气管套管内滴湿化液									
3	雾化吸入									
4	给予安全有效的吸痰									
5	预防肺部感染									
6	气管套管的护理									
	合计									
督查意见：										

备注：1. 每项条目至少抽查 5 人次数，并在"督查总人次数"栏中填写数目；如不满 5 人次数，填写实际督查数目。

　　2. 实际督查结果在"完全达标""部分达标""不达标"栏中填写数目，并计算"完全达标率""部分达标率""不达标率"；如无此条目内容，在"不适用"栏中打"√"。

（党志红　赵　欣）

六、肺癌微创术后胃肠动力不足发生率

（一）指标定义

1. **肺癌**　即原发性支气管肺癌，是起源于支气管黏膜或腺体的恶性肿瘤。

2. **肺癌微创术后患者**　是指病理诊断为肺癌且符合手术标准，行电视辅助胸腔镜下肺病损切除术或达芬奇机器人辅助下肺病损切除术的患者。

3. **胃肠动力不足**　即消化道所需的胃肠肌肉的收缩蠕动力不足，包括肌肉收缩的力量和频率降低导致的胃排空延迟、胃十二指肠运动协调失常。其表现为上腹胀痛、嗳气、食

欲缺乏、恶心和排便困难等。

4. 肺癌微创术后胃肠动力不足发生率　是指统计周期内肺癌微创术后出现胃肠动力不足的患者例数占同期肺癌微创手术患者总例数的百分率。

（二）计算公式

肺癌微创术后胃肠动力不足发生率＝同期肺癌微创术后胃肠动力不足发生例数 / 统计周期内肺癌微创手术患者总例数 ×100%。

1. 分子说明

（1）统计周期内实施肺癌微创术后出现胃肠动力不足症状的患者例数。

（2）统计周期内同一患者多次出现胃肠动力不足症状，每次都需要计 1 例。

1）纳入标准：实施肺癌微创术后出现以下 1 种或 1 种以上表现的住院患者：①纳差、恶心、呕吐、腹胀；②排便费力；③排便为块状或硬便；④有排便不尽感；⑤有肛门直肠梗阻和（或）阻塞感；⑥需要用手操作以促进排便；⑦术后第一次排便大于 3 天者。

2）排除标准：①术前接受过胃肠手术者；②术前诊断为胃肠动力障碍性患者；③一侧肺全切患者。

2. 分母说明　同期内实施肺癌微创手术的所有患者例数。

（1）纳入标准：病理学诊断为肺癌实施电视辅助胸腔镜下或达芬奇机器人辅助下肺病损切除术的住院患者。

（2）排除标准：①术前接受过胃肠手术者；②术前诊断为胃肠动力障碍性患者；③一侧肺全切患者。

3. 数据收集

（1）统计周期可根据质量管理部门要求确定，如每月、每季度或每年。

（2）若统计时间间隔较短，可能会因为分子数量少而分母中手术人数相对固定，导致该率的数值接近 0。

（3）此指标全年值不能通过各个月值的算术平均数获得，而应直接利用公式获得。

（4）建立全科肺癌术后胃肠动力不足护理清单，符合纳入标准的患者由责任护士于手术当日开始填写相应的护理清单。

（5）根据护理清单获得肺癌微创术后胃肠动力不足发生例数（表 3–6、表 3–7）。

（三）指标监测的意义

肺癌手术的麻醉方式为全身麻醉，且手术创伤会刺激迷走神经，加之术前禁饮食及术后活动量减少，患者食欲降低，进食少，导致患者出现心肺功能障碍、胃肠动力不足、免疫力下降、激素平衡的失常等，其中胃肠道动力不足已成为许多患者手术后恢复的重要限速环节。主要表现为纳差、恶心、呕吐、腹胀、肛门停止排气和排便困难等症状，既增加了患者的医疗费用，也是患者手术满意度降低的重要原因，占全部住院手术患者的20%～ 37%。肺癌术后，护士主要关注肺不张、肺部感染、肺水肿、肺栓塞、心律失常等并发症的防治工作，而忽视对胃肠动力不足并发症的护理。通过该项指标的监测，及时评估患者胃肠动力情况并及早进行干预，提高患者舒适体验，增加满意度。

表 3-6 肺癌微创术后胃肠动力不足患者信息登记表

姓名	登记号	年龄	手术方式	是否发生胃肠动力不足

表 3-7 肺癌微创术后胃肠动力不足发生率统计报表

统计周期	发生胃肠动力不足例数	实际肺癌手术例数	肺癌微创术后胃肠动力不足发生率	备注

（褚秀美 王 俊）

七、人工气道非计划拔管预防措施执行达标率

（一）指标定义

1. 人工气道　是指以改善患者的通气功能，有效排除气道内分泌物，保证气道通畅，纠正患者的缺氧状态为目的，而通过气管插管或气管切开的方式在患者的呼吸道与空气或其他气体供给装置之间建立气体交换途径。

2. 人工气道非计划拔管　人工气道非计划拔管（unplanned extubation of artificial airway，UEX）是指患者有意造成或任何意外所致的人工气道的拔管，即非医护人员计划范畴内的人工气道拔管。通常包括以下情况：①未经医护人员同意患者自行拔除；②各种原因导致的导管滑脱；③因导管质量问题及导管堵塞等情况需要提前拔除的导管。

3. 人工气道非计划拔管预防措施执行达标率　是指统计周期内人工气道非计划拔管预防措施督查条目完全达标总人次数占同期人工气道非计划拔管预防措施督查条目总人次数的千分率。

（二）计算公式

人工气道非计划拔管预防措施执行达标率 = 同期人工气道非计划拔管预防措施督查条目完全达标总人次数 / 统计周期内人工气道非计划拔管预防措施督查条目总人次数 ×1000‰。

1. 分子说明

（1）使用人工气道非计划拔管预防措施执行达标率查检表（表 3-8）进行督查，每督查一项条目完全达标计为 1 人次。

（2）人工气道非计划拔管预防措施执行达标率每项条目督查内容全部达标结果计为完全达标，每项条目完全达标人次数之和为完全达标总人次数。

2. 分母说明

（1）统计周期内使用人工气道非计划拔管预防措施执行达标率查检表进行督查，每督

查一项条目计为 1 人次。

（2）督查结果：完全达标、部分达标、不达标、不适用。

（3）统计周期内人工气道非计划拔管预防措施督查条目总人次数不包含不适用人次数。

3.纳入标准　统计周期所有气管插管和气管切开的住院患者；争诊留观气管插管和气管切开的患者。

4.排除标准　门诊气管插管和气管切开的患者。

5.数据收集

（1）统计周期可根据质量管理部门要求确定，如每月、每季度或每年。

（2）此指标全年值不能通过各个月值的算术平均数获得，而应直接利用公式获得。

（3）若统计周期内督查频率过低，可能会因为分子、分母数量过小而导致该率的数值不能客观反映人工气道非计划拔管预防措施执行的护理质量。

（4）质量管理者定期使用人工气道非计划拔管预防措施执行达标率查检表进行督查，每个统计周期完成数据汇总。

（三）指标监测的意义

人工气道的建立常被用于急危重症患者的救治过程中。护理人员对人工气道非计划拔管的系统分析，有助于及时发现其现状、趋势、特征及危险因素，为其预防、控制和质量改进目标的制订提供科学依据。分析拔管发生原因并制订相应的预防措施，减少 UEX 发生，最终提升整个医护团队的服务规范性，这也是提升护理团队专业性和影响力的过程。

（四）护理质量评价标准

1.护理结构

（1）实行责任制整体护理，实际床护比合理。

（2）医护人员结构合理配置。

（3）对护理人员实施相关护理知识培训。

（4）病室整洁，光线明亮，空气清新。床单位平整、清洁、干燥、无污迹、无皮屑。

2.护理过程

（1）非计划拔管评估单及时评估。

（2）人工气道固定规范、有效。

（3）交接班时检查并记录人工气道的置入深度。

（4）遵医嘱给予适当约束或镇静。

（5）在患者翻身、转运前后做到管路的有效保护。

（6）双人口腔护理，操作过程中注意保护管路，避免脱出。

（7）呼吸机管路无持续牵拉。

（8）每日评估，尽早拔管。

（9）加强对非计划拔管高危人群或具有拔管倾向的患者的巡视。

3.护理结果　护理人员对人工气道非计划拔管的应急预案知晓率 ≥ 95%。

表 3-8 人工气道非计划拔管预防措施执行达标率查检表

项目：人工气道非计划拔管预防措施执行达标率 护理单元： 督查时间： 年 月 日 督查人：

序号	内容	督查总人数次数	完全达标	部分达标	不达标	不适用	完全达标率	部分达标率	不达标率	备注
1	实行责任制整体护理，实际床护比合理									
2	对护理人员实施相关护理知识培训									
3	医护人员结构配置合理									
4	病室整洁，光线明亮，空气清新；床单位平整、清洁、干燥、无污迹、无皮屑									
5	非计划拔管评估单及时评估									
6	人工气道固定规范、有效									
7	交接班时检查并记录人工气道的置入深度									
8	遵医嘱给予适当约束或镇静									
9	在患者翻身、转运前后做到管路的有效保护									
10	双人口腔护理，操作过程中注意保护管路，避免脱出									
11	呼吸机管路无持续牵拉									
12	每日评估，尽早拔管									
13	加强对非计划拔管高危人群或具有拔管倾向的患者的巡视									
14	护理人员对人工气道非计划拔管的应急预案知晓率≥95%									
	合计									

督查意见：

备注：1. 每项条目至少抽查 5 人次数，并在"督查总人次数"栏中填写数目；如不满 5 人次数，填写实际督查数目。

2. 实际督查结果在"完全达标""部分达标""不达标"栏中填写数目，并计算"完全达标率""部分达标率""不达标率"；如无此条目内容，在"不适用"栏中打"√"。

（张 娟 李红岩）

第二节 循环系统

一、心脏电复律护理措施执行达标率

（一）指标定义

1. 心脏电复律 是指在短时间内向心脏通以高压电流，使心肌瞬间同时发生除极化，消除异位性快速心律失常，使之转复窦性心律的方法。

2. 心脏电复律护理措施执行达标率　是指统计周期内住院患者心脏电复律护理措施督查条目完全达标总人次数占同期住院患者心脏电复律护理措施督查条目总人次数的百分率。

（二）计算公式

心脏电复律护理措施执行达标率 = 同期住院患者心脏电复律护理措施督查条目完全达标总人次数 / 统计周期内住院患者心脏电复律护理措施督查条目总人次数 ×100%。

1. 分子说明

（1）统计周期内使用心脏电复律护理措施执行达标率查检表（表 3-9）对每例患者进行督查，每督查一项条目完全达标计为 1 人次。

（2）住院患者心脏电复律护理措施执行达标率查检表每项条目督查内容全部达标结果计为完全达标，每项条目完全达标人次数之和为完全达标总人次数。

2. 分母说明

（1）统计周期内使用住院患者心脏电复律护理措施执行达标率查检表进行督查，每督查一项条目计为 1 人次。

（2）督查结果：完全达标、部分达标、不达标、不适用。

（3）统计周期内住院患者心脏电复律护理措施督查条目总人次数不包含不适用人次数。

3. 纳入标准　统计周期内办理入院手续并行择期心脏电复律的患者。

4. 排除标准　心室颤动行电除颤的患者；心室扑动行电除颤的患者。

5. 数据收集

（1）统计周期可根据质量管理部门要求确定，如每月、每季度或每年。

（2）此指标全年值不能通过各个月值的算术平均数获得，而应直接利用公式获得。

（3）若统计周期内督查频率过低，可能会因为分子、分母数值过小而导致该率的数值不能客观反映心脏电复律护理措施执行的护理质量。

（4）质量管理者定期使用心脏电复律护理措施执行达标率查检表进行督查，每个统计周期完成数据汇总。

（三）指标监测的意义

心脏电复律在临床上主要应用于择期复律的心房颤动、急诊复律的心房颤动伴预激综合征及药物治疗无效的室性心动过速患者的治疗中。其转复成功率高，安全有效，且不良反应少，是恢复窦性心律、提高生活质量的有效方法。但对护理配合也提出了更高的要求，护理人员在复律前充分做好各项准备工作和患者心理护理等，取得患者配合，复律中严密观察病情变化，复律后及时发现并发症才能有效减少患者的痛苦，缩短病程，提高患者的生存率。因此提高心脏电复律护理措施执行达标率在临床护理工作中具有非常重要的现实意义。

（四）护理质量评价标准

1. 护理结构

（1）实行责任制整体护理，责任护士了解病情。

（2）病室整洁，空气清新；温湿度适宜；床单位平整、清洁。

2. 护理过程

（1）术前 1 天核对麻醉药物丙泊酚处于备用状态。

（2）核实心房颤动患者术前应用华法林 3 周。

（3）患者术前 4 ～ 6 小时禁饮、禁食。

（4）查对患者手腕带。

（5）患者电复律部位皮肤完好。

（6）患者去除义齿和金属饰品。

（7）患者取去枕平卧位。

（8）给予患者面罩吸氧 6 ～ 8L/min。

（9）建立静脉通路并确保通畅。

（10）抢救车床旁备用。

（11）心电监护导联线连接正确，电极片避开复律部位。

（12）除颤仪导联线连接正确，电极片避开复律部位。

（13）选择 R 波高耸的导联进行示波观察，选择"同步"按钮。

（14）术前行 12 导联心电图监测。

（15）术后行 12 导联心电图监测。

（16）术后即刻观察患者意识，局部皮肤有无灼伤，肢体活动。

（17）术后半小时观察并记录患者生命体征。

（18）术后 1 小时观察并记录患者生命体征。

（19）护理记录规范。

3. 护理结果　患者及其家属对心脏电复律护理服务满意。

表 3-9　心脏电复律护理措施执行达标率查检表

项目：心脏电复律护理措施执行达标率　护理单元：　　　　　督查时间：　　年　月　日　督查人：

序号	内容	督查总人数次数	完全达标	部分达标	不达标	不适用	完全达标率	部分达标率	不达标率	备注
1	术前 1 天核对麻醉药物丙泊酚处于备用状态									
2	核实心房颤动患者术前应用华法林 3 周									
3	患者术前 4 ～ 6 小时禁饮食									
4	查对患者手腕带									
5	患者电复律部位皮肤完好									
6	患者去除义齿和金属饰品									
7	患者取去枕平卧位									
8	给予患者面罩吸氧 6 ～ 8L/min									
9	建立静脉通路并确保通畅									
10	抢救车床旁备用									

续表

序号	内容	督查总人数次数	完全达标	部分达标	不达标	不适用	完全达标率	部分达标率	不达标率	备注
11	心电监护导联线连接正确，电极片避开复律部位									
12	除颤仪导联线连接正确，电极片避开复律部位									
13	选择 R 波高耸的导联进行示波观察，选择"同步"按钮									
14	术前行 12 导联心电图监测									
15	术后行 12 导联心电图监测									
16	术后即刻观察患者意识，局部皮肤有无灼伤，肢体活动									
17	术后半小时观察并记录患者生命体征									
18	术后 1 小时观察并记录患者生命体征									
19	护理记录规范									
	合计									
督查意见：										

备注：1. 每项条目至少抽查 5 人次数，并在"督查总人次数"栏中填写数目；如不满 5 人次数，填写实际督查数目。

2. 实际督查结果在"完全达标""部分达标""不达标"栏中填写数目，并计算"完全达标率""部分达标率""不达标率"；如无此条目内容，在"不适用"栏中打"√"。

（贾秀玲　高　站）

二、经桡动脉介入术后加压包扎部位护理措施执行达标率

（一）指标定义

1. 经桡动脉介入手术　是指经桡动脉使用心导管技术疏通狭窄甚至闭塞的冠状动脉管腔，从而改善心肌血流灌注的治疗方法。

2. 加压包扎部位护理　经桡动脉介入术后需要用加压器对穿刺部位进行长时间加压包扎，通常会出现加压部位再出血、血肿、水疱等并发症，经过护士的正确护理可减少并发症的发生。

3. 经桡动脉介入术后加压包扎部位护理措施执行达标率　是指统计周期内经桡动脉介入术后加压包扎部位护理措施督查条目完全达标总人次数占同期经桡动脉介入术后加压包扎部位护理措施督查条目的总人次数的百分率。

（二）计算公式

经桡动脉介入术后加压包扎部位护理措施执行达标率＝同期经桡动脉介入术后加压包

扎部位护理措施督查条目完全达标总人次数 / 统计周期内经桡动脉介入术后加压包扎部位护理措施督查条目的总人次数 ×100%。

1. 分子说明

（1）统计周期内使用经桡动脉介入术后加压包扎部位护理措施执行达标率查检表（表 3-10）对每例患者进行督查，每督查一项条目完全达标计为 1 人次。

（2）经桡动脉介入术后加压包扎部位护理措施执行达标率查检表每项条目督查内容全部达标结果计为完全达标，每项条目完全达标人次数之和为完全达标总人次数。

2. 分母说明

（1）统计周期内使用经桡动脉介入术后加压包扎部位护理措施执行达标率查检表进行督查，每督查一项条目计为 1 人次。

（2）督查结果：完全达标、部分达标、不达标、不适用。

（3）统计周期内经桡动脉介入术后加压包扎部位护理措施督查条目总人次数不包含不适用人次数。

3. 纳入标准　心血管内科经皮冠状动脉介入术后桡动脉加压包扎的患者。

4. 排除标准　心血管内科经桡动脉穿刺失败加压包扎的患者；股动脉穿刺的患者。

5. 数据收集

（1）统计周期可根据质量管理部门要求确定，如每月、每季度或每年。

（2）此指标全年值不能通过各个月值的算术平均数获得，而应直接利用公式获得。

（3）若统计周期内督查频率过低，可能会因为分子、分母数值过小而导致该率的数值不能客观反映经桡动脉介入术后加压包扎部位护理措施执行的护理质量。

（4）质量管理者定期使用经桡动脉介入术后加压包扎部位护理措施执行达标率查检表进行督查，每个统计周期完成数据汇总。

（三）指标监测的意义

冠状动脉介入手术具有诊断明确，疗效显著和创伤小等特点，已成为心内科疾病诊断和治疗的主要手段之一。术后加压包扎是必备手段，但因加压时间长，患者疼痛耐受能力、皮肤敏感性不一而导致加压力度难以掌握，加压器移动而造成的出血、血肿、水疱等，对患者的身心健康产生影响，增加纠纷隐患，影响护理质量。经皮冠状动脉介入术后加压包扎部位并发症的观察有利于加强护士责任心，减少并发症的发生，缓解患者紧张情绪，提高患者及其家属的满意度，有助于构建和谐护患氛围，提高优质护理服务质量。

（四）护理质量评价标准

1. 术后即刻

（1）穿刺处无出血、皮下血肿，皮温、颜色、脉搏良好。

（2）术侧上肢无肿胀、血肿。

（3）患者疼痛可耐受。

（4）指导患者抬高术侧 45°～60°，减少腕部运动。

（5）指导患者做握拳 - 放松运动，3～5 次 / 小时。

2. 术后 2 小时

(1) 通知医师放松加压器。

(2) 患者疼痛可耐受。

(3) 患者穿刺处未出现出血、皮下血肿，皮温、颜色、脉搏良好。

(4) 术侧上肢无肿胀、血肿。

(5) 指导患者抬高术侧 45°～60°，减少腕部运动。

(6) 指导患者做握拳－放松运动，3～5 次／小时。

(7) 患者未私自放松加压器。

3. 术后 6 小时

(1) 通知医师放松加压器多次。

(2) 患者未再感觉到疼痛。

(3) 患者穿刺处未出现出血、皮下血肿，皮温、颜色、脉搏良好。

(4) 患者未私自放松加压器，未出现水疱。

4. 术后 12 小时

(1) 患者穿刺处未出现出血、皮下血肿，皮温、颜色、脉搏良好。

(2) 患者未出现水疱。

5. 术后次日晨　通知医师为患者解除压迫。

表 3-10　经桡动脉介入术后加压包扎部位护理措施执行达标率查检表

项目：经桡动脉介入术后加压包扎部位护理措施执行达标率　护理单元：　　督查时间：　年 月 日 督查人：

序号	内容	督查总人数次数	完全达标	部分达标	不达标	不适用	完全达标率	部分达标率	不达标率	备注
1	术后即刻观察穿刺处无出血、皮下血肿、皮温、颜色、脉搏良好									
2	术后即刻观察术侧上肢无肿胀、血肿									
3	术后即刻患者疼痛可耐受									
4	术后即刻指导患者抬高术侧 45°～60°，减少腕部运动									
5	术后即刻指导患者做握拳－放松运动，3～5 次／小时									
6	术后 2 小时通知医师放松加压器									
7	术后 2 小时患者疼痛可耐受									
8	术后 2 小时患者穿刺处未出现出血,皮下血肿,皮温,颜色,脉搏良好									
9	术后 2 小时术侧上肢无肿胀、血肿									
10	术后 2 小时指导患者抬高术侧 45°～60°，减少腕部运动									
11	术后 2 小时指导患者做握拳－放松运动，3～5 次／小时									

续表

序号	内容	督查总人数次数	完全达标	部分达标	不达标	不适用	完全达标率	部分达标率	不达标率	备注
12	术后 2 小时患者未私自放松加压器									
13	术后 6 小时通知医师放松加压器多次									
14	术后 6 小时患者未再感觉到疼痛									
15	术后 6 小时患者穿刺处未出现出血，皮下血肿，皮温，颜色，脉搏良好									
16	术后 6 小时患者未私自放松加压器，未出现水疱									
17	术后 12 小时患者穿刺处未出血，皮下血肿，皮温，颜色，脉搏良好									
18	术后 12 小时患者穿刺处未出现水疱									
19	术后次日晨通知医师为患者解除压迫									
	合计									

督查意见：

备注：1. 每项条目至少抽查 5 人次数，并在"督查总人次数"栏中填写数目；如不满 5 人次数，填写实际督查数目。

2. 实际督查结果在"完全达标""部分达标""不达标"栏中填写数目，并计算"完全达标率""部分达标率""不达标率"；如无此条目内容，在"不适用"栏中打"√"。

（李　霞　王　静₁）

三、冠脉介入术后心脏康复护理措施执行达标率

（一）指标定义

1. 心脏康复　是指改善心血管疾病患者身体的、心理的、社会的、职业的状态，抑制或降低动脉硬化的进程，减少疾病的再发率、再住院率及死亡率，提高生活质量（实现轻松、愉快、可以自由活动的生活）为目的的治疗，包括医学诊断、基于运动处方的运动疗法、控制冠心病的危险因素、患者的咨询与宣教、对症的药物治疗等诊疗活动。

2. 冠脉介入术后心脏康复护理措施执行达标率　是指统计周期内冠脉介入术后患者心脏康复护理措施督查条目完全达标总人次数占同期冠脉介入术后心脏康复措施督查条目总人次数的百分率。

（二）计算公式

冠脉介入术后心脏康复护理措施执行达标率 = 同期冠脉介入术后患者心脏康复护理措施督查条目完全达标总人次数 / 统计周期内冠脉介入术后心脏康复措施督查条目总人

次数 ×100%。

1. 分子说明

（1）统计周期内使用冠脉介入术后心脏康复护理措施执行达标率查检表（表 3-11）进行督查，每督查一项条目完全达标计为 1 人次。

（2）冠脉介入术后心脏康复措施每条目督查内容全部达标结果计为完全达标，每项条目完全达标人次数之和为完全达标总人次数。

2. 分母说明

（1）统计周期内使用冠脉介入术后心脏康复护理措施执行达标率查检表进行督查，每督查一项条目计为 1 人次。

（2）督查结果：完全达标、部分达标、不达标、不适用。

（3）统计周期内冠脉介入术后心脏康复措施督查条目总人次数不包含不适用人次数。

3. 纳入标准　符合冠状动脉粥样硬化性心脏病（冠心病）的诊断标准，住院期间行冠脉介入手术治疗，心功能≤Ⅱ级；心绞痛严重程度分级在Ⅱ或Ⅲ级的住院患者。

4. 排除标准

（1）合并严重的视力、听力障碍的患者。

（2）合并严重的并发症（严重心力衰竭、肾衰竭、恶性肿瘤、严重的心律失常）的患者。

（3）既往或目前有精神病和精神障碍，有智力、认知功能严重障碍的患者。

5. 数据收集

（1）统计周期可根据质量管理部门要求确定，如每月、每季度或每年。

（2）此指标全年值不能通过各个月值的算术平均数获得，而应直接利用公式获得。

（3）若统计周期内督查频率过低，可能会因为分子、分母数值过小而导致该率的数值不能客观反映经桡动脉介入术后加压包扎部位护理措施执行的护理质量。

（4）质量管理者定期使用冠脉介入术后心脏康复护理措施执行达标率查检表进行督查，每个统计周期完成数据汇总。

（三）指标监测的意义

据中国心血管疾病报告 2016 年报道，我国心血管疾病现患患者数至少 2.9 亿，近年来，随着经济发展和社会压力的增加，我国冠心病发生率逐年攀升且呈年轻化趋势，导致心血管疾病带病生存人数不断增加，造成反复住院、劳动能力丧失、病情逐渐恶化，给个人、家庭、社会都带来了沉重的负担。

经皮冠状动脉介入治疗目前是治疗冠心病最有效的治疗方法，但术后患者需要长期服用药物，有效控制危险因素，以达到预防支架内血栓和再狭窄发生的目的。为降低心血管疾病的发病率和病死率，缩短疾病治疗康复时间，降低治疗成本，提高生活质量，协助患者尽快回归家庭与社会，进行全面有效的心脏康复具有重要的意义。

（四）护理质量评价标准

1. 与医师沟通患者病情，了解患者术中情况，执行康复措施前进行风险评估。

2. 宣教心脏康复相关知识，包括心脏康复目的、意义及注意事项等。

3. 桡动脉穿刺者术后上肢适当抬高制动，无出血酌情下床活动，落实运动处方。

4. 股动脉穿刺者术后下肢制动 6～8 小时，足部背屈运动，8 小时后缓慢翻身，术侧下肢勿屈曲，指导患者下肢被动运动，预防 VTE 发生。

5. 股动脉穿刺者术后次日晨拆除绷带后先坐起床上活动，无不适床边椅坐立，过渡到床旁行走。

6. 视病情活动时进行心电监测，运动时目标心率为静息心率增加 15～20 次 / 分，强化防跌安全宣教。

7. 指导饮食清淡、膳食营养平衡，控制体重，落实饮食处方。

8. 加强沟通，打消顾虑，指导患者保持乐观心态，改善睡眠，落实心理处方。

9. 遵医嘱长期规范用药，知晓药物的作用及注意事项，落实药物处方。

10. 改良不健康生活行为，重点落实戒烟处方。

11. 知晓疾病危险因素及自我防范措施，避免再次发病。

12. 教会患者及其家属测量血压、脉搏的方法。

13. 教会患者及其家属突发心血管事件时的自救技能。

14. 登记患者资料，建立心脏康复随访档案。

15. 进行出院心脏康复指导，重点个性化运动方案，包括运动热身、强度、方式、时间及频率等。

16. 指导患者定期门诊随访，增强依从性和坚持康复举措的毅力及职业回归。

表 3-11　冠脉介入术后心脏康复护理措施执行达标率查检表

项目：冠脉介入术后心脏康复护理措施执行达标率　护理单元：　　督查时间：　年　月　日　督查人：

序号	内容	督查总人数次数	完全达标	部分达标	不达标	不适用	完全达标率	部分达标率	不达标率	备注
1	与医师沟通患者病情，了解患者术中情况，执行康复措施前进行风险评估									
2	宣教心脏康复相关知识，包括心脏康复目的、意义及注意事项等									
3	桡动脉穿刺者术后上肢适当抬高制动，无出血酌情下床活动，落实运动处方									
4	股动脉穿刺者术后下肢制动 6～8 小时，足部背屈运动，8 小时后缓慢翻身，术侧下肢勿屈曲									
5	股动脉穿刺者术后 24 小时拆除绷带后先坐起床上活动，无不适床边椅坐立，过渡到床旁行走									
6	视病情活动时进行心电监测，运动时目标心率为静息心率增加 15～20 次 / 分，强化防跌安全宣教									
7	指导饮食清淡、膳食营养平衡，控制体重，落实饮食处方									
8	加强沟通，打消顾虑，指导患者保持乐观心态，改善睡眠，落实心理处方									

续表

序号	内容	督查总人数次数	完全达标	部分达标	不达标	不适用	完全达标率	部分达标率	不达标率	备注
9	遵医嘱长期规范用药，知晓药物作用及注意事项，落实药物处方									
10	改良不健康生活行为，重点落实戒烟处方									
11	知晓疾病危险因素及自我防范措施，避免再次发病									
12	教会患者及其家属测量血压、脉搏的方法									
13	教会患者及其家属突发心血管事件时的自救技能									
14	出院前登记患者资料，建立心脏康复随访档案									
15	进行出院心脏康复指导，重点个性化运动方案，包括运动热身、强度、方式、时间及频率等									
16	指导患者定期门诊随访，增强依从性和坚持康复举措的毅力及职业回归									
	合计									
督查意见：										

备注：1. 每项条目至少抽查5人次数，并在"督查总人次数"栏中填写数目；如不满5人次数，填写实际督查数目。

2. 实际督查结果在"完全达标""部分达标""不达标"栏中填写数目，并计算"完全达标率""部分达标率""不达标率"；如无此条目内容，在"不适用"栏中打"√"。

（徐海燕　马　蕾）

四、经外周静脉泵入血管活性药物相关性静脉炎预防措施执行达标率

（一）指标定义

1. 静脉炎　是由于长期输入高浓度、刺激性较强的药液，或静脉内长时间放置刺激性较强的塑料导管，引起局部静脉壁发生化学炎症反应，是临床上最常见的静脉输液并发症之一。其临床表现为周围皮肤出现充血性红斑，有时伴有水肿，以后逐渐消退，充血被色素沉着代替，红斑转变成棕褐色，少数患者可有发热、疼痛，有时可出现红色条索状条纹及穿刺点脓性分泌物产生。

2. 血管活性药物　是通过调节血管舒缩状态，改善血管功能，维持稳定的血流动力学，从而保证重要脏器血流灌注的一类药物，包括血管升压药、正性肌力药和血管扩张剂。

3. 经外周静脉泵入血管活性药物相关性静脉炎预防措施执行达标率　是指统计周期内经外周静脉泵入血管活性药物相关性静脉炎预防措施督查条目完全达标总人次数占同期经

外周静脉泵入血管活性药物相关性静脉炎预防措施督查条目总人次数的百分率。

（二）计算公式

经外周静脉泵入血管活性药物相关性静脉炎预防措施执行达标率＝同期经外周静脉泵入血管活性药物相关性静脉炎预防措施督查条目完全达标总人次数/统计周期内经外周静脉泵入血管活性药物相关性静脉炎预防措施督查条目总人次数 ×100%。

1. 分子说明

（1）统计周期内使用经外周静脉泵入血管活性药物相关性静脉炎预防措施执行达标率查检表（表 3-12）对患者进行督查，每督查一项条目完全达标计为 1 人次。

（2）经外周静脉泵入血管活性药物相关性静脉炎预防措施执行达标率查检表每项条目督查内容全部达标结果计为完全达标，每项条目完全达标人次数之和为完全达标总人次数。

2. 分母说明

（1）统计周期内使用经外周静脉泵入血管活性药物的患者静脉炎预防措施执行达标率查检表进行督查，每督查一项条目计为 1 人次。

（2）督查结果：完全达标、部分达标、不达标、不适用。

（3）统计周期内经外周静脉泵入血管活性药物的患者相关性静脉炎预防措施督查条目总人次数不包含不适用人次数。

3. 纳入标准　经外周静脉泵入血管活性药物且具备良好的沟通和交流能力的住院患者。

4. 排除标准　经同一外周静脉滴注其他刺激性药物的患者。

5. 数据收集

（1）统计周期可根据质量管理部门要求确定，如每月、每季度或每年。

（2）此指标全年值不能通过各个月值的算术平均数获得，而应直接利用公式获得。

（3）若统计周期内督查频率过低，可能会因为分子、分母数值过小而导致该率的数值不能客观反映经外周静脉泵入血管活性药物相关性静脉炎预防措施执行的护理质量。

（4）质量管理者定期使用经外周静脉泵入血管活性药物相关性静脉炎预防措施执行达标率查检表进行督查，每个统计周期完成数据汇总。

（三）指标监测的意义

心血管外科的患者较多使用血管活性药物，如多巴胺、肾上腺素、硝普钠、硝酸甘油、异丙肾上腺素等，这些药物对于血管有很强的刺激作用，增加了血管活性药物相关性静脉炎的发生。而静脉炎的发生又会增加患者的痛苦、住院时间、医疗费用和感染率，给患者、家庭、社会带来沉重负担，同时也增加了护理工作量。因此，以指标监测获得的信息为基础引导的持续质量改进活动，可以帮助心血管外科了解经外周静脉泵入血管活性药物相关性静脉炎发生的情况，得到造成患者静脉炎发生的特异性因素，同时可帮助其分析根本原因，使患者静脉炎发生的相关危险因素得到及时识别，完善经外周静脉泵入血管活性药物的管理制度，优化预防流程，减少经外周静脉泵入血管活性药物相关性静脉炎的发生。因此，对经外周静脉泵入血管活性药物相关性静脉炎的发生率进行监测具有非常重要的意义。

（四）护理质量评价标准

1. 配药前查对医嘱和药物。

2. 每 24 小时更换延长管一次，延长管干净整洁无回血。

3. 给药前再次查对。

4. 更换药物或静脉穿刺前评估血管情况。

5. 向患者及其家属交代血管活性药物相关注意事项。

6. 预防性涂抹喜辽妥（多磺酸黏多糖乳膏）或使用其他敷料。

7. 交接班时查看患者静脉留置针处的皮肤及药液名称、配制时间、泵入速度、剩余药液量。

8. 巡视时查看患者静脉留置针处的皮肤；据美国静脉输液护理学会所规定的标准将静脉炎分为 3 度。Ⅰ度：局部疼痛、红肿或水肿，静脉无条索状改变，未触及硬结，肿胀直径小于 3cm。Ⅱ度：局部疼痛、红肿或水肿，静脉条索状改变，未触及硬结，肿胀直径 3～5cm。Ⅲ度：局部疼痛、红肿或水肿，静脉条索状改变，可触及硬结，肿胀直径 > 5cm。

9. 责任护士准确记录患者外周静脉泵入血管活性药物的情况。

表 3-12　经外周静脉泵入血管活性药物相关性静脉炎预防措施执行达标率查检表

项目：经外周静脉泵入血管活性药物相关性静脉炎预防达措施执行达标率

护理单元：　　督查时间：　　年　月　日　　督查人：

序号	内容	督查总人数次数	完全达标	部分达标	不达标	不适用	完全达标率	部分达标率	不达标率	备注
1	配药前查对医嘱和药物									
2	每 24 小时更换延长管一次，延长管干净整洁无回血									
3	给药前再次查对									
4	更换药物或静脉穿刺前评估血管情况									
5	向患者及其家属交代血管活性药物相关注意事项									
6	预防性涂抹喜辽妥或使用其他敷料									
7	交接班时查看患者静脉留置针处的皮肤及药液名称、配制时间、泵入速度、剩余药液量									
8	巡视时查看患者静脉留置针处的皮肤									
9	责任护士准确记录患者外周静脉泵入血管活性药物的情况									
合计										

督查意见：

备注：1. 每项条目至少抽查 5 人次数，并在"督查总人次数"栏中填写数目；如不满 5 人次数，填写实际督查数目。

2. 实际督查结果在"完全达标""部分达标""不达标"栏中填写数目，并计算"完全达标率""部分达标率""不达标率"；如无此条目内容，在"不适用"栏中打"√"。

（栾瑞红　王冠容）

五、心脏及大血管术后患者肺不张预防措施执行达标率

（一）指标定义

1. 肺不张　是指一个或多个肺段或肺叶的容量或含气量减少。由于肺泡内气体吸收，肺不张通常伴有受累区域的透光度降低，邻近结构（支气管、肺血管、肺间质）向不张区域聚集，有时可见肺泡腔实变，其他肺组织代偿性气肿。

2. 心脏及大血管术后肺不张预防措施执行达标率　是指统计周期内心脏及大血管术后患者肺不张预防措施督查条目完全达标总人次数占同期心脏及大血管术后患者肺不张预防措施督查条目总人次数的百分率。

（二）计算公式

心脏及大血管术后患者肺不张预防措施执行达标率 = 同期心脏及大血管术后患者肺不张预防措施督查条目完全达标总人次数 / 统计周期内心脏及大血管术后患者肺不张预防措施督查条目总人次数 ×100%。

1. 分子说明

（1）统计周期内使用心脏及大血管术后患者肺不张预防措施执行达标率查检表（表3-13）对患者进行督查，每督查一项条目完全达标计为 1 人次。

（2）心脏及大血管术后患者肺不张预防措施执行达标率查检表每项条目督查内容全部达标结果计为完全达标，每项条目完全达标人次数之和为完全达标总人次数。

2. 分母说明

（1）统计周期内使用心脏及大血管术后患者肺不张预防措施执行达标率查检表进行督查，每督查一项条目计为 1 人次。

（2）督查结果：完全达标、部分达标、不达标、不适用。

（3）统计周期内心脏及大血管术后患者肺不张预防措施督查条目总人次数不包含不适用人次数。

3. 纳入标准　心脏及大血管手术的住院患者，如心脏瓣膜置换术、冠状动脉旁路移植术、主动脉或主动脉弓置换术等。

4. 排除标准

（1）术前诊断为肺不张的患者。

（2）胸腔积液导致的肺不张。

5. 数据收集

（1）统计周期可根据质量管理部门要求确定，如每月、每季度或每年。

（2）此指标全年值不能通过各个月值的算术平均数获得，而应直接利用公式获得。

（3）若统计周期内督查频率过低，可能会因为分子、分母数值过小而导致该率的数值不能客观反映心脏及大血管术后患者肺不张预防措施执行的护理质量。

（4）质量管理者定期使用心脏及大血管术后患者肺不张预防措施执行达标率查检表进行督查，每个统计周期完成数据汇总。

（三）指标监测的意义

心脏及大血管手术创伤大，对呼吸功能的改变也大。术后肺功能残气量下降，引起小气道呈阻塞性改变，V_A/Q 失调，肺泡－动脉氧分压差增加，加之术后切口疼痛，呼吸运动受限，肺膨胀不全，膈肌运动减弱，使肺顺应性降低，患者咳嗽无力，气道黏膜排送系统功能障碍，分泌物排除不畅，造成气道阻塞，引起肺不张。一旦发生肺不张，会延长患者的住院时间，增加患者的经济负担，严重者可能会使患者肺部发生感染，甚至造成呼吸衰竭，增加患者的死亡率。因此，在心血管外科呼吸道护理是护理工作中很重要的一部分，呼吸道的护理质量关乎患者的病情改善及预后。

因此，把心脏及大血管术后患者肺不张预防措施执行达标率作为监测指标，可以帮助护理管理者找到心脏及大血管术后患者肺不张发生的规律及危险因素，从而采取有效的措施，加强护理管理，避免影响因素的产生，减少肺不张的发生。

（四）护理质量评价标准

1. 告知患者术前两周戒烟。

2. 术前指导患者进行腹式呼吸、缩唇呼吸及深呼吸、咳嗽锻炼等。

3. 术后或交班时听诊患者肺部呼吸音。

4. 术后若无禁忌督促患者早期下床活动。

5. 术后遵医嘱给予雾化吸入。

6. 术后指导患者进行呼吸肌功能锻炼。

7. 术后按需给予患者叩背、咳痰。

8. 术后了解患者咳痰困难的原因并给予相应的干预措施。

9. 责任护士准确登记心脏及大血管手术后患者发生肺不张的情况。

表 3-13　心脏及大血管术后患者肺不张预防措施执行达标率查检表

项目：心脏及大血管术后患者肺不张预防措施执行达标率　护理单元：　　督查时间：　年 月 日　督查人：

序号	内容	督查总人数次数	完全达标	部分达标	不达标	不适用	完全达标率	部分达标率	不达标率	备注
1	告知患者术前两周戒烟									
2	术前指导患者进行腹式呼吸、缩唇呼吸及深呼吸、咳嗽锻炼等									
3	术后或交班时听诊患者肺部呼吸音									
4	术后若无禁忌督促患者下床活动									
5	术后遵医嘱给予雾化吸入									
6	术后指导患者进行呼吸肌功能锻炼									
7	术后按需给予患者叩背、咳痰									

续表

序号	内容	督查总人数次数	完全达标	部分达标	不达标	不适用	完全达标率	部分达标率	不达标率	备注
8	术后了解患者咳痰困难的原因并给予相应的干预措施									
9	责任护士准确登记心脏及大血管手术后患者发生肺不张的情况									
	合计									
督查意见：										

备注：1.每项条目至少抽查5人次数，并在"督查总人次数"栏中填写数目；如不满5人次数，填写实际督查数目。

2.实际督查结果在"完全达标""部分达标""不达标"栏中填写数目，并计算"完全达标率""部分达标率""不达标率"；如无此条目内容，在"不适用"栏中打"√"。

（李欣晖 冯鸿雁）

六、连续性血液净化治疗体外循环堵管防范措施执行达标率

（一）指标定义

1.连续性血液净化治疗体外循环堵管 是指住院患者在进行连续性血液净化体外循环过程中出现管路内或者滤器内凝血，导致体外循环无法正常进行的现象。

2.连续性血液净化治疗体外循环堵管防范措施执行达标率 是指统计周期内连续性血液净化治疗体外循环堵管防范措施督查条目完全达标总人次数占同期连续性血液净化治疗体外循环堵管防范措施督查条目总人次数的百分率。

（二）计算公式

连续性血液净化治疗体外循环堵管防范措施执行达标率＝同期连续性血液净化治疗体外循环堵管防范措施督查条目完全达标总人次数/统计周期内连续性血液净化治疗体外循环堵管防范措施督查条目总人次数 ×100%。

1.分子说明

（1）统计周期内使用连续性血液净化治疗体外循环堵管防范措施执行达标率查检表（表3-14）对患者进行督查，每督查一项条目完全达标计为1人次。

（2）连续性血液净化治疗体外循环堵管防范措施执行达标率查检表每项条目督查内容全部达标结果计为完全达标，每项条目完全达标人次数之和为完全达标总人次数。

2.分母说明

（1）统计周期内使用连续性血液净化治疗体外循环堵管防范措施执行达标率查检表进行督查，每督查一项条目计为1人次。

（2）督查结果：完全达标、部分达标、不达标、不适用。

（3）统计周期内住院患者连续性血液净化治疗体外循环堵管防范措施执行督查条目总人次数不包含不适用人次数。

3. 纳入标准　统计周期内所有办理入院手续并入住病区行连续性血液净化治疗的住院患者；连续性血液净化治疗的急诊留院观察患者。

4. 排除标准　门诊患者。

5. 数据收集

（1）统计周期可根据质量管理部门要求确定，如每月、每季度或每年。

（2）此指标全年值不能通过各个月值的算术平均数获得，而应直接利用公式获得。

（3）若统计周期内督查频率过低，可能会因为分子、分母数值过小而导致该率的数值不能客观反映连续性血液净化治疗体外循环堵管防范措施执行的护理质量。

（4）质量管理者定期使用连续性血液净化治疗体外循环堵管防范措施执行达标率查检表进行督查，每个统计周期完成数据汇总。

（三）指标监测的意义

住院患者有效的连续性血液净化治疗在住院患者疾病治疗过程中起重要作用。住院患者连续性血液净化治疗体外循环堵管，严重影响治疗目标的完成，延长患者住院时间，增加医疗费用，导致患者大量失血，增加住院患者医源性贫血的发生概率，同时也增加了护理工作量，并影响住院患者满意度。因此，如何降低住院患者连续性血液净化治疗体外循环堵管率，保证住院患者有效的、连续的血液净化治疗，提高救治率显得尤为重要。

住院患者连续性血液净化治疗体外循环堵管的发生，除了与住院患者自身因素（住院患者自身的疾病类型，血管通路的通畅度、血流量、血浓缩、血小板计数及肢体的活动度）、抗凝剂的选择与用量［控制合适的活化部分凝血活酶时间（APTT）、凝血酶原时间（PT）、凝血酶时间（TT）、血常规及电解质的情况］、透析器膜材料及治疗模式有关，还与临床护士专业技术熟练程度（有效的预冲管路、减少管路内气体量）密切相关。

此外，护士是住院患者连续性血液净化治疗的执行者。护理人员通过对科室住院患者连续性血液净化治疗体外循环堵管的监测，分析住院患者连续性血液净化治疗体外循环堵管的现状、影响因素，为其预防、控制提供科学依据，以进行历史性、阶段性的自身比较，并进行目标改善，可减少住院患者连续性血液净化治疗体外循环堵管的发生，提高住院患者疾病的救治效率、降低医疗费用、提高家属满意度。

（四）护理质量评价标准

1. 护理结构

（1）实行责任制整体护理，实际床护比合理。

（2）患者血液净化治疗符合医嘱要求。

2. 护理过程

（1）管路预冲时间合理、管路内无气泡。

（2）患者血容量正常。

（3）选用正确抗凝剂。

（4）遵医嘱按时抽血查激活全血凝血时间（ACT）。

（5）APTT 结果适宜。

（6）ACT 结果适宜。

（7）血小板 $\leqslant 600 \times 10^9$/L。

（8）躁动患者给予合理镇静和约束。

（9）患者上机时间适宜。

（10）深静脉置管通畅，无管路打折、卷曲。

3. 护理结果　住院患者连续性血液净化治疗过程中未发生体外循环堵管。

表 3-14　连续性血液净化治疗体外循环堵管防范措施执行达标率查检表

项目：连续性血液净化治疗体外循环堵管防范措施执行达标率　护理单元：　　督查时间：　　年　月　日　督查人：

序号	内容	督查总人数次数	完全达标	部分达标	不达标	不适用	完全达标率	部分达标率	不达标率	备注
1	管路预冲时间合理、管路内无气泡									
2	患者血容量正常									
3	选用正确抗凝剂									
4	遵医嘱按时抽血查激活全血凝血时间（ACT）									
5	APTT 结果适宜									
6	ACT 结果适宜									
7	血小板 PLT $\leqslant 600 \times 10^9$/L									
8	躁动患者给予合理镇静和约束									
9	患者上机时间适宜									
10	深静脉置管通畅，无管路打折、卷曲									
	合计									
督查意见：										

备注：1. 每项条目至少抽查 5 人次数，并在"督查总人次数"栏中填写数目；如不满 5 人次数，填写实际督查数目。

　　2. 实际督查结果在"完全达标""部分达标""不达标"栏中填写数目，并计算"完全达标率""部分达标率""不达标率"；如无此条目内容，在"不适用"栏中打"√"。

（朱月华　韩　臻）

七、心外膜临时起搏器护理措施执行达标率

(一)指标定义

1. 心外膜临时起搏器　是指在完成手术，关闭心包前将正负电极均缝在右心室心外膜，导线经心包剑突下切口缝合处引出固定在皮肤上，在体外与临时起搏器连接起搏。

2. 心外膜临时起搏器护理措施执行达标率　是指统计周期内心外膜临时起搏器护理措施督查条目完全达标总人次数占同期心外膜临时起搏器护理措施督查条目总人次数的百分率。

(二)计算公式

心外膜临时起搏器护理措施执行达标率 = 同期心外膜临时起搏器护理措施督查条目完全达标总人次数 / 统计周期内心外膜临时起搏器护理措施督查条目总人次数 ×100%。

1. 分子说明

(1)统计周期内使用心外膜临时起搏器护理措施执行达标率查检表(表3-15)对每例患者进行督查，每督查一项条目完全达标计为1人次。

(2)心外膜临时起搏器护理措施执行达标率查检表每项条目督查内容全部达标结果计为完全达标，每项条目完全达标人次数之和为完全达标总人次数。

2. 分母说明

(1)统计周期内使用心外膜临时起搏器护理措施执行达标率查检表进行督查，每督查一项条目计为1人次。

(2)督查结果:完全达标、部分达标、不达标、不适用。

(3)统计周期内心外膜临时起搏器护理措施督查条目总人次数不包含不适用人次数。

3. 纳入标准　心脏外科手术中置入心外膜临时起搏器的患者。

4. 排除标准　起搏器处于备用状态的患者;撤除起搏器但起搏导线仍留置的患者。

5. 数据收集

(1)统计周期可根据质量管理部门要求确定，如每月、每季度或每年。

(2)此指标全年值不能通过各个月值的算术平均数获得，而应直接利用公式获得。

(3)若统计周期内督查频率过低，可能会因为分子、分母数值过小而导致该率的数值不能客观反映心外膜临时起搏器护理措施执行的护理质量。

(4)质量管理者定期使用心外膜临时起搏器护理措施执行达标率查检表进行督查，每个统计周期完成数据汇总。

(三)指标监测的意义

心律失常及心功能障碍等并发症是心脏外科手术患者常见而又严重的并发症，与术中低温、麻醉传导束水肿及手术损伤等因素有关，临时起搏器的应用对于防治患者术后心动过缓、心律失常等现象有着非常重要的作用。在使用心外膜临时起搏器过程中严密观察、做好起搏器的性能维护、注重细节的护理措施，能有效地促进患者康复，防治体外循环心脏手术患者心律失常、心动过缓、三度房室传导阻滞、窦性停搏等并发症的发生，帮助患

者安全度过围术期。

（四）护理质量评价标准

1. 正确记录起搏器参数，参数如有调整及时记录。

2. 进行连续的心电监测，合理设置监护仪器报警界限。

3. 密切观察，保证起搏与感知的功能正常。

4. 遵医嘱定时采血检查血气指标，监测电解质变化。

5. 脉冲发生器与电极导线连接稳固。

6. 导线无扭曲、打折。

7. 密切观察，保证电极导线与皮肤固定处无感染。

8. 起搏导线传出部位无红肿、血肿。

9. 观察心包引流量，预防心脏压塞。

10. 注意临时起搏器的电量，及时更换电池。

11. 能够识别心电监护中异常起搏心电图，包括无起搏脉冲、感知不良、感知过度等。

12. 熟知临时起搏器常见并发症，包括导管移位、心律失常、心肌穿孔、导管断裂等。

13. 每班评估临时起搏器的必要性，及时告知医生。

表 3-15 心外膜临时起搏器护理措施执行达标率查检表

项目：心外膜临时起搏器护理措施执行达标率 护理单元： 督查时间： 年 月 日 督查人：

序号	内容	督查总人数次数	完全达标	部分达标	不达标	不适用	完全达标率	部分达标率	不达标率	备注
1	正确记录起搏器参数，参数如有调整及时记录									
2	进行连续的心电监测，合理设置监护仪器报警界限									
3	密切观察，保证起搏与感知的功能正常									
4	遵医嘱定时采血检查血气指标，监测电解质变化									
5	脉冲发生器与电极导线连接稳固									
6	导线无扭曲、打折									
7	密切观察，保证电极导线与皮肤固定处无感染									
8	起搏导线传出部位无红肿、血肿									
9	观察心包引流量，预防心脏压塞									
10	注意临时起搏器的电量，及时更换电池									
11	识别心电监护中异常起搏心电图，包括无起搏脉冲、感知不良、感知过度等									

续表

序号	内容	督查总人数次数	完全达标	部分达标	不达标	不适用	完全达标率	部分达标率	不达标率	备注
12	熟知临时起搏器常见并发症，包括导管移位、心律失常、心肌穿孔、导管断裂等									
13	每班评估临时起搏器的必要性，及时告知医生									
	合计									
督查意见：										

备注：1. 每项条目至少抽查 5 人次数，并在"督查总人次数"栏中填写数目；如不满 5 人次数，填写实际督查数目。

2. 实际督查结果在"完全达标""部分达标""不达标"栏中填写数目，并计算"完全达标率""部分达标率""不达标率"；如无此条目内容，在"不适用"栏中打"√"。

（王　惠　杨芳芳）

第三节　消化系统

一、胃镜黏膜下剥离术患者围术期护理措施执行达标率

（一）指标定义

1. **胃镜黏膜下剥离术围术期**　是指围绕胃镜黏膜下剥离术（Endoscopic submucosal dissection，ESD）的全过程，从患者决定接受手术治疗开始，到手术治疗直至基本康复，包含手术前、手术中及手术后的一段时间，具体是指从确定手术治疗时起，直到与这次手术有关的治疗基本结束为止，时间在术前 5～7 天至术后 7～12 天（注：由于在临床床位周转快、手术中无法干预，因此该围术期界定为术前 1～3 天、术后至出院日）。

2. **胃 ESD 患者围术期护理措施执行达标率**　是指统计周期内胃 ESD 患者围术期护理措施督查条目完全达标总人次数占同期胃 ESD 患者围术期护理措施督查条目总人次数的百分率。

（二）计算公式

胃 ESD 患者围术期护理措施执行达标率 ＝ 同期胃 ESD 患者围术期护理措施督查条目完全达标总人次数 / 统计周期内胃 ESD 患者围术期护理措施督查条目总人次数 ×100%。

1. 分子说明

（1）统计周期内使用胃 ESD 患者围术期护理措施执行达标率查检表（表 3-16）进行督查，每督查一项条目完全达标计为 1 人次。

（2）胃 ESD 患者围术期护理措施执行达标率查检表每项条目督查内容全部达标结果计为完全达标，每项条目完全达标人次数之和为完全达标总人次数。

2. 分母说明

（1）统计周期内使用胃 ESD 患者围术期护理措施执行达标率查检表进行督查，每督查一项条目计为 1 人次。

（2）督查结果：完全达标、部分达标、不达标、不适用。

（3）统计周期内胃 ESD 患者围术期护理措施督查条目总人次数不包含不适用人次数。

3. 纳入标准 所有择期行胃 ESD 术的住院患者。

4. 排除标准

（1）临时增加或急症行胃 ESD 术的住院患者。

（2）因患者病情原因，在当日撤销胃 ESD 术者。

（3）因患者术中病情原因，急症采取外科手术者。

5. 数据收集

（1）统计周期可根据质量管理部门要求确定，如每月、每季度或每年。

（2）此指标全年值不能通过各个月值的算术平均数获得，而应直接利用公式获得。

（3）若统计周期内督查频率过低，可能会因为分子、分母数值过小而导致该率的数值不能客观反映胃 ESD 患者围术期护理质量。

（4）质量管理者定期使用胃 ESD 患者围术期护理措施执行达标率查检表进行督查，每个统计周期完成数据汇总。

（三）指标监测的意义

1. 有利于提高专科护理质量，减少患者在住院期间因护理程序和方法不当导致护理结果的差异。

2. 保障了患者健康教育的时效性，使患者全面掌握不同阶段的健康教育知识，促进患者康复，有效提高胃 ESD 治疗护理质量。

3. 能够保障患者护理安全，提高患者对护理的满意度。

4. 有利于提高本专业护士的专科能力，增强人文关怀和责任意识，更好地为患者提供优质护理服务。

5. 为科室新入职护士规范化培训提供依据。

（四）护理质量评价标准

1. 饮食管理 术前禁饮食 8 小时、口服药物需咨询医师。

2. 穿着、配饰符合要求 穿病员服、取下活动性义齿、去除金属饰品。

3. 责任护士确认完善相关项目检查 血常规、凝血常规、血型、传染病四项、心电图、胸片。

4. 遵医嘱备齐手术用药，给予用药指导 消旋东莨菪碱注射液、利多卡因胶浆等。

5. 责任护士提前准备静脉通路 右手置 22G 留置针。

6. 手术宣教到位 麻醉前用药、手术体位、二便器具准备、练习床上大小便。

7. 安全管理规范 用药指导、用药后安全指导、术后并发症观察。

8. 术前评估　患者生命体征平稳、情绪稳定。

9. 术后交接　手术交接单/麻醉交接单填写准确规范，患者意识、生命体征、管路、术中用药情况、皮肤情况填写与实际相符。

10. 病情观察　患者意识、生命体征、管路、用药情况、并发症观察到位。

11. 饮食管理　知晓禁饮食时间，禁饮食时间交接到位，饮食指导规范。

12. 风险管理　各项风险评估及时、准确，措施落实到位，健康宣教到位。

13. 仪器设备　心电监护仪运行良好、氧气装置完好。

14. 出院指导　用药指导、饮食指导、运动指导、迟发性并发症观察、复诊注意事项等出院指导到位。

表 3-16　胃 ESD 患者围术期护理措施执行达标率查检表

项目：胃 ESD 患者围术期护理措施执行达标率　护理单元：　　督查时间：　　年　月　日　督查人：

序号	内容	督查总人数次数	完全达标	部分达标	不达标	不适用	完全达标率	部分达标率	不达标率	备注
1	术前禁饮食 8 小时									
2	穿着、配饰符合要求（患者服、义齿、金属饰品等）									
3	确认已完善检验检查项目（血常规、凝血常规、血型、传染病四项、心电图、胸片）									
4	遵医嘱备齐手术用药，给予用药指导（消旋东莨菪碱注射液、利多卡因胶浆、西甲硅油）									
5	右手留置 22G 留置针									
6	手术宣教（预约手术时间、麻醉前用药、手术体位、二便器具准备、练习床上大小便）									
7	术晨评估生命体征，给予心理指导									
8	手术交接单/麻醉交接单时间准确、签名及时									
9	鼻贴固定于鼻翼，未压迫鼻黏膜；"I"形鼻贴"高举平台"固定于面颊									
10	患者意识有观察及记录									
11	患者及其家属知晓用药名称及注意事项									
12	患者及其家属知晓观察体温、腹痛、腹胀、大便性状									
13	患者及其家属知晓禁饮食时间，知晓进食时间、品种、频次、量及注意事项									
14	各项风险评估规范，高风险患者防范措施到位									
15	心电监护使用规范，报警设置合理，用氧安全									
16	患者及其家属知晓活动注意事项，如避免剧烈活动、提举重物、剧烈咳嗽、用力排便等									

续表

序号	内容	督查总人数次数	完全达标	部分达标	不达标	不适用	完全达标率	部分达标率	不达标率	备注
17	患者及其家属知晓迟发性并发症如出血、穿孔、感染等观察要点									
18	患者及其家属知晓复诊时间、复诊挂号方式方法									
	合计									

督查意见：

备注：1. 每项条目至少抽查 5 人次数，并在"督查总人次数"栏中填写数目；如不满 5 人次数，填写实际督查数目。

　　　2. 实际督查结果在"完全达标""部分达标""不达标"栏中填写数目，并计算"完全达标率""部分达标率""不达标率"；如无此条目内容，在"不适用"栏中打"√"。

（赵显芝　胡春楠）

二、肠息肉切除术后患者低血糖发生率

（一）指标定义

1. **肠息肉切除术**　内镜下肠息肉切除术是一种持续发展的治疗方法，具有进一步降低结直肠癌风险的潜力。建议对无蒂息肉的最佳切除技术应主要根据息肉的大小而定，其中包括冷钳息肉切除术（1 ~ 3mm）、冷圈套息肉切除术（4 ~ 10mm）、常规息肉切除术（7 ~ 14mm）和内镜黏膜切除术（EMR）（15 ~ 20mm）。对于大于 21mm 的息肉，宜采用分段 EMR 或内镜下黏膜下剥离术。

2. **低血糖**　成年人空腹血糖浓度低于 2.8mmol/L。糖尿病患者血糖浓度 ≤ 3.9mmol/L 即可诊断低血糖。低血糖症是一组多种病因引起的以静脉血浆葡萄糖（简称血糖）浓度过低，临床上以交感神经兴奋和脑细胞缺氧为主要特点的综合征。低血糖的症状通常表现为出汗、饥饿、心慌、颤抖、面色苍白等，严重者还可出现精神不集中、躁动、易怒甚至昏迷等。

3. **肠息肉切除术后患者低血糖发生率**　是统计周期内肠息肉切除术后发生低血糖的患者总人次数占同期肠息肉切除术患者总人次数的百分率。

（二）计算公式

肠息肉切除术后患者低血糖发生率＝同期肠息肉切除术后发生低血糖的患者总人次数 / 统计周期内肠息肉切除术患者总人次数 ×100%。

1. 分子说明

（1）同一周期内同一患者每发生低血糖一次计 1 人次。

（2）患者外出检查或治疗中发生的低血糖均需要计 1 人次。

2. 分母说明　统计周期内肠息肉切除术后患者总人次数。

（1）纳入标准：住院期间所有行肠息肉切除术发生低血糖的患者。

（2）排除标准：住院期间未行肠息肉切除术发生低血糖的患者。

3. 数据收集

（1）统计周期可根据质量管理部门要求确定，如每月、每季度或每年。

（2）此指标全年值不能通过各个月值的算术平均数获得，而应直接利用公式获得。

（3）建立肠息肉切除术后发生低血糖患者信息登记表（表3-17）。

（4）准确记录低血糖数值、发生的时间、地点、症状（表3-18）。

（5）通过 HIS 系统获取住院肠息肉手术申请例数。

（6）若统计周期时段间隔较短，可能会因为分子数量少而分母中住院人数相对固定，导致该率的数值接近0。

（三）指标监测的意义

1. 能够指导临床护理工作，采取有效的护理干预措施，减少低血糖发生率，提高护理质量。

2. 保证患者安全，减轻患者痛苦，提高患者的生存质量及患者满意度。

3. 对肠息肉切除术后患者发生低血糖的原因进行分析，科学地进行肠道准备，严密观察病情变化，加强对患者补液，合理用药，有助于减少低血糖的发生。

4. 对于减少血糖异常相关的并发症、促进患者术后快速康复、改善手术患者预后具有重要意义。

表3-17 肠息肉切除术后发生低血糖患者信息登记表

护理单元	患者姓名	患者年龄	患者性别	血糖值	发生时间	发生地点	症状

表3-18 肠息肉切除术后患者低血糖发生率统计报表

统计周期	发生低血糖人次数	肠息肉切除患者人次数	低血糖发生率	备注

（张海燕 王光兰）

三、住院患者消化道内镜术前准备达标率

（一）指标定义

1. 消化道内镜 经消化道直接获取图像或经附带超声及 X 线的设备获取消化道及消化器官的超声或 X 线影像，以诊断和治疗消化系统疾病的一组设备。按检查所用内镜属性可分为食管镜、胃镜、十二指肠镜、结肠镜、小肠镜、内镜超声、胶囊内镜、胆道镜（包括子母镜）、胰管镜和腹腔镜及激光共聚焦内镜等；按检查部位和功能分为上消化道内镜、下消化道内镜、内镜逆行胰胆管造影（ERCP）及内镜超声；按临床应用分为诊断性消化内镜和治疗性消化内镜。消化道内镜是早期发现消化道系统疾病的重要工具。

2. 住院患者消化道内镜术前准备达标率　统计周期内住院患者消化道内镜术前准备督查条目完全达标总人次数占同期住院患者消化道内镜术前准备督查条目总人次数的百分率。

（二）计算公式

住院患者消化道内镜术前准备达标率＝同期住院患者消化道内镜术前准备督查条目完全达标总人次数／统计周期内住院患者消化道内镜术前准备督查条目总人次数 ×100%。

1. 分子说明

（1）统计周期内使用住院患者消化道内镜术前准备达标率查检表（表3-19）对患者进行督查，每督查一项条目完全达标计为1人次。

（2）住院患者消化道内镜术前准备每项条目督查内容全部达标结果计为完全达标，每项条目完全达标人次数之和为完全达标总人次数。

（3）同一患者不同日每行1次消化道内镜，累计1人次。

2. 分母说明

（1）统计周期内使用住院患者消化道内镜术前准备达标率查检表进行督查，每督查一项条目计为1人次。

（2）督查结果：完全达标、部分达标、不达标、不适用。

（3）统计周期内住院患者消化道内镜术前准备督查条目总人次数不包含不适用人次数。

3. 纳入标准　行消化道内镜检查或治疗的住院患者。

4. 排除标准

（1）非住院患者（如门诊、急诊留观）。

（2）办住院手续后直接由急诊门诊去往内镜中心行消化道内镜的患者。

（3）因患者病情原因，在当日撤销消化道内镜诊疗者。

5. 数据收集

（1）统计周期可根据质量管理部门要求确定，如每月、每季度或每年。

（2）此指标全年值不能通过各个月值的算术平均数获得，而应直接利用公式获得。

（3）若统计周期内督查频率过低，可能会因为分子、分母数值过小而导致该率的数值不能客观反映住院患者消化道内镜术前准备质量。

（4）质量管理者定期使用住院患者消化道内镜术前准备达标率查检表进行督查，每个统计周期完成数据汇总。

（三）指标监测的意义

消化内镜微创治疗过程中实施有效护理干预可缓解患者负性心理，对提高手术安全性有积极作用。而完善的术前准备，有助于患者维持机体正常的代谢水平，稳定患者的血糖浓度，保证基本生理指标的稳定，提升患者候诊期间的舒适度，提高患者对医务人员和医疗过程的满意程度。

（四）护理质量评价标准

1. 告知患者术前禁食至少6小时，禁水至少2小时。肠镜患者术前一天进食流质饮食，禁食高纤维、蔬菜及水果，忌烟。

2. 指导合并高血压、心脏疾病患者，手术当日 06：00 前一口水服用药物。

3. 患者着病员服，未佩戴任何金属饰品及活动性义齿。

4. 确认患者已完善血常规、尿常规、凝血常规、血型、生化功能及心电图、超声等术前检查。

5. 根据患者情况备齐手术用药并告知患者药物作用、副作用及服药方法。

6. 根据患者手术方案指导患者准备二便器具，练习床上大小便，告知术后暂禁饮、禁食。

7. 根据患者手术方案，于右手置 22G 留置针。

8. 确认术前有使用抗凝和抗血小板药物的患者，阿司匹林和氯吡格雷至少停用 5 天。

9. 术晨评估患者生命体征及情绪状态。

10. 指导肠镜患者运用清洁肠道效果图，正确评估肠道清洁效果，术前肠道准备合格。

11. 正确执行患者术前用药。

表 3-19 住院患者消化道内镜术前准备达标率查检表

项目：住院患者消化道内镜术前准备达标率　护理单元：　　　　督查时间：　　年　月　日　督查人：

序号	内容	督查总人数次数	完全达标	部分达标	不达标	不适用	完全达标率	部分达标率	不达标率	备注
1	告知患者术前禁食至少 6 小时，禁水至少 2 小时。肠镜患者术前一天进食流质饮食，禁食高纤维、蔬菜及水果，忌烟									
2	指导合并高血压、心脏疾病患者，手术当日 06：00 前一口水服用药物									
3	患者着病员服，未佩戴任何金属饰品及活动性义齿									
4	确认患者已完善血、尿常规、凝血常规、血型、生化功能及心电图、超声等术前检查									
5	根据患者情况备齐手术用药并告知患者药物作用、副作用及服药方法									
6	根据患者手术方案指导患者准备二便器具，练习床上大小便，告知术后暂禁饮、禁食									
7	根据患者手术方案，于右手置 22G 留置针									
8	确认术前有使用抗凝和抗血小板药物的患者，阿司匹林和氯吡格雷至少停用 5 天									
9	术晨评估患者生命体征及情绪状态									
10	指导肠镜患者运用清洁肠道效果图，正确评估肠道清洁效果，术前肠道准备合格									
11	正确执行患者术前用药									
	合计									

督查意见：

备注：1. 每项条目至少抽查 5 人次数，并在"督查总人次数"栏中填写数目；如不满 5 人次数，填写实际督查数目。

　　　2. 实际督查结果在"完全达标""部分达标""不达标"栏中填写数目，并计算"完全达标率""部分达标率""不达标率"；如无此条目内容，在"不适用"栏中打"✓"。

（宋　文　崔　莉）

四、胃肠营养管堵塞防范措施执行达标率

（一）指标定义

1.胃肠内营养　采用口服或管饲等方式经胃肠道提供能量及营养素的支持方式。

2.胃肠营养管　包括口胃管、鼻胃管、鼻肠管、胃造瘘管、空肠造瘘管。

3.胃肠营养管堵塞　营养液输注过程中发生胃肠营养管不通畅，不易输入，回抽无液体，若再以灌食器轻轻反抽测试，仍有阻力或注入20ml温开水，流速仍不顺畅，则为胃肠管堵塞。

4.胃肠营养管堵塞防范措施执行达标率　统计周期内胃肠营养管堵塞防范措施督查条目完全达标总人次数占统计周期内胃肠营养管堵塞防范措施督查条目总人次数的百分率。

（二）计算公式

胃肠营养管堵塞防范措施执行达标率＝同期胃肠营养管堵塞防范措施督查条目完全达标总人次数/统计周期内胃肠营养管堵塞防范措施督查条目总人次数×100%。

1.分子说明

（1）统计周期内使用胃肠营养管堵塞防范措施执行达标率查检表（表3-20）进行督查，每督查一项条目完全达标计为1人次。

（2）胃肠营养管堵塞防范措施执行达标率查检表每项条目督查内容全部达标结果计为完全达标，每项条目完全达标人次数之和为完全达标总人次数。

2.分母说明

（1）统计周期内使用胃肠营养管堵塞防范措施执行达标率查检表进行督查，每督查一项条目计为1人次。

（2）督查结果：完全达标、部分达标、不达标、不适用。

（3）统计周期内住院患者胃肠营养管堵塞防范措施督查条目总人次数不包含不适用人次数。

3.纳入标准　不能经口进食，需经肠内营养管长期、持续泵注营养液的住院患者。

4.排除标准

（1）留置胃肠内营养管者伴胃肠功能障碍、肠梗阻、急腹症者。

（2）留置胃肠内营养管者但未做肠内营养支持用。

5.数据收集

（1）统计周期可根据质量管理部门要求确定，如每月、每季度或每年。

（2）此指标全年值不能通过各个月值的算术平均数获得，而应直接利用公式获得。

（3）若统计周期内督查频率过低，可能会因为分子、分母数值过小而导致该率的数值不能客观反映胃肠营养管堵塞防范措施执行情况。

（4）质量管理者定期使用胃肠营养管堵塞防范措施执行达标率查检表进行督查，每个统计周期完成数据汇总。

（三）指标监测的意义

胃肠营养管发生堵塞后需要拔除重置，会增加患者的痛苦，延长住院时间，加重其经

济负担，同时增加护理工作量。胃肠营养管堵塞防范措施执行达标率是反映患者该项安全的重要指标，通过对该指标的检测，可以发现胃肠营养管护理的薄弱环节，减少胃肠营养管堵塞的发生，保证有效的胃肠营养，加速患者的康复进程，提高护理质量，提升护理满意度。

（四）护理质量评价标准

1. 护士掌握胃肠营养管基本知识。

2. 护士知晓管道维护的频率。

3. 护士知晓喂食容易堵塞的食物或药物。

4. 营养管选择得当。

5. 营养管维护工具得当。

6. 营养管无弯曲、打折。

7. 营养管冲洗采用脉冲式冲管。

8. 冲管频率合适（间隔不超过 2 小时）。

9. 营养管留置时间合适。

10. 遵医嘱调整合适泵速。

11. 护士操作过程有标准可依。

12. 护士操作过程有效监督。

表 3-20　胃肠营养管堵塞防范措施执行达标率查检表

项目：胃肠营养管堵塞防范措施执行达标率　护理单元：　　督查时间：　年　月　日　督查人：

序号	内容	督查总人数次数	完全达标	部分达标	不达标	不适用	完全达标率	部分达标率	不达标率	备注
1	护士掌握营养管知识									
2	护士知晓管道维护的频率									
3	没有喂食容易堵管的食物或药物									
4	营养管选择得当									
5	维护工具得当									
6	营养管无弯曲、打折									
7	运用脉冲式冲管									
8	冲管频率合适（间隔不超过 2 小时）									
9	营养管留置时间合适									
10	遵医嘱调整合适泵速									

序号	内容	督查总人数次数	完全达标	部分达标	不达标	不适用	完全达标率	部分达标率	不达标率	备注
11	护士操作过程有标准可依									
12	护士操作过程有效监督									
	合计									
督查意见：										

备注：1. 每项条目至少抽查5人次数，并在"督查总人次数"栏中填写数目；如不满5人次数，填写实际督查数目。

2. 实际督查结果在"完全达标""部分达标""不达标"栏中填写数目，并计算"完全达标率""部分达标率""不达标率"；如无此条目内容，在"不适用"栏中打"√"。

（刘　然　苏萌萌）

五、肠造口定位达标率

（一）指标定义

1. 肠造口定位　术前由造口治疗师、手术医师与患者及其家属共同讨论确定造口的位置，有利于患者术后造口的自我护理，能有效提高患者的适应水平及生活质量。

2. 肠造口定位达标率　统计周期内肠造口定位督查条目完全达标总人次数占同期肠造口定位督查条目总人次数的百分率。

（二）计算公式

肠造口定位达标率 = 同期肠造口定位督查条目完全达标总人次数 / 统计周期内肠造口定位督查条目总人次数 ×100%。

1. 分子说明

（1）统计周期内使用肠造口定位达标率查检表（表3-21）进行督查，每督查一项条目完全达标计为1人次。

（2）肠造口定位达标率查检表每项条目督查内容全部达标结果计为完全达标，完全达标人次数之和为完全达标总人次数。

2. 分母说明

（1）统计周期内使用肠造口定位达标率查检表进行督查，每督查一项条目计为1人次。

（2）督查结果：完全达标、部分达标、不达标、不适用。

（3）统计周期内住院患者肠造口定位督查条目总人次数不包含不适用人次数。

3. 纳入标准

（1）大肠癌诊断明确，术前拟行造口者。

（2）术前患者对自身疾病了解并配合者。

4. 排除标准

（1）有认知功能障碍、精神障碍病史者。

（2）肿瘤晚期、二次或多次腹部手术、急腹症者。

5. 数据收集

（1）统计周期可根据质量管理部门要求确定，如每月、每季度或每年。

（2）此指标全年值不能通过各个月值的算术平均数累加获得，而应直接利用公式获得。

（3）若统计周期内督查频率过低，可能会因为分子、分母数值过小而导致该率的数值不能客观反映肠造口定位达标情况。

（4）质量管理者定期使用肠造口定位达标率查检表进行督查，每个统计周期完成数据汇总。

（三）指标监测的意义

肠造口改变了患者原有生理排便方式，给患者的日常生活带来了不便，导致其生活质量下降，并对其生理内环境和心理状态造成很大影响。理想的造口位置，可有效减少造口相关并发症的发生，减轻患者痛苦，降低患者费用，方便患者自我护理，帮助患者重建信心，提高患者生活质量。

（四）护理质量评价标准

1. 术前已完成患者评估及造口定位。

2. 实际造口位置与定位吻合。

3. 术后患者取不同体位（半卧位、坐位、站立位、蹲位）时都能看清造口。

4. 造口位于平整皮肤中央，皮肤健康，无凹陷、瘢痕、皱褶、骨性突起。

5. 造口位于腹直肌处。

6. 造口位置不影响患者穿戴衣服。

表 3-21　肠造口定位达标率查检表

项目：肠造口定位达标率　护理单元：　　　　　　　督查时间：　　年　月　日　督查人：

序号	内容	督查总人数次数	完全达标	部分达标	不达标	不适用	完全达标率	部分达标率	不达标率	备注
1	术前已完成患者评估及造口定位									
2	实际造口位置与定位吻合									
3	术后患者取不同体位（半卧位、坐位、站立位、蹲位）时都能看清造口									
4	造口位于平整皮肤中央，皮肤健康，无凹陷、瘢痕、皱褶、骨性突起									

续表

序号	内容	督查总人数次数	完全达标	部分达标	不达标	不适用	完全达标率	部分达标率	不达标率	备注
5	造口位于腹直肌处									
6	造口不影响患者穿戴衣服									
	合计									
督查意见:										

备注：1. 每项条目至少抽查 5 人次数，并在"督查总人次数"栏中填写数目；如不满 5 人次数，填写实际督查数目。

2. 实际督查结果在"完全达标""部分达标""不达标"栏中填写数目，并计算"完全达标率""部分达标率""不达标率"；如无此条目内容，在"不适用"栏中打"√"。

（窦榕榕 时 艳）

六、引流液渗出所致皮肤损伤发生率

（一）指标定义

1. 引流液渗出所致皮肤损伤 是指引流液渗出腐蚀周围皮肤，导致皮肤炎症、淹红、糜烂，甚至溃疡。

2. 引流液渗出所致皮肤损伤发生率 是指统计周期内患者由引流液渗出所引起的皮肤损伤发生例次数占同期患者发生引流液外渗的总人数的百分率。

（二）计算公式

引流液渗出所致皮肤损伤发生率 = 同期患者由引流液渗出所引起的皮肤损伤发生例次数 / 统计周期内患者发生引流液外渗的总人数 ×100%。

1. 分子说明 同一周期内同一患者留置多根引流管发生皮肤损伤，因会同时给予评估及采取措施，故按照 1 例统计。

（1）纳入标准：所有由引流液渗出导致皮肤发生损伤的住院患者。

（2）排除标准：患者本身患有皮肤疾患而非引流液刺激引起皮肤并发症的患者。

2. 分母说明 同一患者留置多根引流管发生渗出计为 1 例。

（1）纳入标准：统计周期内所有发生引流液渗出的住院患者。

（2）排除标准：手术切口、伤口等液体外渗，非引流液渗出的患者。

3. 数据收集

（1）统计周期可根据质量管理部门要求确定，如每月、每季度或每年。

（2）此指标全年值不能通过各个月值的算术平均获得，而应直接利用公式获得。

（3）若统计周期时段间隔较短，可能会因为分子数量少而分母中住院人数相对固定，导致该率的数值接近 0。

（4）建立科室引流液外渗患者信息登记表（表3-22），获得信息，填写汇总。

（5）准确记录引流液渗出的性质、采取的干预措施、皮肤评估情况。

（6）通过引流液外渗患者信息登记表获得发生引流液渗出例数和发生皮肤损伤的例数（表3-23）。

（三）指标监测的意义

肝、胆、胰术后会留置各种引流管，在临床中引流管引流最大缺点是皮肤引流口液体外渗问题，如何及时收集渗出液和准确计量是一直以来困扰医护人员的问题，常规护理是采用纱布覆盖，易引发感染及腐蚀局部皮肤，导致皮肤淹红，糜烂，甚至溃疡。术后由于各种原因，导致引流管口渗漏，不仅需要频繁换药，增加医务人员工作量，而且易引起引流管口皮肤糜烂、溃疡，降低患者舒适度，增加医疗支出，处理不当，易造成医患纠纷，应采取积极有效措施及时进行处理。措施包括及时更换敷料，引流液的收集如使用造口袋，皮肤保护如使用合适的敷贴或皮肤保护膜等。

表3-22　引流液外渗患者信息登记表

护理单元	患者姓名	患者年龄	患者性别	引流液渗出部位	渗出性质	24小时渗出量	采取的措施	是否引起皮肤损伤/损伤程度

表3-23　引流外液渗所致皮肤损伤发生率统计报表

统计周期	皮肤损伤例数	引流液渗出例数	皮肤损伤发生率	备注

（高少波　王红梅）

七、鼻饲管道相关压力性损伤发生率

（一）指标定义

1. 鼻饲管道相关压力性损伤　是医疗器械相关压力性损伤的一种，留置鼻胃管或鼻肠管患者，鼻翼处黏膜由于置管持续压迫，而引起的压力性损伤。

2. 鼻饲管道相关压力性损伤发生率　是指统计周期内留置鼻胃管和鼻肠管患者中发生压力性损伤总例数占同期患者留置鼻胃管和鼻肠管总日数的千分率。

（二）计算公式

鼻饲管道相关压力性损伤发生率＝同期留置鼻胃管和鼻肠管患者中发生压力性损伤总例数/统计周期内患者留置鼻胃管和鼻肠管总日数 ×1000‰。

1. 分子说明　同一患者每发生一次鼻胃管或鼻肠管相关压力性损伤，计为1例。

（1）纳入标准：①统计周期内发生留置鼻胃管和鼻肠管相关压力性损伤的住院患者。

②统计周期内发生留置鼻胃管和鼻肠管相关压力性损伤的急诊留观患者。

（2）排除标准：①住院时已发生留置鼻胃管和鼻肠管相关压力性损伤的患者。②留置鼻胃管或鼻肠管之前，鼻翼处黏膜有损伤或有缺失的住院患者。③门诊留置鼻胃管或鼻肠管患者。

2.分母说明　统计周期内留置鼻胃管和鼻肠管总床日数。

（1）纳入标准：留置鼻胃管或鼻肠管的住院患者；留置鼻胃管或鼻肠管的急诊留观患者。

（2）排除标准：当天置入并拔出鼻胃管或鼻肠管的住院或急诊留观患者；留置鼻胃管或鼻肠管的门诊患者。

3.数据收集

（1）统计周期可根据质量管理部门要求确定，如每月、每季度或每年。

（2）建立全院留置鼻胃管和鼻肠管相关压力性损伤风险评估及动态记录表，获得信息，填写汇总（表3-24、表3-25）。

（3）准确记录留置鼻胃管和鼻肠管相关压力性损伤发生的时间、预后。

（4）通过不良事件上报系统获得发生例数。

（5）通过 HIS 系统获取住院患者实际留置日数。

（三）指标监测的意义

留置鼻饲管道可以引流胃内积液、积气，降低胃肠道内压力，促进肠蠕动的恢复，也可以通过鼻饲管道鼻饲食物、药物及营养液等。作为一项基本的护理操作，大多数的护理人员都能掌握留置鼻饲管道的方法，但在护理过程中更多关注鼻饲管是否通畅及固定是否牢固，而忽视留置鼻饲管道所导致鼻翼部压力性损伤的发生。鼻饲管道相关压力性损伤发生率的调查，可以了解压力性损伤的发生情况，提高护理人员对鼻饲管道相关压力性损伤的高度重视，从而加强预防措施的落实，提高患者安全及患者满意度，提高护理工作质量。

表 3-24　留置鼻胃管或鼻肠管患者信息登记表

护理单元	患者姓名	患者年龄	患者性别	留置时间	置管深度	鼻胃管或鼻肠管材质/型号	损伤发生时间	造成的损伤表现

表 3-25　留置鼻胃管或鼻肠管相关压力性损伤发生率统计报表

统计周期	损伤新发例数	留置鼻胃管和鼻肠管总日数	鼻饲管道相关压力性损伤发生率	备注

（张红妹　杨东霞）

第四节　泌尿系统

一、前列腺癌根治术后控尿率

（一）指标定义

1. 控尿功能　根治性前列腺切除术后无漏尿或每天需要 0 或 1 块尿垫。

2. 尿失禁　是由于膀胱括约肌损伤或神经功能障碍而丧失排尿自控能力，使尿液不自主地流出。尿失禁按照症状可分为充溢性尿失禁、无阻力性尿失禁、反射性尿失禁、急迫性尿失禁及压力性尿失禁 5 类。本次研究与无阻力性尿失禁相关。

3. 前列腺癌根治术　是治疗局限性前列腺癌最有效的方法，切除范围包括完整的前列腺、双侧精囊腺、双侧输精管壶腹段、膀胱颈。手术方式主要有三种：经会阴、经耻骨后和腹腔镜前列腺癌根治术。

4. 前列腺癌根治术后控尿率　统计周期内前列腺癌根治术后患者拔除导尿管后控尿例数占同期前列腺癌根治术患者总例数的百分率。

（二）计算公式

前列腺癌根治术后控尿率 = 同期前列腺癌根治术后患者拔除导尿管后控尿例数 / 统计周期内前列腺癌根治术患者总例数 ×100%。

1. 分子说明

（1）前列腺癌根治术后需留置导尿管 10 ～ 14 天，护士在出院 1 周、1 个月、3 个月时进行电话随访，询问排尿及控尿情况。

（2）尿失禁程度分为轻度、中度、重度。轻度：仅在咳嗽、打喷嚏或大笑等腹压增加的情况下出现尿失禁；中度：表现为行走、屏气或用力及日常活动时发生尿失禁；重度：表现为站立或在休息情况下也出现尿失禁。本次研究将中重度定为尿失禁例数。

1）纳入标准：前列腺癌根治术后 10 ～ 14 天拔除导尿管的患者。

2）排除标准：①术前有尿失禁患者。②因排尿不畅再次留置导尿管患者。

2. 分母说明

（1）确诊为局限性前列腺癌（T1 ～ 2C）行前列腺癌根治术的患者。

（2）前列腺癌根治术后获得随访的患者。

1）纳入标准：①确诊为局限性前列腺癌（T1 ～ 2C）行腹腔镜下前列腺癌根治术并且术后获得随访的患者。②遵医嘱按时回院拔除导尿管的患者。

2）排除标准：①转移性前列腺癌（T3a 期）患者。②因患者自身原因，经指导不能掌握盆底功能锻炼的患者。

3. 数据收集

（1）确定统计周期：根据病房内因局限性前列腺癌行腹腔镜下前列腺癌根治术患者的数量，确定统计周期为季度统计。

（2）统计周期内行腹腔镜下前列腺癌根治术患者例数从交班报告中统计（表 3-26）。

（3）统计周期内行前列腺癌根治术后尿控例数由负责护士通过电话随访统计（表 3-27）。

（三）指标监测的意义

前列腺癌是导致男性肿瘤相关死亡的第二位因素，根治性前列腺癌切除术是治疗局限性前列腺癌的最有效方法之一。腹腔镜前列腺癌根治术因其创伤小，疗效与开放手术近似，已成为许多机构治疗前列腺癌的首选术式。引起前列腺癌根治术后尿失禁的因素有多方面，包括客观临床特征、手术技巧及术后功能锻炼。随访发现，前列腺癌根治术后4周控尿率14.8%，术后16周控尿率94.7%。

尿失禁不仅给患者带来焦虑、尴尬和沮丧等不良情绪，还严重影响患者的工作和生活。长期尿失禁会导致泌尿系统严重病变，引发盆腔炎、膀胱炎、阴道炎、性生活障碍、膀胱癌及尿毒症等危及生命的重大疾病。在诸多改善前列腺癌根治术后控尿的方法中，只有盆底肌锻炼是经循证医学证明有效的无创性治疗。控尿功能是直接影响患者生活质量的一个重要因素，在一定程度上关乎着手术的成功与否。

表 3-26　腹腔镜下前列腺癌根治患者信息登记表

护理单元	患者姓名	患者年龄	患者性别	诊断	手术日期	手术方式	出院带管路	联系电话

表 3-27　腹腔镜下前列腺癌根治术后控尿率统计报表

日期	患者姓名	电话时间回访	盆底功能锻炼依从性	尿失禁	控尿正常	备注

（郑莉莉　苏　涛）

二、尿道下裂术后出血评估达标率

（一）指标定义

1. 尿道下裂术后出血　是指患儿由于包扎过松、手术止血不彻底、凝血机制不良、阴茎勃起、便秘或烦躁哭闹时致使阴茎静脉回流阻力增加，静脉压增高所致的切口出血，常发生在术后3天内。

2. 尿道下裂术后出血评估　是指对引发尿道下裂术后患儿出血的相关因素及出血情况进行评价和描述。评估内容包括患儿意识、配合程度、大便性状、切口包扎情况及龟头血供和切口有无出血情况等。尿道下裂术后出血评估频次及记录要求：术后返回病房开始，每半小时进行出血评估，并记录在护理记录上，连续4次。术后3天内每班进行出血评估1次，并记录在护理记录上。如果出现可导致出血的因素，应及时处理并记录在护理记录上。

3. 尿道下裂术后出血评估达标率　是指统计周期内尿道下裂术后出血评估督查条目完全达标总人次数占同期尿道下裂术后出血评估督查条目总人次数的百分率。

（二）计算公式

尿道下裂术后出血评估达标率＝同期尿道下裂术后出血评估督查条目完全达标总人次

数／统计周期内尿道下裂术后出血评估督查条目总人次数 ×100%。

1. 分子说明

（1）使用尿道下裂术后出血评估达标率查检表（表 3-28）对每位尿道下裂术后患儿进行督查，每督查一项条目完全达标计为 1 人次。

（2）尿道下裂术后出血评估达标率查检表每项条目督查内容全部达标结果计为完全达标，每项条目完全达标人次数之和为完全达标总人次数。

2. 分母说明

（1）统计周期内使用尿道下裂术后出血评估达标率查检表进行督查，每督查一项条目计为 1 人次。

（2）督查结果：完全达标、部分达标、不达标、不适用。

（3）统计周期内尿道下裂术后出血评估督查条目总人次数不包含不适用人次数。

3. 纳入标准　统计周期内所有尿道下裂和尿道瘘行尿道成形术和尿道瘘修补术后 3 天以内的患儿。

4. 排除标准　尿道下裂和尿道瘘行尿道成形术和尿道瘘修补术后 3 天以后的患儿。

5. 数据收集

（1）统计周期可根据质量管理部门要求确定，如每月、每季度或每年。

（2）此指标全年值不能通过各个月值的算术平均数获得，而应直接利用公式获得。

（3）若统计周期内督查频率过低，可能会因为分子、分母数值过小而导致该率的数值不能客观反映尿道下裂术后出血评估达标情况。

（4）质量管理者定期使用尿道下裂术后出血评估达标率查检表进行督查，每个统计周期完成数据汇总。

（三）指标监测的意义

尿道下裂尿道成形术是常见的泌尿系统手术。该手术是泌尿外科难点之一，其并发症发生率仍较高，最常见的并发症是尿道瘘，而尿道瘘的发生与术后出血密切相关。护士对尿道下裂术后出血评估的意义表现在如下方面：

（1）护士在术后出血高发时段的有效巡视，对引发出血因素的及时评估，有利于医生选择最恰当的处理方法进行及时处理。

（2）护士及时发现切口出血情况，有利于医生及时调整治疗方案而减少或阻止出血的继续发生，从而显著降低此类手术术后并发症的发生。

（四）护理质量评价标准

1. 正确评估患儿的各项内容。

（1）患儿烦躁哭闹给予处理。

（2）患儿大便排出通畅，无排便困难和干结。

（3）患儿的约束方式方法有效，患儿舒适。

（4）术后阴茎处加压包扎敷料脱落及时告知医生。

（5）导尿管妥善固定，保证引流通畅，尿液无沉渣。

2. 术后返回病房开始每半小时进行出血评估，并记录在护理记录上，连续 4 次。

3. 术后 3 天内每班进行出血评估 1 次，并记录在护理记录上。

4. 如果出现可导致出血的因素，应及时通知医师处理，并记录在护理记录上。

5. 术后遵医嘱局部用药，每班 1 次。

6. 宣教到位

（1）家属了解分散患儿注意力方法及减少哭闹必要性。

（2）家属了解患儿的饮食要求。

表 3-28 尿道下裂术后出血评估达标率查检表

项目：尿道下裂术后出血评估达标率　护理单元：　　　　　督查时间：　　年　月　日　督查人：

序号	内容	督查总人数次数	完全达标	部分达标	不达标	不适用	完全达标率	部分达标率	不达标率	备注
1	术后返回病房开始每半小时进行出血评估，并记录在护理记录上									
2	术后 3 天内每班进行出血评估 1 次，并记录在护理记录上									
3	如果出现可导致出血的因素，应及时处理并记录在护理记录上									
4	患儿大便排出通畅，无排便困难和干结									
5	患儿烦躁哭闹给予处理									
6	患儿的约束方式方法有效，患儿舒适									
7	术后阴茎处加压包扎敷料脱落及时告知医生									
8	术后遵医嘱局部用药，每班 1 次									
9	导尿管妥善固定，保证引流通畅，尿液无沉渣									
10	家属了解分散患儿注意力方法及减少哭闹必要性									
11	家属了解患儿的饮食要求									
12	护士定时巡视，护理措施到位，护理记录全面									
	合计									

督查意见：

备注：1. 每项条目至少抽查 5 人次数，并在"督查总人次数"栏中填写数目；如不满 5 人次数，填写实际督查数目。

　　　2. 实际督查结果在"完全达标""部分达标""不达标"栏中填写数目，并计算"完全达标率""部分达标率""不达标率"；如无此条目内容，在"不适用"栏中打"√"。

（张芙蓉　黄　娟）

三、维持性血液透析患者动静脉内瘘失功防范措施执行达标率

（一）指标定义

1. 动静脉内瘘失功　主要包括穿刺困难和（或）血流量不足；动静脉内瘘杂音减弱或

消失；内瘘处有血栓形成。血流量不足定义为透析时泵控实际血流量达不到 200ml/min；移植物内瘘流量＜ 600ml/min，自体内瘘＜ 500ml/min，不能满足透析需要。

2. 维持性血液透析患者动静脉内瘘失功防范措施执行达标率　统计周期内血液透析患者动静脉内瘘失功防范措施督查条目完全达标总人次数占同期血液透析患者动静脉内瘘失功防范措施督查条目总人次数的百分率

（二）计算公式

维持性血液透析患者动静脉内瘘失功防范措施执行达标率＝统计周期内血液透析患者动静脉内瘘失功防范措施督查条目完全达标总人次数 / 同期统计周期内血液透析患者动静脉内瘘失功防范措施督查条目总人次数 ×100%。

1. 分子说明

（1）统计周期内使用维持性血液透析患者动静脉内瘘失功防范措施执行达标率查检表（表 3–29）对每例患者进行督查，每督查一项条目完全达标计为 1 人次。

（2）维持性血液透析患者动静脉内瘘失功防范措施执行达标率查检表每项条目督查内容全部达标结果计为完全达标，每项条目完全达标人次数之和为完全达标总人次数。

2. 分母说明

（1）统计周期内使用维持性血液透析患者动静脉内瘘失功防范措施执行达标率查检表进行督查，每督查一项条目计为 1 人次。

（2）督查结果：完全达标、部分达标、不达标、不适用。

（3）统计周期内维持性血液透析患者动静脉内瘘失功防范措施执行护理质量督查条目总人次数不包含不适用人次数。

3. 纳入标准　所有的住院、门诊使用动静脉内瘘血液透析患者。

4. 排除标准　中心静脉导管血液透析患者、外院动静脉内瘘失功到本院诊治患者。

5. 数据收集

（1）统计周期可根据质量管理部门要求确定，如每月、每季度或每年。

（2）此指标全年值不能通过各个月值的算术平均数获得，而应直接利用公式获得。

（3）若统计周期内督查频率过低，可能会因为分子、分母数值过小而导致该率的数值不能客观反映维持性血液透析患者动静脉内瘘失功防范措施执行的护理质量。

（4）质量管理者定期使用维持性血液透析患者动静脉内瘘失功防范措施执行达标率查检表进行督查，每个统计周期完成数据汇总。

（三）指标监测的意义

血液透析是终末期肾脏病患者肾脏替代治疗方式之一，良好的血管通路是保障透析治疗顺利进行的首要条件。自体动静脉内瘘因其血流量大而稳定、使用寿命最长、并发症相对较少等优点成为维持性血液透析患者首选。内瘘的功能直接决定患者透析充分性。多项研究表明，血管通路并发症，正日益成为血液透析患者死亡的重要原因之一，也是终末期肾脏病患者系统治疗的一项主要医疗开支，因此作为血液透析患者的生命线，血管通路的维护是终末期肾病患者面临的重要挑战之一。做好动静脉内瘘失功防范措施执行达标的监测，降低动静脉内瘘失功发生率，可以提升医院品牌形象，提高科室管理质量，节约医保成本，减少患者身心痛苦，减轻经济负担。

（四）护理质量评价标准

1. 上机前正确评估内瘘（视／触／听）。

2. 静脉端穿刺顺利。

3. 动脉端穿刺顺利。

4. 透析治疗过程中及时巡视，动静脉内瘘穿刺无渗血情况。

5. 透析记录执行签名及时、完整。

6. 动静脉内瘘穿刺无血肿形成。

7. 评估内瘘准确记录血管通路狭窄情况／内瘘感染情况。

8. 透析过程中无低血压发生。

9. 给予患者动静脉内瘘健康宣教，患者熟知动静脉内瘘居家护理要点。

10. 患者超滤量控制在正常范围内（透析间期体重增长占体重 3% ～ 5%）。

11. 患者血红蛋白定期监测，遵医嘱使用促红素。

12. 下机拔针按压方法、时间正确，无皮下渗血发生。

13. 患者居家管理规范，正确使用保护血管的药物，科学锻炼瘘侧肢体，定时监测确保内瘘杂音良好。

14. 患者居家饮食合理，未发生恶心／呕吐／腹泻现象。

15. 患者居家按时服用降压药，及时监测血压，未发生低血压。

表 3-29　维持性血液透析患者动静脉内瘘失功防范措施执行达标率查检表

项目：维持性血液透析患者动静脉内瘘失功防范措施执行达标率

护理单元：　　　督查时间：　　年　月　日　督查人：

序号	内容	督查总人数次数	完全达标	部分达标	不达标	不适用	完全达标率	部分达标率	不达标率	备注
1	上机前正确评估内瘘（视／触／听）									
2	静脉端穿刺顺利									
3	动脉端穿刺顺利									
4	透析治疗过程中及时巡视，动静脉内瘘穿刺无渗血情况									
5	透析记录执行签名及时、完整									
6	动静脉内瘘穿刺无血肿形成									
7	评估内瘘准确记录血管通路狭窄情况／内瘘感染情况									
8	透析过程中无低血压发生									
9	给予患者动静脉内瘘健康宣教，患者熟知动静脉内瘘居家护理要点									
10	患者超滤量控制在正常范围内（透析间期体重增长占体重 3% ～ 5%）									

续表

序号	内容	督查总人数次数	完全达标	部分达标	不达标	不适用	完全达标率	部分达标率	不达标率	备注
11	患者血红蛋白定期监测，遵医嘱使用促红素									
12	下机拔针按压方法、时间正确，无皮下渗血发生									
13	患者居家管理规范，正确使用保护血管的药物，科学锻炼瘘侧肢体，定时监测确保内瘘杂音良好									
14	患者居家饮食合理，未发生恶心/呕吐/腹泻现象									
15	患者居家按时服用降压药，及时监测血压，未发生低血压									
	合计									
督查意见：										

备注：1. 每项条目至少抽查5人次数，并在"督查总人次数"栏中填写数目；如不满5人次数，填写实际督查数目。

2. 实际督查结果在"完全达标""部分达标""不达标"栏中填写数目，并计算"完全达标率""部分达标率""不达标率"；如无此条目内容，在"不适用"栏中打"√"。

（李海娜　王淑娟）

四、电切术后持续膀胱冲洗堵管发生率

（一）指标定义

1. **持续膀胱冲洗**　是通过留置导尿管或耻骨上膀胱造瘘管，将溶液灌入膀胱内，再经导管将灌入膀胱内的液体引流出来的方法。持续膀胱冲洗是泌尿外科常用的治疗手段，主要用于膀胱、前列腺手术后的患者。持续膀胱冲洗能起到止血和预防尿管堵塞的作用，保证引流通畅，减轻疼痛和刺激，防止感染，有利于膀胱功能恢复。

2. **持续膀胱冲洗堵管**　因各种原因导致的导尿管管腔阻塞，冲洗液不能顺畅流出。

3. **电切术后持续膀胱冲洗堵管发生率**　是指统计周期内电切术后持续膀胱冲洗患者堵管总例次数占同期电切术后持续膀胱冲洗患者总床日数的百分率。

（二）计算公式

电切术后持续膀胱冲洗堵管发生率＝同期电切术后持续膀胱冲洗患者堵管总例次数/统计周期内电切术后持续膀胱冲洗患者总床日数 ×100%。

1. **分子说明**　同一患者每发生一次堵管，计1例次。

（1）纳入标准：前列腺或膀胱电切术后持续膀胱冲洗堵管患者。

（2）排除标准：①发生轻微引流不畅经挤压导尿管即保持通畅的患者。②单纯因血尿行膀胱冲洗发生堵管的患者。

2. 分母说明 统计周期内电切术后持续膀胱冲洗患者实际占用总床日数。

（1）纳入标准：①经尿道前列腺电切术后持续膀胱冲洗住院患者。②经尿道膀胱肿瘤电切术后持续膀胱冲洗住院患者。

（2）排除标准：①因血尿行膀胱冲洗的住院患者。②电切术后停膀胱冲洗因出血再次行膀胱冲洗的住院患者。

3. 数据收集

（1）确定统计周期：根据病区内患者电切术后持续膀胱冲洗的情况及前期基线调查情况，确定统计周期为季度统计。

（2）统计周期内电切术后持续膀胱冲洗的患者总床日数可通过 HIS 系统配合日报表统计（表 3-30、表 3-31）。

（3）电切术后持续膀胱冲洗堵管总例次数采用日报表统计。

（三）指标监测的意义

经尿道电切术是一种泌尿系统常用的微创手术方法，该术式对患者的损伤小，出血相对少，可以有效缩短手术时间，减少术后并发症的发生，术后保持持续膀胱冲洗的通畅，可以保证治愈效果，提高患者满意度，同时其相关的护理管理问题直接影响优质护理的开展。

表 3-30 电切术后持续膀胱冲洗患者信息登记表

护理单元	患者姓名	患者年龄	患者性别	床号	手术方式	冲洗天数	备注

表 3-31 电切术后持续膀胱冲洗堵管发生情况统计报表

日期	患者姓名	床号	手术方式	堵管次数	冲管方式	备注

（秦冬岩 江 莉）

五、腹膜透析换液操作质量达标率

（一）指标定义

1. 腹膜透析 是利用腹膜作为生物透析膜，依赖弥散、对流和超滤作用，清除体内潴留的代谢产物、纠正电解质和酸碱失衡、清除过多水分的肾脏替代治疗方法。

2. 腹膜透析换液操作质量达标率 是指统计周期内腹膜透析换液操作质量督查条目完全达标总人次数占同期腹膜透析换液操作质量督查条目总人次数的百分率。

（二）计算公式

腹膜透析换液操作质量达标率 = 同期腹膜透析换液操作质量督查条目完全达标总人次数 / 统计周期内腹膜透析换液操作质量督查条目总人次数 ×100%。

1. 分子说明

(1) 统计周期内使用腹膜透析换液操作质量达标率查检表（表 3-32）进行督查，每督查一项条目完全达标计为 1 人次。

(2) 腹膜透析换液操作质量达标率查检表每项条目督查内容全部达标结果计为完全达标，每项条目完全达标人次数之和为完全达标总人次数。

2. 分子说明

(1) 统计周期内使用腹膜透析换液操作质量达标率查检表进行督查，每督查一项条目计为 1 人次。

(2) 督查结果：完全达标、部分达标、不达标、不适用。

(3) 统计周期内腹膜透析换液操作质量督查条目总人次数不包含不适用人次。

3. 纳入标准　统计周期内住院的腹膜透析患者。

4. 排除标准　非住院（门诊、急诊留观）的腹膜透析患者。

5. 数据收集

(1) 统计周期可根据质量管理部门要求确定，如每月、每季度或每年。

(2) 此指标全年值不能通过各个月值的算术平均数获得，而应直接利用公式获得。

(3) 若统计周期内督查频率过低，可能会因为分子、分母数值过小而导致该率的数值不能客观反映腹膜透析换液操作质量。

(4) 质量管理者定期使用腹膜透析换液操作质量达标率查检表进行督查，每个统计周期完成数据汇总。

（三）指标监测的意义

腹膜透析相关感染是腹膜透析常见的并发症，也是造成腹膜透析技术失败和患者死亡的主要原因之一。改善腹膜透析换液操作情况可以减少腹膜透析相关感染的发生。科学、合理的腹膜透析换液操作质量的评价体系，可以发现患者、护士操作及环境准备方面存在的问题，针对问题进行持续的质量改进，从而使患者及护理人员的操作均得到提升。

（四）护理质量评价标准

1. 护理结构

(1) 空气消毒机每天定时消毒。

(2) 换液时关闭门窗。

(3) 限制陪人进入腹透换液室。

2. 护理过程

(1) 护士因素

1) 护士手卫生规范。

2) 护士戴口罩。

3) 腹透液包装完整、无漏液。

4) 腹透液在有效期内、浓度正确。

5) 腹透液加热方式正确、温度适宜。

6) 督促医师按需给予切口换药。

7) 外接短管与腹透液双联系统连接正确。

8）未触及外接短管深蓝色接头。

9）未触及双联系统白色接口。

10）外接短管与腹透液双联系统连接处无菌敷料包裹。

11）分离腹透双联系统未触及外接短管深蓝色接头。

12）碘液微型盖在有效期内。

13）碘液微型盖包装完好。

14）碘液微型盖内碘液充足。

15）护士检查外接短管固定妥当。

（2）患者因素

1）患者手卫生正确、无长指甲。

2）皮肤隧道口敷料干燥。

3）术区敷料干燥。

4）操作时戴口罩。

5）床单元整洁。

6）操作时禁止玩手机。

7）操作时禁止将食物带入腹透换液室。

8）操作时步骤正确。

3. 护理结果 患者未发生腹膜透析相关感染。

表 3-32 腹膜透析换液操作质量达标率查检表

项目：腹膜透析换液操作质量达标率 护理单元： 督查时间： 年 月 日 督查人：

项目	序号	内容	督查总人数次数	完全达标	部分达标	不达标	不适用	完全达标率	部分达标率	不达标率	备注
护士因素	1	护士手卫生规范									
	2	护士戴口罩									
	3	腹透液包装完整、无漏液									
	4	腹透液在有效期内、浓度正确									
	5	腹透液加热方式正确、温度适宜									
	6	督促医师按需给予切口换药									
	7	外接短管与腹透液双联系统连接正确									
	8	未触及外接短管深蓝色接头									
	9	未触及双联系统白色接口									
	10	外接短管与腹透液双联系统连接处无菌敷料包裹									
	11	分离腹透双联系统未触及外接短管深蓝色接头									
	12	碘液微型盖在有效期内									
	13	碘液微型盖包装完好									

续表

项目	序号	内容	督查总人数次数	完全达标	部分达标	不达标	不适用	完全达标率	部分达标率	不达标率	备注
护士因素	14	碘液微型盖内碘液充足									
	15	护士检查外接短管固定妥当									
患者因素	1	患者手卫生正确、无长指甲									
	2	皮肤隧道口敷料干燥									
	3	术区敷料干燥									
	4	操作时戴口罩									
	5	床单元整洁									
	6	操作时禁止玩手机									
	7	操作时禁止将食物带入腹透换液室									
	8	操作时步骤正确									
环境因素	1	空气消毒机每天定时消毒									
	2	换液时关闭门窗									
	3	限制陪人进入腹透换液室									
患者未发生腹膜透析相关感染											
合计											
督查意见：											

备注：1. 每项条目至少抽查 5 人次数，并在"督查总人次数"栏中填写数目；如不满 5 人次数，填写实际督查数目。

2. 实际督查结果在"完全达标""部分达标""不达标"栏中填写数目，并计算"完全达标率""部分达标率""不达标率"；如无此条目内容，在"不适用"栏中打"√"。

（孙红霞　明　洁）

第五节　内分泌系统

一、胰岛素皮下注射技术达标率

（一）指标定义

1.胰岛素皮下注射技术　是指利用胰岛素注射装置将胰岛素注射到皮下组织的技术。

2.胰岛素皮下注射技术达标率　是指统计周期内胰岛素皮下注射技术督查条目完全达

标总人次数占同期胰岛素皮下注射技术督查条目总人次数的百分率。

（二）计算公式

胰岛素皮下注射技术达标率＝同期胰岛素皮下注射技术督查条目完全达标总人次数／统计周期内胰岛素皮下注射技术督查条目总人次数 ×100%。

1. 分子说明

（1）统计周期内使用胰岛素皮下注射技术达标率查检表（表 3–33）进行督查，每督查一项条目完全达标计为 1 人次。

（2）胰岛素皮下注射技术达标率查检表中每项条目督查内容全部达标结果计为完全达标，各项条目完全达标人次数之和为完全达标总人次数。

2. 分母说明

（1）统计周期内使用胰岛素皮下注射技术达标率查检表进行督查，每督查一项条目计为 1 人次。

（2）督查结果：完全达标、部分达标、不达标、不适用。

（3）统计周期内胰岛素皮下注射技术督查条目总人次数不包含不适用人次数。

3. 纳入标准　所有接受胰岛素皮下注射治疗的住院患者或急诊留观患者。

4. 排除标准　门诊或急诊就诊的接受胰岛素皮下注射治疗的患者。

5. 数据收集

（1）统计周期可根据质量管理部门要求确定，如每月、每季度或每年。

（2）此指标全年值不能通过各个月值的算术平均数获得，而应直接利用公式获得。

（3）若统计周期内督查频率过低，可能会因为分子、分母数值过小而导致该率的数值不能客观反映胰岛素皮下注射技术的质量。

（4）质量管理者定期使用胰岛素皮下注射技术达标率查检表进行督查，每个统计周期完成数据汇总。

（三）指标监测的意义

糖尿病患者注射技术调查发现，我国糖尿病患者胰岛素注射现况不容乐观，不规范注射现象普遍存在，虽有 30% 的糖尿病患者注射胰岛素进行治疗，但只有 37% 的患者血糖控制达标，这与患者掌握胰岛素注射技术的情况存在密切的关系。此外，有研究表明，部分患者进行注射胰岛素治疗时，血糖控制情况仍然不佳，这是由于患者注射胰岛素不规范所致。规范的胰岛素注射能够有效地控制患者的血糖，并减少患者的低血糖反应，从而降低各种并发症的发生，使患者的生活质量得到有效改善。

（四）护理质量评价标准

1. 护士仪表、着装符合礼仪规范。

2. 核对医嘱单、执行单。

3. 备齐用物（消毒液选择正确，选用 75% 乙醇），摆放有序，安全有效。

4. 使用 PDA 扫描或查看腕带同时询问患者姓名，确认患者身份（姓名和住院号）。

5. 正确评估患者进食情况。

6. 评估患者欲进食的食物种类及量。

7. 应用 PDA 进行手腕带扫码、注射单扫码。

8. 胰岛素的种类正确，在有效期内。

9. 能够保护患者隐私。

10. 根据胰岛素种类正确选择注射部位。

11. 正确手法检查注射部位皮肤。

12. 消毒范围大于 5cm。

13. 云雾状胰岛素混匀方法正确。

14. 正确选取胰岛素剂量并排气，排气手法正确。

15. 如需捏皮，正确手法是拇指、示指和中指提起。

16. 持针手法正确。

17. 选择正确的进针角度，保证将胰岛素注射至皮下组织。

18. 注射后停留时间 ≥ 10 秒。

19. 取下针头时方法正确，避免针刺伤。

20. 废弃的针头处理正确。

21. 根据注射胰岛素种类能正确指导患者进食时间。

22. 注射笔保存正确。

表 3-33 胰岛素皮下注射技术达标率查检表

项目：胰岛素皮下注射技术达标率　护理单元：　　　　　　督查时间：　年　月　日　督查人：

序号	内容	督查总人数次数	完全达标	部分达标	不达标	不适用	完全达标率	部分达标率	不达标率	备注
1	护士仪表、着装符合礼仪规范									
2	核对医嘱单、执行单									
3	备齐用物（消毒液选择正确，选用 75% 乙醇），摆放有序，安全有效									
4	使用 PDA 扫描或查看腕带同时询问患者姓名，确认患者身份（姓名和住院号）									
5	正确评估患者进食情况									
6	评估患者欲进食的食物种类及量									
7	应用 PDA 进行手腕带扫码、注射单扫码									
8	胰岛素的种类正确、在有效期内									
9	能够保护患者隐私									
10	根据胰岛素种类正确选择注射部位									
11	正确手法检查注射部位皮肤									
12	消毒范围大于 5cm									
13	云雾状胰岛素混匀方法正确									
14	正确选取胰岛素剂量并排气，排气手法正确									
15	如需捏皮，正确手法是拇指、示指和中指提起									
16	持针手法正确									

续表

序号	内容	督查总人数次数	完全达标	部分达标	不达标	不适用	完全达标率	部分达标率	不达标率	备注
17	选择正确的进针角度，保证将胰岛素注射至皮下组织									
18	注射后停留时间≥10秒									
19	取下针头时方法正确，避免针刺伤									
20	废弃的针头处理正确									
21	根据注射胰岛素种类能正确指导患者进食时间									
22	注射笔保存正确									
	合计									

督查意见：

备注：1. 每项条目至少抽查5人次数，并在"督查总人次数"栏中填写数目；如不满5人次数，填写实际督查数目。

2. 实际督查结果在"完全达标""部分达标""不达标"栏中填写数目，并计算"完全达标率""部分达标率""不达标率"；如无此条目内容，在"不适用"栏中打"√"。

（徐毅君 刘小臻）

二、糖尿病患者低血糖护理措施执行达标率

（一）指标定义

1. 低血糖 是由多种原因引起的血糖浓度过低状态；血糖降低并出现相应的症状及体征时，称为低血糖症。《中国2型糖尿病防治指南（2013年版）》中明确指出，对非糖尿病患者而言，低血糖的标准为血糖浓度<2.8mmol/L，糖尿病患者只要血糖浓度≤3.9mmol/L就属于低血糖范畴。

2. 糖尿病患者低血糖护理措施执行达标率 是指统计周期内糖尿病患者低血糖护理措施督查条目完全达标总人次数占同期糖尿病患者低血糖护理措施督查条目总人次数的百分率。

（二）计算公式

糖尿病患者低血糖护理措施执行达标率＝同期糖尿病患者低血糖护理措施督查条目完全达标总人次数／统计周期内糖尿病患者低血糖护理措施督查条目总人次数 ×100%。

1. 分子说明

（1）统计周期内使用糖尿病患者低血糖护理措施执行达标率查检表（表3-34）对患者进行督查，每督查一项条目完全达标计为1人次。

（2）糖尿病患者低血糖护理措施执行达标率查检表中每项条目督查内容全部达标结果

计为完全达标，各项条目完全达标人次数之和为完全达标总人次数。

2. 分母说明

（1）统计周期内使用糖尿病患者低血糖护理措施执行达标率查检表进行督查，每督查一项条目计为 1 人次。

（2）督查结果：完全达标、部分达标、不达标、不适用。

（3）统计周期内糖尿病患者低血糖护理措施督查条目总人次数不包含不适用人次数。

3. 纳入标准　所有诊断为糖尿病的住院患者。

4. 排除标准　门诊或急诊就诊的糖尿病患者。

5. 数据收集

（1）统计周期可根据质量管理部门要求确定，如每月、每季度或每年。

（2）此指标全年值不能通过各个月值的算术平均数获得，而应直接利用公式获得。

（3）若统计周期内督查频率过低，可能会因为分子、分母数值过小而导致该率的数值不能客观反映糖尿病患者低血糖护理措施执行情况。

（4）质量管理者定期使用糖尿病患者低血糖护理措施执行达标率查检表进行督查，每个统计周期完成数据汇总。

（三）指标监测的意义

低血糖是糖尿病患者治疗过程中最常见的急性并发症之一，严重影响糖尿病患者的血糖达标和治疗进程。低血糖给糖尿病患者带来的损害是多方面的，包括严重的心血管事件，认知功能障碍甚至痴呆，增加住院重症患者死亡率等。指南及专家共识建议通过加强患者的管理和教育、自我血糖监测（SMBG）、个体化治疗等手段减少低血糖的发生。统计科室住院糖尿病患者低血糖护理措施执行达标率，提高护士对糖尿病患者低血糖的护理干预能力，从而更好地教育患者识别低血糖的危险因素，知晓低血糖的预防及处理措施，做好血糖的自我管理，延缓并发症发生，提高生活质量。

（四）护理质量评价标准

1. 知晓低血糖的实验室诊断标准：非糖尿病患者血糖浓度 $\leqslant$ 2.8mmol/L，糖尿病患者血糖浓度 $\leqslant$ 3.9mmol/L。

2. 告知患者正确认识和识别低血糖发作之前的症状和体征，如心慌、出汗、发抖、饥饿等。有哪些低血糖的表现容易被忽视，如烦躁、意识模糊、行为与习惯发生改变等。

3. 指导患者糖尿病饮食原则：如总热量控制、合理分餐、按时进餐等。

4. 指导患者如何运动及运动注意事项，如餐后 1 小时进行、每周 5 次、每次 30 分钟左右等。

5. 能立即准确判断患者低血糖症状的发生，及时给予正确的急救处理措施。

6. 低血糖危急值记录及时、完整、准确。

7. 严重低血糖时，准确执行医嘱给药处理。

8. 低血糖处置后及时记录护理记录。

9. 给予患者规范应用口服降糖药和胰岛素注射的用药指导。

10. 定时规范监测血糖及病情观察。

11. 准确应用胰岛素泵，及时核对调节泵入剂量。

12. 掌握各种胰岛素特点及正确的注射技术。

13. 能帮助患者分析出现低血糖的原因，告知患者低血糖预防及处理知识，如随身携带糖果、饼干等食物制订有效的预防措施。

14. 认真全面做好交接班。

表 3-34　糖尿病患者低血糖护理措施执行达标率查检表

项目：糖尿病患者低血糖护理措施执行达标率　护理单元：　督查时间：　　年　月　日　督查人：

序号	内容	督查总人数次数	完全达标	部分达标	不达标	不适用	完全达标率	部分达标率	不达标率	备注
1	知晓低血糖的实验室诊断标准：非糖尿病患者血糖浓度 ≤ 2.8mmol/L，糖尿病患者血糖浓度 ≤ 3.9mmol/L									
2	能指导患者识别低血糖的表现，如心慌、出汗、发抖、饥饿等；告知有哪些低血糖的表现容易被忽视，如烦躁、意识模糊、行为与习惯发生改变等									
3	指导患者糖尿病饮食原则，如总热量控制、合理分餐、按时进餐等									
4	指导患者如何运动及运动注意事项，如餐后 1 小时进行、每周 5 次，每次 30 分钟左右等									
5	能立即准确判断患者低血糖症状的发生，及时给予正确的急救处理措施									
6	低血糖危急值记录及时、完整、准确									
7	严重低血糖时，准确执行医嘱给药处理									
8	低血糖处置后及时记录护理记录									
9	给予患者规范应用口服降糖药和胰岛素注射的用药指导									
10	定时规范监测血糖及病情观察									
11	准确应用胰岛素泵，及时核对调节泵入剂量									
12	掌握各种胰岛素特点及正确的注射技术									
13	能帮助患者分析出现低血糖的原因，告知患者低血糖预防及处理知识，如随身携带糖果、饼干等食物									
14	认真全面做好交接班									
	合计									

督查意见：

备注：1. 每项条目至少抽查 5 人次数，并在"督查总人次数"栏中填写数目；如不满 5 人次数，填写实际督查数目。

2. 实际督查结果在"完全达标""部分达标""不达标"栏中填写数目，并计算"完全达标率""部分达标率""不达标率"；如无此条目内容，在"不适用"栏中打"√"。

（徐淑敏　刘晓敏）

三、糖尿病专项护理质量达标率

（一）指标定义

1.糖尿病专项护理质量　是指护理人员为糖尿病患者提供护理技术服务和基础护理服务的效果及满足患者对护理服务一切合理需要的综合，是在糖尿病护理过程中形成的客观表现。

2.糖尿病专项护理质量达标率　是指统计周期内糖尿病专项护理质量督查条目完全达标总人次数占同期糖尿病专项护理质量督查条目总人次数的百分率。

（二）计算公式

糖尿病专项护理质量达标率 = 同期糖尿病专项护理质量督查条目完全达标总人次数 / 统计周期内糖尿病专项护理质量督查总人次数 ×100%。

1.分子说明

（1）统计周期内使用糖尿病专项护理质量达标率查检表（表3-35）进行督查，每督查一项条目完全达标计为1人次。

（2）糖尿病专项护理质量达标率查检表中每项条目督查内容全部达标结果计为完全达标，各项条目完全达标人次数之和为完全达标总人次数。

2.分母说明

（1）统计周期内使用糖尿病专项护理质量达标率查检表进行督查，每督查一项条目计为1人次。

（2）督查结果：完全达标、部分达标、不达标、不适用。

（3）统计周期内糖尿病专项护理质量达标率督查条目总人次数不包含不适用人次数。

3.纳入标准　统计周期所有住院的糖尿病患者；急诊留观的糖尿病患者。

4.排除标准　门诊及急诊的糖尿病患者。

5.数据收集

（1）统计周期可根据质量管理部门要求确定，如每月、每季度或每年。

（2）此指标全年值不能通过各个月值的算术平均数获得，而应直接利用公式获得。

（3）若统计周期内督查频率过低，可能会因为分子、分母数值过小而导致该率的数值不能客观反映糖尿病专项护理质量。

（4）质量管理者定期使用糖尿病专项护理质量达标率查检表进行督查，每个统计周期完成数据汇总。

（三）指标监测的意义

通过监测糖尿病专项护理质量达标率，督导各护理单元严格落实各项操作制度，正确执行糖尿病护理实践和技术规范，提升医院整体的糖尿病护理水平，最终实现糖尿病护理质量的持续提高。

（四）护理质量评价标准

1.胰岛素管理

（1）胰岛素针剂专柜存放，有高危标识。

（2）未开封的胰岛素放在 2 ～ 8℃冰箱、已开封的常温储存（＜ 25℃）。

（3）使用中的胰岛素标识清晰（床号、姓名）。

（4）胰岛素无过期，胰岛素笔上无针头。

2.血糖仪管理

（1）血糖仪及储存盒清洁、整齐。

（2）质控液开瓶后标明失效期，无过期。

（3）血糖仪有当季室间比对记录，仪器编号与最近一次比对记录单一致。

（4）血糖仪每天进行室内质控。

（5）更换试纸批号、电池等有追加质控记录。

（6）质控记录规范。

（7）科内护士有血糖仪操作资质。

3.患者管理

（1）患者知晓血糖监测结果。

（2）患者知晓影响血糖的因素。

（3）患者知晓低血糖的症状。

（4）患者知晓低血糖的处理方法。

（5）患者知晓降糖药 / 胰岛素的用法。

（6）胰岛素注射患者，注射部位选择正确。

（7）护士注射胰岛素（笔式）后停顿至少 10 秒。

（8）低血糖患者处置正确。

表 3-35　糖尿病专项护理质量达标率查检表

项目：糖尿病专项护理质量达标率　护理单元：　　　　督查时间：　　年　　月　　日　督查人：

项目	序号	内容	督查总人数次数	完全达标	部分达标	不达标	不适用	完全达标率	部分达标率	不达标率	备注
胰岛素管理	1	胰岛素针剂专柜存放，有高危标识									
	2	未开封的胰岛素放在 2 ～ 8℃冰箱、已开封的常温储存（＜ 25℃）									
	3	使用中的胰岛素标识清晰（床号、姓名）									
	4	胰岛素无过期，胰岛素笔上无针头									
血糖仪管理	1	血糖仪及储存盒清洁、整齐									
	2	质控液开瓶后标明失效期，无过期									
	3	血糖仪有当季室间比对记录，仪器编号与最近一次比对记录单一致									
	4	血糖仪每天进行室内质控									
	5	更换试纸批号、电池等有追加质控记录									
	6	质控记录规范									
	7	科内护士有血糖仪操作资质									

续表

项目	序号	内容	督查总人数次数	完全达标	部分达标	不达标	不适用	完全达标率	部分达标率	不达标率	备注
患者管理	1	患者知晓血糖监测结果									
	2	患者知晓影响血糖的因素									
	3	患者知晓低血糖的症状									
	4	患者知晓低血糖的处理方法									
	5	患者知晓降糖药/胰岛素的用法									
	6	胰岛素注射患者，注射部位选择正确									
	7	护士注射胰岛素（笔式）后停顿至少10秒									
	8	低血糖患者处置正确									
合计											

督查意见：

备注：1. 每项条目至少抽查5人次数，并在"督查总人次数"栏中填写数目；如不满5人次数，填写实际督查数目。

2. 实际督查结果在"完全合格""部分合格""不合格"栏中填写数目，并计算"完全达标率""部分达标率""不达标率"；如无此条目内容，在"不适用"栏中打"√"。

（史小利　侯明晖）

四、甲状腺手术患者术前体位训练达标率

（一）指标定义

1. **体位训练**　是指颈部过伸位的练习，甲状腺手术中体位要求肩背部垫高，头部尽力后仰，使下颌、气管、胸骨在同一水平线上，手术部位显露最佳。

2. **甲状腺手术患者术前体位训练达标率**　统计周期内甲状腺手术患者术前体位训练督查条目完全达标总人次数占同期甲状腺手术患者术前体位训练督查条目总人次数的百分率。

（二）计算公式

甲状腺手术患者术前体位训练达标率＝同期甲状腺手术患者术前体位训练督查条目完全达标总人次数/统计周期内甲状腺手术患者术前体位训练督查条目总人次数×100%。

1. 分子说明

（1）统计周期内使用甲状腺手术患者术前体位训练达标率查检表（表3-36）对患者进行督查，每督查一项条目完全达标计为1人次。

（2）甲状腺手术患者术前体位训练达标率查检表中每项条目督查内容全部达标结果计为完全达标，各项条目完全达标人次数之和为完全达标总人次数。

2.分母说明

（1）统计周期内使用甲状腺手术患者术前体位训练达标率查检表进行督查，每督查一项条目计为1人次。

（2）督查结果：完全达标、部分达标、不达标、不适用。

（3）统计周期内甲状腺手术患者术前体位训练达标率督查条目总人次数不包含不适用人次数。

3.纳入标准　统计周期所有做甲状腺手术的住院患者。

4.排除标准　有颈髓损伤的甲状腺手术患者。

5.数据收集

（1）统计周期可根据质量管理部门要求确定，如每月、每季度或每年。

（2）此指标全年值不能通过各个月值的算术平均数获得，而应直接利用公式获得。

（3）若统计周期内督查频率过低，可能会因为分子、分母数值过小而导致该率的数值不能客观反映甲状腺手术患者术前体位训练的质量。

（4）质量管理者定期使用甲状腺手术患者术前体位训练达标率查检表进行督查，每个统计周期完成数据汇总。

（三）指标监测的意义

长时间的颈部过伸位，会导致患者术后头痛头晕、恶心呕吐、肩背部不适，造成患者精神疲乏，加重患者心理负担，不利于术后康复。若术前给予有效的颈部过伸位训练，可改善术中体位耐受性，降低甲状腺手术体位综合征。

（四）护理质量评价标准

1.责任护士入院时给予患者体位训练的宣教。

2.护士每班督促患者体位训练。

3.患者知晓体位训练的重要性。

4.患者体位训练每次最长时间＞45分钟，一天3次。

5.患者取仰卧体位。

6.患者肩部适度抬高，使下颌、胸骨接近直线。

7.患者颈前部位充分显露。

8.患者餐前2.5～3小时进行练习。

9.患者出现头晕、恶心等情况下停止体位训练。

表3-36　甲状腺手术患者术前体位训练达标率查检表

项目：甲状腺手术患者术前体位训练达标率　护理单元：　　督查时间：　　年　月　日　督查人：

序号	内容	督查总人数次数	完全达标	部分达标	不达标	不适用	完全达标率	部分达标率	不达标率	备注
1	责任护士入院时给予患者体位训练的宣教									

续表

序号	内容	督查总人数次数	完全达标	部分达标	不达标	不适用	完全达标率	部分达标率	不达标率	备注
2	护士每班督促患者体位训练									
3	患者知晓体位训练的重要性									
4	患者体位训练每次最长时间＞45分钟，一天3次									
5	患者取仰卧体位									
6	患者肩部适度抬高，使下颌、胸骨接近直线									
7	患者颈前部位充分显露									
8	患者餐前2.5～3小时进行练习									
9	患者出现头晕、恶心等情况下停止体位训练									
	合计									

督查意见：

备注：1. 每项条目至少抽查5人次数，并在"督查总人次数"栏中填写数目；如不满5人次数，填写实际督查数目。

2. 实际督查结果在"完全达标""部分达标""不达标"栏中填写数目，并计算"完全达标率""部分达标率""不达标率"；如无此条目内容，在"不适用"栏中打"√"。

（刘　红　李洪莲）

第六节　神经系统

一、脑卒中瘫痪患者良肢位摆放达标率

（一）指标定义

1. **脑卒中**　俗称中风，是一组急性脑循环障碍所致的局限或全面性脑功能缺失综合征，包括缺血性和出血性脑卒中两大类。

2. **良肢位**　是防止或对抗痉挛姿势的出现，保护关节及早期诱发分离运动而设计的一种治疗体位。

3. **良肢位摆放**　是利用软性靠垫将患者置于舒适的抗痉挛体位，正确的体位摆放贯穿在偏瘫后的各个时期，定时更改体位，一般每2小时体位转换一次。

4. **脑卒中瘫痪患者良肢位摆放达标率**　是指统计周期内脑卒中瘫痪患者良肢位摆放督查条目完全达标总人次数占同期脑卒中瘫痪患者良肢位摆放督查条目总人次数的

百分率。

（二）计算公式

脑卒中瘫痪患者良肢位摆放达标率 = 同期脑卒中瘫痪患者良肢位摆放督查条目完全达标总人次数 / 统计周期内脑卒中瘫痪患者良肢位摆放督查条目总人次数 × 100%。

1. 分子说明

（1）统计周期内使用脑卒中瘫痪患者良肢位摆放达标率查检表（表3-37）随机进行督查，每督查一项条目完全达标计为1人次。

（2）脑卒中瘫痪患者良肢位摆放达标率查检表中每项条目督查内容全部达标结果计为完全达标，每项条目完全达标人次数之和为完全达标总人次数。

2. 分母说明

（1）统计周期内使用脑卒中瘫痪患者良肢位摆放达标率查检表进行督查，每督查一项条目计为1人次。

（2）督查结果：完全达标、部分达标、不达标、不适用。

（3）统计周期内脑卒中瘫痪患者良肢位摆放督查条目总人次数不包含不适用人次数。

3. 纳入标准

（1）脑卒中患者诊断符合全国第四届脑血管病学术会议制订的标准，并经头颅CT证实为脑梗死或脑出血。

（2）有单侧或双侧肢体功能瘫痪，肢体肌力低于Ⅲ级的住院患者。

4. 排除标准

（1）生命体征不稳定，处于疾病进展期患者。

（2）病情危重，不宜康复患者。

5. 数据收集

（1）统计周期可根据质量管理部门要求确定，如每月、每季度或每年。

（2）此指标全年值不能通过各个月值的算术平均数获得，而应直接利用公式获得。

（3）若统计周期内督查频率过低，可能会因为分子、分母数值过小而导致该率的数值不能客观反映脑卒中瘫痪患者良肢位摆放达标情况。

（4）质量管理者定期使用脑卒中瘫痪患者良肢位摆放达标率查检表进行督查，每个统计周期完成数据汇总。

（三）指标监测的意义

脑卒中急性期卧床患者的良肢位摆放、床上体位转移技术、关节活动度训练技术，是脑卒中康复护理的基础和早期康复介入的重要方面，早期良好的体位摆放和适当的关节活动度训练，能够减少并发症，提高护理质量、加速脑卒中患者的康复速度。良肢位摆放监测指标，有利于提升护士对患者康复意识的重视，加强专科技术能力培养。

（四）护理质量评价标准

1. 评估患者意识、配合能力及生命体征。生命体征平稳，肢体适宜摆放良肢位。

2. 患者或其家属清楚良肢位摆放重要性（早期康复，预防并发症）。

3. 患侧卧位（偏瘫肢体在下，健侧在上）时，软枕放置于偏瘫上肢、健侧下肢、背后，软枕放置正确。

4. 健侧卧位（健侧在下，偏瘫肢体在上），软枕放置于偏瘫侧上肢、下肢，软枕放置正确。

5. 仰卧位，在患者的肩关节、骨盆、膝关节和下肢下各放置 1 个软枕。

6. 良肢位摆放所用工具齐全。

7. 患者及其家属知晓良肢位摆放相关知识。

8. 各种管路及导联线妥善固定。

9. 清醒患者感觉舒适。

10. 未出现并发症（肩关节脱位、肩痛、足下垂、足内翻及肌痉挛或关节挛缩）。

表 3-37 脑卒中瘫痪患者良肢位摆放达标率查检表

项目：脑卒中瘫痪患者良肢位摆放达标率 护理单元： 督查时间： 年 月 日 督查人：

序号	内容	督查总人数次数	完全达标	部分达标	不达标	不适用	完全达标率	部分达标率	不达标率	备注
1	评估患者意识、配合能力及生命体征；生命体征平稳，肢体适宜摆放良肢位									
2	患者或其家属清楚良肢位摆放重要性（早期康复，预防并发症）									
3	患侧卧位（偏瘫肢体在下，健侧在上），软枕放置正确									
4	健侧卧位（健侧在下，偏瘫肢体在上），软枕放置正确									
5	仰卧位，在患者的肩关节、骨盆、膝关节和下肢下各放置 1 个软枕									
6	良肢位摆放所用工具齐全									
7	患者及家属知晓良肢位摆放相关知识									
8	各种管路及导联线妥善固定									
9	清醒患者感觉舒适									
10	未出现并发症（肩关节脱位、肩痛、足下垂、足内翻及肌痉挛或关节挛缩）									
	合计									

督查意见：

备注：1. 每项条目至少抽查 5 人次数，并在"督查总人次数"栏中填写数目；如不满 5 人次数，填写实际督查数目。

2. 实际督查结果在"完全达标""部分达标""不达标"栏中填写数目，并计算"完全达标率""部分达标率""不达标率"；如无此条目内容，在"不适用"栏中打"√"。

（张 艳，赵 俊）

二、脑卒中患者失禁性皮炎发生率

（一）指标定义

1. 失禁　是指在无意识、无法控制的情况下，在不适当的场所有尿液或粪便排出。

2. 失禁性皮炎（incontinence-associated dermatitis，IAD）　是由于皮肤暴露于尿液和粪便中而引起的一种刺激性皮炎，任何年龄都可发生，主要发生在会阴部、骶尾部、臀部、腹股沟、男性阴囊、女性阴唇、大腿的内侧及后部，其主要表现为红斑、红疹、浸渍、糜烂甚至皮肤的剥脱，伴或不伴有感染。

3. 脑卒中患者 IAD 发生率　是指统计周期内脑卒中患者 IAD 发生例次数占同期脑卒中失禁患者总床日数的百分率。

（二）计算公式

脑卒中患者 IAD 发生率 = 同期脑卒中患者 IAD 发生例次数 / 统计周期内脑卒中失禁患者总床日数 ×100%。

1. 分子说明

（1）统计周期内同一例患者每发生一次 IAD，计为 1 例次。

（2）转科患者，在转科前已发生的不予统计，转科后新发者计为 1 例次。

2. 分母说明　统计周期内脑卒中失禁患者实际占用的总床日数。

3. 纳入标准

（1）脑卒中符合全国第四届脑血管病学术会议制订的标准。

（2）所有患者均进行 CT 或 MRI 检查确诊。

（3）符合失禁标准。

（4）患者会阴部、大腿、臀部的部位皮肤完整，无压力性损伤。

4. 排除标准

（1）入院（转科）时已发生 IAD 者。

（2）会阴部、大腿、臀部患有压力性损伤及其他皮肤炎症者。

（3）患有严重的心脏、肝、肾等器质性病变或合并其他恶性肿瘤者。

（4）免疫、造血系统障碍者。

5. 数据收集

（1）统计周期为每季度。

（2）建立 IAD 风险评估及动态记录表，获得信息，填写汇总。

（3）准确记录 IAD 发生的时间、皮炎程度及转归。

（4）根据科室脑率中患者 IAD 信息登记表获得皮炎发生例数和不同严重程度例数（表 3-38）。

（5）通过 HIS 系统获取脑卒中患者实际占用床日数（表 3-39）。

（三）指标监测的意义

国外研究报 IAD 的患病率从 5.6% 至 50.0% 不等，发生率为 3.4% ～ 25%，而国内研究其发生率为 14%，同时 5.5% 的患者并发压力性损伤，11.3% 的患者并发真菌性皮炎。脑卒中患者由于感知能力或自理能力差，意识不清，不能及时清除大小便而导致皮肤长期处于潮湿环境刺激，增加了 IAD 的易感性。重症脑卒中患者中 IAD 的发生率高达 28%，IAD 不仅引起疼痛、瘙痒，降低患者生活质量，延长患者住院时间，增加住院花费，还给临床护理带来负担，增加护理人员的工作量。IAD 也是目前公认的导致压力性损伤的危险因素之一，是当前护理质量指标关注点之一。IAD 的发生除了与患者自身因素（疾病严重程度、年龄、发热及营养状况）有关外，还与护理人员认知因素（对 IAD 风险防范意识不强、专业知识掌握不全面）、行为因素（专业护理不到位、健康宣教未落实、对患者的动态评估不及时、防范措施不规范），以及其他因素（护理人力不足、防范措施不完善、管理者监控时效滞后）密切相关。通过监测，分析 IAD 发生的现状、趋势、特征及影响因素，为其预防、控制活动提供科学依据。因此，护理人员介导的以团队改进为基础的住院脑卒中 IAD 发生率的监测具有非常重要的意义。

（四）护理质量评价标准

参照 2017 年北京护理学会联合北京大学护理学院组织国内相关领域专家研讨形成的中国版《成人失禁性皮炎护理实践专家共识》。

1. IAD 临床表现

（1）皮肤红斑：为最初的症状，颜色包括粉红色、红色等，某些深肤色人群的红斑颜色可以为紫色、深红色等。

（2）皮温升高：由于炎症的影响，皮肤温度升高，同时可有皮肤硬度改变。

（3）皮肤破损：表皮会有不同程度的破损，可有水疱、大疱、丘疹、脓疱等，严重时整个表皮溃烂、真皮外露并有渗出。

（4）继发感染：真菌感染中以念珠菌感染较为常见，真菌感染的皮疹通常从中心向四周扩散，颜色为亮红色。

（5）常见其他症状：发生 IAD 的部位会出现不适、烧灼、疼痛、瘙痒或刺痛感。

2. 专家共识特别强调

（1）皮肤红斑通常呈镜面效应，左右对称。

（2）不是所有的 IAD 都会出现皮肤破损。

（3）真菌感染的皮疹通常从中心部位向四周扩散，颜色为亮红色，点状丘疹或脓包一般出现在正常皮肤的皮疹边缘。

（4）IAD 影响的皮肤范围不仅限于会阴（肛门与外阴或阴囊之间的部位），尿失禁会影响女性大阴唇或男性阴囊的皱褶，以及腹股沟皱褶；大便失禁首先会影响肛周部位的皮肤，如臀裂和臀部，进而可向上延伸至骶尾部和背部，以及向下延伸至大腿后部。

3. IAD 的主要危险因素推荐使用会阴部皮肤状况评估量表（perineal assessment tool，PAT，表 3-40）来评估患者发生 IAD 的风险。该量表由刺激物强度、刺激物持续时间、会阴部皮肤状况及相关影响因素四部分组成，分值越高发生 IAD 的风险越高，具有较高的信度及效度。有研究表明，PAT 能预测 IAD 的发生，PAT 总分每增加 1 分，IAD 的发生风险增长 2.76 倍。

4. IAD 评估工具，建议对于 IAD 评估应在损伤程度和严重性基础上，采用比较简单的 IAD 分类工具（IAD categorization tool）。

（1）0 级（无 IAD）：皮肤完好、无发红。

（2）1 级（轻度 IAD）：皮肤完整、发红、红斑、水肿。

（3）2 级（中重度 IAD）：皮肤发红、破损，水肿、水疱、糜烂、感染。

（4）IAD 的处置：共识特别强调发现并治疗失禁的病因是预防 IAD 的关键环节，而清洗和保护皮肤是预防和处理 IAD 的重要措施。

表 3-38 脑卒中患者失禁性皮炎信息登记表

序号	姓名	年龄	性别	疾病（缺血性或出血性卒中）	PAT 评分	发生时间	IAD 程度	转归

表 3-39 脑卒中患者失禁性皮炎发生率统计报表

统计周期	发生失禁性皮炎例数	住院患者实际占用床日数	失禁性皮炎发生率	备注

表 3-40 会阴部皮肤状况评估量表（PAT）

评估项目	1 分	2 分	3 分
刺激物的类型	成形的粪便和（或）尿液	软便混合或未混合尿液	水样便和（或）尿液
刺激时间	床单/尿布至少或少于每周 8 小时更换	床单/尿布至少每 4 小时更换	床单/尿布至少每 2 小时更换
会阴部皮肤状况	皮肤干净、完整	红斑、皮炎合并或不合并念珠菌感染	皮肤剥落、糜烂合并或不合并皮炎
影响因素:低蛋白、感染、鼻饲营养或其他	0 或 1 个影响因素	2 个影响因素	3 个（含）以上影响因素

备注：该量表共有 4 个部分组成，包括刺激物的类型、刺激时间、会阴部皮肤状况及影响因素。评分标准采用 Likert 3 级评分法，各子量 1 分至 3 分，总共 4～12 分，分数越高表示发生 IAD 危险性越高。总分 4～6 分属于低危险群；7～12 分属于高危险群。

（王海燕 付秀云）

三、脑卒中吞咽功能障碍患者进食安全管理达标率

（一）指标定义

1. 吞咽功能障碍 是指由于下颚、双唇、舌、软腭、咽喉食管等器官结构和（或）功能受损，通常是指患者不能将水、食物安全有效地输送到胃内的过程。

2. **进食安全管理**　是针对吞咽功能障碍开展的护理模式，其主要目的为预防口腔、气管误吸，避免营养不足和液体流失，为吞咽功能重建提供安全保障。

3. **脑卒中吞咽功能障碍患者进食安全管理达标率**　是指统计周期内脑卒中吞咽功能障碍患者进食安全管理督查条目完全达标总人次数占同期脑卒中吞咽功能障碍患者进食安全管理督查条目总人次数的百分率。

（二）计算公式

脑卒中吞咽功能障碍患者进食安全管理达标率＝同期脑卒中吞咽功能障碍患者进食安全管理督查条目完全达标总人次数／统计周期内脑卒中吞咽功能障碍患者进食安全管理督查条目总人次数 ×100%。

1. **分子说明**

（1）统计周期内使用脑卒中吞咽功能障碍患者进食安全管理达标率查检表（表 3-41）对脑卒中患者进行督查，每督查一项条目完全达标计为 1 人次。

（2）脑卒中吞咽功能障碍患者进食安全管理达标率查检表每项条目督查内容全部达标结果计为完全达标，每项条目完全达标人次数之和为完全达标总人次数。

2. **分母说明**

（1）统计周期内使用脑卒中吞咽功能障碍患者进食安全管理达标率查检表进行督查，每督查一项条目计为 1 人次。

（2）督查结果：完全达标、部分达标、不达标、不适用。

（3）统计周期内脑卒中吞咽功能障碍患者进食安全管理督查条目总人次数不包含不适用人次数。

3. **纳入标准**　所有存在吞咽功能障碍的脑卒中住院患者。

4. **排除标准**　已发生肺部感染的脑卒中吞咽困难患者。

5. **数据收集**

（1）统计周期可根据质量管理部门要求确定，如每月、每季度或每年。

（2）此指标全年值不能通过各个月值的算术平均数获得，而应直接利用公式获得。

（3）若统计周期内督查频率过低，可能会因为分子、分母数值过小而导致该率的数值不能客观反映脑卒中吞咽功能障碍患者进食安全管理质量。

（4）质量管理者定期使用脑卒中吞咽功能障碍患者进食安全管理达标率查检表进行督查，每个统计周期完成数据汇总。

（三）指标监测的意义

研究证实，脑卒中后吞咽功能障碍是导致脑卒中相关性肺炎的重要危险因素，有 28%～ 67% 的急性脑卒中患者发生吞咽障碍，可引起吸入性肺炎、营养不良、脱水、心理障碍等并发症，与医院获得性肺炎的发生呈正相关。吞咽障碍导致的误吸和吸入性肺炎、窒息成为急性脑卒中的严重并发症甚至危及生命，严重影响脑卒中患者的功能康复及生活质量。

洼田饮水试验因具有简单、方便、可重复、易被医护人员掌握等优势，是目前临床应用最广的早期误吸筛查和吞咽障碍诊断方法。

有研究显示，单独采用饮食调整（diet modification）就能够降低吞咽困难引起的吸入性肺炎的发生。美国胃肠病学会指南指出，如果存在口咽期吞咽困难导致吸入性肺炎的危险，应当常规进行饮食调整。在专业领域内，饮食调整目前被公认为是一种常用而重要的干预手段。

早期采用正确的进食姿势，制订合理的饮食调整策略，可降低脑卒中患者早期吸入性肺炎的发生，促进患者功能恢复。

（四）护理质量评价标准

1. 吞咽功能障碍筛查

（1）护士知晓反复唾液吞咽测试（PSST）和洼田饮水试验方法。

（2）患者清醒状态、情绪稳定、注意力集中，配合进食，能配合评估；评估前关闭影音设备，避免干扰。

（3）进食前洗手，清洁餐具；无法端坐者向健侧转动 30°；无法起身者保持床头抬高角度为 30°～45°，禁忌证除外；喂食者立于患者健侧，使用合适的汤勺或饮水杯。

（4）进食理想温度为 40～60℃；食物一口量在 20ml 以内，一般先 1～3ml 试食，再逐渐增加至适合患者的饮食量。糊状食物一勺为 3～5ml，水 5～10ml；咀嚼、吞咽时间充分；检查口腔残留量。

（5）每日能量摄入不足目标量的 60%，应给予鼻饲。

2. 安全管理措施

（1）吞咽障碍等级与患者的饮食、分级护理措施符合。

（2）备吸痰装置，在鼻饲前翻身叩背、吸净呼吸道分泌物。

（3）鼻饲流质饮食的温度 39～41℃，建议分次喂养时，单次喂养量 ≤ 400ml。

（4）鼻饲泵温度 38～40℃，首日速度 20～50ml/h，如耐受，次日每 8～12 小时增加 10～20ml/h，逐渐加至 80～100ml/h，12～24 小时输注完毕。

（5）鼻饲营养袋、营养管和营养液容器应每 24 小时更换；配制的营养液冷藏，24 小时内未用完应丢弃。

（6）持续鼻饲时，每 4 小时用 20～30ml 温水脉冲式冲管 1 次；间歇或分次喂养时，每次喂养前后用 20～30ml 温水脉冲式冲管；每隔 4～8 小时检查胃残留量；间歇鼻饲每次喂养前检查胃残留量。

（7）胃残留量＞200ml 时，结合腹部体格检查行床旁评估，观察有无恶心呕吐、腹胀，肠鸣音是否正常，再调整鼻饲量；可使用促胃肠动力药物；胃残留量持续＞200ml 时，考虑空肠喂养；胃残留量＞500ml 暂停进食。

（8）餐后保持进食体位 30～60 分钟。

（9）口腔清洁、无异味。

（10）对于误吸风险较高的患者，延长鼻胃管插入长度，保证胃管末端达到胃幽门后。

（11）护士知晓发生误吸后的紧急处置和应急预案。

（12）家属知晓安全饮食和高风险食物的内容。

表 3-41 脑卒中吞咽功能障碍患者进食安全管理达标率查检表

项目：脑卒中吞咽功能障碍患者进食安全管理达标率　　　护理单元：

督查时间：　　年　月　日　　　　督查人：

	序号	内容	督查总人数次数	完全达标	部分达标	不达标	不适用	完全达标率	部分达标率	不达标率	备注
吞咽功能障碍筛查	1	护士知晓 PSST 和洼田饮水试验方法									
	2	吞咽障碍等级与患者的饮食分级护理措施符合									
	3	关闭影音设备，避免干扰									
	4	患者清醒状态、情绪稳定、注意力集中，配合进食									
	5	进食前洗手，清洁餐具，使用合适的汤勺或饮水杯									
	6	无法坐直者向健侧转动 30°；无法起身者保持床头抬高角度为 30°～45°，禁忌证除外									
	7	喂食者立于患者健侧									
	8	进食理想温度为 40～60℃，食物一口量在 20ml 以内，先 1～3ml 试食，再逐渐增加至适合患者的饮食量。糊状食物 3～5ml，水 5～10ml，咀嚼、吞咽时间充分									
	9	检查口腔残留量									
	10	每日能量摄入不足目标量的 60%，应给予鼻饲									
安全管理措施	1	备吸痰装置，在鼻饲前翻身叩背、吸净呼吸道分泌物									
	2	鼻饲流质饮食的温度 39～41℃，建议分次喂养时，单次喂养量 ≤ 400ml									
	3	鼻饲泵温度 38～40℃，首日速度 20～50ml/h，如耐受，次日每 8～12 小时增加 10～20ml/h，逐渐加至 80～100ml/h，12～24 小时输注完毕									
	4	鼻饲营养袋、营养管和营养液容器应每 24 小时更换；配制的营养液冷藏，24 小时内未用完应丢弃									
	5	持续鼻饲时，每 4 小时用 20～30ml 温水脉冲式冲管 1 次；间歇或分次喂养时，每次喂养前后用 20～30ml 温水脉冲式冲管									
	6	持续鼻饲，每隔 4～8 小时检查胃残留量；间歇鼻饲每次喂养前检查胃残留量									
	7	胃残留量 > 200ml 时，结合腹部体格检查行床旁评估，观察有无恶心呕吐、腹胀，肠鸣音是否正常，再调整鼻饲量									
	8	胃残留量 > 200ml 时，可使用促胃肠动力药物；胃残留量持续 > 200ml 时，考虑空肠喂养；胃残留量 > 500ml 暂停进食									
	9	餐后保持进食体位 30～60 分钟									
	10	口腔清洁、无异味									

续表

	序号	内容	督查总人数次数	完全达标	部分达标	不达标	不适用	完全达标率	部分达标率	不达标率	备注
安全管理措施	11	对于误吸风险较高的患者，延长鼻胃管插入长度，保证胃管末端达到胃幽门后									
	12	护士知晓发生误吸后的紧急处置和应急预案									
	13	家属知晓安全饮食和高风险食物的内容									
合计											
督查意见：											

备注：1. 每项条目至少抽查 5 人次数，并在"督查总人次数"栏中填写数目；如不满 5 人次数，填写实际督查数目。

2. 实际督查结果在"完全达标""部分达标""不达标"栏中填写数目，并计算"完全达标率""部分达标率""不达标率"；如无此条目内容，在"不适用"栏中打"√"。

（李　坤　郁晓曼）

第七节　运动系统

一、髋关节置换术后康复训练达标率

（一）指标定义

1. **人工髋关节置换**　是指用人工髋关节代替已无法正常使用的病损髋关节，解决疼痛、畸形和功能障碍，恢复和改善髋关节运动功能的手术，是一种较为有效的关节成形术。

2. **髋关节置换术后康复训练**　行髋关节置换手术患者术后不同时期进行不同下肢功能训练，提高患者肌肉力量及关节的活动角度，为术后康复提供基础。

3. **髋关节置换术后康复训练达标率**　是指统计周期内髋关节置换术后康复训练督查条目完全达标总人次数占同期髋关节置换术后康复训练督查条目总人次数的百分率。

（二）计算公式

髋关节置换术后康复训练达标率 = 同期髋关节置换术后康复训练督查条目完全达标总人次数 / 统计周期内髋关节置换术后康复训练督查条目总人次数 ×100%。

1. 分子说明

（1）统计周期内使用髋关节置换术后康复训练达标率查检表（表 3-42）对患者进行督查，每督查一项条目完全达标计为 1 人次。

（2）髋关节置换术后康复训练达标率查检表每项条目督查内容全部达标结果计为完全

达标，每项条目完全达标人次数之和为完全达标总人次数。

2. 分母说明

（1）统计周期内使用髋关节置换术后康复训练达标率查检表进行督查，每督查一项条目计为 1 人次。

（2）督查结果：完全达标、部分达标、不达标、不适用。

（3）统计周期内住院患者髋关节置换术后康复训练督查条目总人次数不包含不适用人次数。

3. 纳入标准　统计周期内符合美国风湿病协会修订的诊断标准，行髋关节置换术的所有患者。

4. 排除标准　非住院患者（如门诊、急诊留观）。

5. 数据收集

（1）统计周期可根据质量管理部门要求确定，如每月、每季度或每年。

（2）此指标全年值不能通过各个月值的算术平均数获得，而应直接利用公式获得。

（3）质量管理者定期使用髋关节置换术后康复训练达标率查检表进行督查，每个统计周期完成数据汇总。

（4）若统计周期内督查频率过低，可能会因为分子、分母数值过小而导致该率的数值不能客观反映髋关节置换术后康复训练质量。

（三）指标监测的意义

髋关节置换术后康复训练能有效地缓解关节疼痛，做好康复护理，对促进肢体的复健、预防并发症的发生起着重要的作用。

（四）护理质量评价标准

1. 踝泵运动　踝关节屈伸及旋转。

2. 股四头肌等长收缩及足趾活动　仰卧或坐位，下肢伸直，大腿肌肉绷紧再放松。

3. 直腿抬高练习　抬离床面 20cm 坚持至力竭。

4. 滑移屈髋　平躺床上，脚跟贴着床面来回滑动，滑动过程中不要向内旋转。

5. 屈髋屈膝　平躺床上，屈髋屈膝达 90°，坚持 5 秒左右，伸直腿放回床上。

6. 行走训练　协作患者扶双拐下地练习行走。

7. 使用拐杖的方法　双手扶拐杖，向前移动 10cm 左右再放下，患肢向前迈一小步，如此重复。

表 3-42　髋关节置换术后康复训练达标率查检表

项目：髋关节置换术后康复训练达标率　护理单元：　　　　督查时间：　年　月　日　督查人：

序号	内容	督查总人数次数	完全达标	部分达标	不达标	不适用	完全达标率	部分达标率	不达标率	备注
1	评估患者的年龄、病情、活动能力									
2	评估患者的手术方式（名称）、麻醉方式、手术切口敷料情况									

续表

序号	内容	督查总人数次数	完全达标	部分达标	不达标	不适用	完全达标率	部分达标率	不达标率	备注
3	踝关节屈伸持续时间 5～10 秒，每天 3～4 次，每次至少 30 个以上									
4	足趾活动正确，间隔时间 5～10 秒									
5	仰卧或坐位，下肢伸直，大腿肌肉绷紧再放松									
6	直腿抬离床面 20cm，坚持至力竭									
7	平躺床上，脚跟贴着床面来回滑动，滑动过程中不要向内旋转									
8	平躺床上，屈髋屈膝达 90°，坚持 5 秒左右，伸直腿放回床上									
9	协助患者扶双拐下地练习行走									
10	拐杖高度选择规范									
11	双手扶拐杖，向前移动 10cm 左右再放下，患肢向前迈一小步									
12	下床体位：先下健侧肢体									
13	上床体位：先上患侧肢体									
	合计									

督查意见：

备注：1. 每项条目至少抽查 5 人次数，并在"督查总人次数"栏中填写数目；如不满 5 人次数，填写实际督查数目。

2. 实际督查结果在"完全达标""部分达标""不达标"栏中填写数目，并计算"完全达标率""部分达标率""不达标率"；如无此条目内容，在"不适用"栏中打"√"。

（袁万青 王荣环）

二、膝关节置换术后连续被动运动操作达标率

（一）指标定义

1. 连续被动运动（CPM） CPM 机自 20 世纪 70 年代初被广泛应用于肢体的功能锻炼，如骨科手术后关节早期功能锻炼，改善局部血液淋巴循环，促进肿胀、疼痛等症状消除，配合肌肉功能练习。

2. 人工膝关节置换 是指采用金属、高分子聚乙烯等材料，根据人体膝关节的形态、构造及功能制成人工膝关节假体，通过外科手术植入人体内，代替患病的膝关节，从而缓解膝关节疼痛，恢复膝关节功能的一种技术。

3. 膝关节置换术后 CPM 操作达标率 是指统计周期内膝关节置换术后行 CPM 功能锻炼督查条目完全达标总人次数占同期膝关节置换术后行 CPM 功能锻炼督查条目总人次数的

百分率。

（二）计算公式

膝关节术后 CPM 操作达标率 = 同期膝关节置换术后 CPM 功能锻炼督查条目完全达标总人次数 / 统计周期内膝关节置换术后 CPM 功能锻炼督查条目总人次数 ×100%。

1. 分子说明

（1）统计周期内使用膝关节置换术后 CPM 操作达标率查检表（表 3–43）进行督查，每督查一项条目完全达标计为 1 人次。

（2）膝关节置换术后 CPM 操作达标率查检表的每项条目督查内容全部达标结果计为完全达标，每项条目完全达标人次数之和为完全达标总人次数。

2. 分母说明

（1）统计周期内使用膝关节置换术后 CPM 操作达标率查检表进行督查，每督查一项条目计为 1 人次。

（2）督查结果：完全达标、部分达标、不达标、不适用。

（3）统计周期内膝关节置换术后 CPM 功能锻炼督查条目总人次数不包含不适用人次数。

3. 纳入标准　统计周期内所有膝关节置换术后使用 CPM 功能锻炼的所有患者。

4. 排除标准　非住院患者（如门诊、急诊留观）。

5. 数据收集

（1）统计周期可根据质量管理部门要求确定，如每月、每季度或每年。

（2）此指标全年值不能通过各个月值的算术平均数获得，而应直接利用公式获得。

（3）若统计周期内督查频率过低，可能会因为分子、分母数值过小而导致该率的数值不能客观反映膝关节置换术后 CPM 功能锻炼质量。

（4）质量管理者定期使用膝关节置换术后 CPM 操作达标率查检表进行督查，每个统计周期完成数据汇总。

（三）指标监测的意义

全膝关节置换是目前常用的改善膝关节活动和矫正畸形为目的的手术，术后早期康复护理及功能锻炼不当，大量新生的胶原组织会迅速沉积在关节周围，造成膝关节粘连，限制膝关节的活动，造成膝关节达不到日常所需的活动度。

CPM 是一项关节功能持续被动活动的康复技术，可以减轻关节及周围组织肿胀，使关节活动度范围增大，防止关节僵硬，减轻疼痛肿胀，还有助于肢体静脉和淋巴回流，阻止液体反流到细胞外间隙，减少下肢静脉血栓的发生，提高患者生活质量。

（四）护理质量评价标准

1. CPM 操作前：检查仪器是否处于备用状态。

2. 携仪器至患者床旁，解释操作意义及目的，取得患者的配合。

3. 将患肢放置在 CPM 机上，根据患者小腿的长度，调节 CPM 机滑杆的长度，使 CPM 机折曲关节与膝关节窝保持一致。

4. 根据患者膝关节的活动度，从起始角度 30° 开始。

5. 观察患者 5 分钟，根据患者自诉膝关节的感受，调节 CPM 的角度，以患者感到疼痛，但是疼痛能忍受为最佳活动角度，持续活动 30 分钟。

6. 移除 CPM 机器后，记录当日起始角度和最后的角度并告知患者注意事项。

7. 清洁仪器，收好电源，放置在规定位置。

表 3-43 膝关节置换术后 CPM 操作达标率查检表

项目：膝关节术后 CPM 操作达标率　　护理单元：　　　　督查时间：　　年　月　日　督查人：

序号	内容	督查总人数次数	完全达标	部分达标	不达标	不适用	完全达标率	部分达标率	不达标率	备注
1	评估患者患肢的活动范围，患肢切口敷料情况									
2	讲解 CPM 操作的目的意义、取得患者配合									
3	CPM 机放置在病床上，连接电源，查看仪器是否处于备用状态									
4	协助患者将患肢放置在 CPM 机上，根据患者小腿的长度，调节 CPM 机滑杆的长度，使 CPM 机折曲关节与膝关节窝保持一致；大腿、小腿及足跟紧贴在仪器上呈有效状态									
5	垫棉垫，固定带自上而下固定患肢，并坚持松紧度									
6	再次查对，明确活动范围，从起始角度 30° 开始，签名及开始时间									
7	观察患者 5 分钟，根据患者自诉膝关节的感受，调节 CPM 的角度，以患者感到疼痛，但是疼痛能忍受为最佳活动角度，持续活动 30 分钟；及时调整控制面板的活动角度									
8	观察肢体被动活动情况及耐受情况，询问患者有无不适，及时调整活动度数及速度									
9	运动结束，关闭开关，切断电源，松开约束带，协助患肢放于床上，撤出仪器									
10	整理床单位、签名及结束时间									
11	整理用物、擦拭仪器、洗手									
	合计									
督查意见：										

备注：1. 每项条目至少抽查 5 人次数，并在"督查总人次数"栏中填写数目；如不满 5 人次数，填写实际督查数目。

　　2. 实际督查结果在"完全达标""部分达标""不达标"栏中填写数目，并计算"完全达标率""部分达标率""不达标率"；如无此条目内容，在"不适用"栏中打"√"。

（朱福香　张　丽）

三、腰椎术后患者腰围固定带佩戴达标率

（一）指标定义

1.腰围固定带　是一种腰背支具，通过稳定脊柱，限制腰部和腰骶关节活动，一是减轻腰椎负荷，二是起到保护固定作用。佩戴合适的腰围固定带可使上半身的一部分重量通过肋骨—腰围—髂骨传递，同时限制腰椎的活动，减少对椎间盘的刺激。

2.腰椎术后患者　因腰部急性损伤、腰椎骨折、腰椎间盘突出及各类腰部疾病行手术治疗后需要腰部制动保护的患者。

3.腰椎术后患者腰围固定带佩戴达标率　是指统计周期内腰椎术后患者腰围固定带佩戴督查条目完全达标总人次数占同期腰椎术后患者腰围固定带佩戴督查条目总人次数的百分率。

（二）计算公式

腰椎术后患者腰围固定带佩戴达标率＝同期腰椎术后患者腰围固定带佩戴督查条目完全达标总人次数/统计周期内腰椎术后患者腰围固定带佩戴督查条目总人次数×100%。

1.分子说明

（1）统计周期内使用腰椎术后患者腰围固定带佩戴达标率查检表（表3-44）对患者进行督查，每督查一项条目完全达标计为1人次。

（2）腰椎术后患者腰围固定带佩戴达标率查检表每项条目督查内容全部达标结果计为完全达标，每项条目完全达标人次数之和为完全达标总人次数。

2.分母说明

（1）统计周期使用内腰椎术后患者腰围固定带佩戴达标率查检表进行督查，每督查一项条目计为1人次。

（2）督查结果：完全达标、部分达标、不达标、不适用。

（3）统计周期内腰椎术后患者腰围固定带佩戴督查条目总人次数不包含不适用人次数。

3.纳入标准　统计周期内所有腰椎术后需佩戴腰围固定带的住院患者。

4.排除标准　非住院患者（如门诊、急诊留观）。

5.数据收集

（1）统计周期可根据质量管理部门要求确定，如每月、每季度或每年。

（2）此指标全年值不能通过各个月值的算术平均数获得，应直接利用公式获得。

（3）若统计周期内督查频率过低，可能会因为分子、分母数值过小而导致该率的数值不能客观反映腰椎术后患者腰围固定带佩戴质量。

（4）质量管理者定期使用腰椎术后患者腰围固定带佩戴达标率查检表进行督查，每个统计周期完成数据汇总。

（三）指标监测的意义

患者行脊柱手术后，脊柱稳定性受到破坏，姿势不当易致植骨块滑脱，可导致手术失败或脊髓及神经根的损伤。腰围固定带作为外固定支具可提供身体支撑，控制胸腰椎的伸屈、旋转和侧屈运动，减少身体重量对椎体的压力，有利于缓解临床症状如疼痛、预防再骨折等，显著提高了患者生活质量，也可防止植骨愈合不良或内固定物松动、折断，同时

可减轻疼痛，预防畸形。腰围固定带既可以帮助内置器材加强固定，也可让患者能多下床活动，以避免长期卧床而引发的并发症，减少内固定器材疲劳性断裂的发生。腰围固定带佩戴规范与否，直接关系到患者手术的预后。因此，监督腰椎术后患者腰围固定带达标率具有重要意义。

（四）护理质量评价标准

1. 准确评估患者手术切口敷料固定情况，四肢感觉、肌力情况。

2. 腰围固定带类型：选用带有钢板的加强型腰围固定带。

3. 腰围固定带型号：根据患者腰围大小正确选择型号，一般分为大号（L）、中号（M）、小号（S）三种规格。

4. 佩戴时机：根据医嘱决定患者坐起或下地的时间。

5. 佩戴顺序：佩戴好腰围固定带再坐起或下床，卧床后再去掉。

6. 佩戴位置：腰围固定带正中线正对患者脊柱，上缘至肋缘下，下缘至臀裂。

7. 佩戴方法：先让患者侧卧，将腰围固定带摊开置于患者腰背部相对应的床面，然后再让患者平躺，适当调整腰围固定带位置，粘紧扣带，再把外面的扣带粘紧。

8. 佩戴松紧度：佩戴时应松紧适宜，将手掌平放在支具和患者胸廓之间，让患者深呼吸，患者觉得呼吸不受影响时为理想状态，固定、舒适兼顾。

9. 局部皮肤：腰围固定带解除后，患者局部皮肤无压红、疼痛。

10. 佩戴时限：术后患者佩戴 3 个月或遵医嘱。

11. 患者使用腰围情况良好，感觉舒适；腰围能达到固定、支持、限制活动的作用。

表 3-44 腰椎术后患者腰围固定带佩戴达标率查检表

项目：腰椎术后患者腰围固定带佩戴达标率　护理单元：　　督查时间：　　年　月　日　督查人：

序号	内容	督查总人数次数	完全达标	部分达标	不达标	不适用	完全达标率	部分达标率	不达标率	备注
1	准确评估患者手术切口敷料固定情况，四肢感觉、肌力情况									
2	选用带有钢板的腰围固定带									
3	根据患者腰围大小选择合适腰围固定带型号									
4	佩戴时机正确：根据医嘱决定患者坐起或下地的时间									
5	佩戴顺序正确：佩戴好腰围固定带再坐起或下床，卧床后再去掉									
6	佩戴位置正确：腰围固定带正中线正对患者脊柱，上缘至肋缘下，下缘至臀裂									
7	佩戴方法：首先患者侧卧，将腰围固定带置于患者腰背部相对应的床面，再让患者平躺，调整位置，粘紧扣带，再把外面的扣带粘紧									
8	佩戴松紧度适宜：将手掌平放在支具和患者胸廓之间，让患者深呼吸，患者觉得呼吸不受影响时为理想状态，固定、舒适兼顾									

序号	内容	督查总人数次数	完全达标	部分达标	不达标	不适用	完全达标率	部分达标率	不达标率	备注
9	腰围固定带解除后，局部皮肤无压红、疼痛									
10	术后患者佩戴 3 个月或遵医嘱佩戴									
11	患者使用腰围情况良好，感觉舒适；腰围能达到固定、支持、限制活动的作用									
	合计									

督查意见：

备注：1. 每项条目至少抽查 5 人次数，并在"督查总人次数"栏中填写数目；如不满 5 人次数，填写实际督查数目。

2. 实际督查结果在"完全达标""部分达标""不达标"栏中填写数目，并计算"完全达标率""部分达标率""不达标率"；如无此条目内容，在"不适用"栏中打"√"。

（赵春梅　张巧巧）

四、负压封闭引流术术后护理措施执行达标率

（一）指标定义

1. 负压封闭引流术（vacuum sealing drainage，VSD） 是指用内含有引流管的医用泡沫材料来覆盖或填充皮肤、软组织缺损的创面，再用生物半透膜对其进行封闭，使之成为一个密闭空间，最后把引流管接通负压源，通过可控制的负压来促进创面愈合的一种全新的治疗方法。

2. VSD 术后护理措施执行达标率　是指统计周期内 VSD 术后护理措施督查条目完全达标总人次数占同期 VSD 术后护理措施督查条目总人次数的百分率。

（二）计算公式

VSD 术后护理措施执行达标率 = 同期 VSD 术后护理措施督查条目完全达标总人次数 / 统计周期内 VSD 术后护理措施督查条目总人次数 ×100%。

1. 分子说明

（1）统计周期内使用 VSD 术后护理措施执行达标率查检表（表 3-45）对患者进行督查，每督查一项条目完全达标计为 1 人次。

（2）VSD 术后护理措施执行达标率查检表每项条目督查内容全部达标结果计为完全达标，每项条目完全达标人次数之和为完全达标总人次数。

2. 分母说明

（1）统计周期内使用 VSD 术后护理措施执行达标率查检表进行督查，每督查一项条目计为 1 人次。

（2）督查结果：完全达标、部分达标、不达标、不适用。

（3）统计周期内 VSD 术后护理措施执行督查条目总人次数不包含不适用人次数。

3. 纳入标准　统计周期内所有行 VSD 术的住院患者。

4. 排除标准　非住院患者（如门诊、急诊留观）。

5. 数据收集

（1）统计周期可根据质量管理部门要求确定，如每月、每季度或每年。

（2）此指标全年值不能通过各个月值的算术平均数获得，应直接利用公式获得。

（3）若统计周期内督查频率过低，可能会因为分子、分母数值过小而导致该率的数值不能客观反映 VSD 术后护理措施执行情况。

（4）质量管理者定期使用 VSD 术后护理措施执行达标率查检表进行督查，每个统计周期完成数据汇总。

（三）指标监测的意义

VSD 是一种处理浅表创面和用于深部引流的全新方法，能够彻底去除腔隙或创面的分泌物和坏死组织，是外科引流技术的革新。经过负压吸引，吸出多余液体，驱除过多的间质液体，降低组织充盈度及血管后负荷，降低组织间压，改善毛细血管循环血液速度，提高了局部循环和氧气水平，伤口周围血流增加，减少细菌繁殖，形成了一个血液循环良好的创面，有利于创面肉芽组织快速生长。该技术术后的护理工作极为重要，对手术的后期效果、成败起着关键性的作用。通过对 VSD 术后护理措施执行正确率这一指标的监测，可以促进临床护士对 VSD 规范护理措施的落实，提高工作效率，保证良好引流效果，促进创面的愈合，减少患者的痛苦，缩短住院时间。

（四）护理质量评价标准

1. 评估患者一般情况，观察记录患者生命体征（T、P、R、BP）。

2. 负压源的压力在规定范围中（125 ～ 450mmHg）。

3. 确保有效引流：VSD 敷料呈负压塌陷状态。

4. 引流通畅：引流管无压迫、折叠、现象。冲洗管负压正常。

5. 负压引流瓶的位置合适：引流瓶低于创面，妥善固定放置。

6. 引流液的观察记录：引流液的颜色、性状、量。

7. 局部皮肤保护：避免管路压伤。

8. 管路标识清楚，引流瓶更换及时。

9. 饮食指导：高蛋白、高维生素，清淡易消化饮食。绝对戒烟，避免接触二手烟。

10. 指导功能锻炼：患者知晓功能锻炼方法且执行正确。

表 3-45　VSD 术后护理措施执行达标率查检表

项目：VSD 术后护理措施执行达标率　护理单元：　　　　　督查时间：　　年　月　日　督查人：

序号	内容	督查总人数次数	完全达标	部分达标	不达标	不适用	完全达标率	部分达标率	不达标率	备注
1	评估患者的活动能力、营养状况、手术切口									

续表

序号	内容	督查总人数次数	完全达标	部分达标	不达标	不适用	完全达标率	部分达标率	不达标率	备注
2	检查负压源的压力在规定范围中（125～450mmHg）									
3	VSD敷料呈负压塌陷状态，硬度适当									
4	检查冲洗管负压，如有异常及时通知医师并积极处理									
5	引流管通畅，无压迫、折叠、堵塞现象									
6	引流管标识清楚									
7	引流瓶更换及时									
8	引流瓶的位置低于创面妥善固定									
9	观察并记录引流液的颜色、性状、量									
10	准确记录冲洗液的量									
11	避免引流管路压伤									
12	观察处理敷料覆盖处皮肤损伤情况									
13	指导高蛋白、高维生素，清淡易消化饮食									
14	指导戒烟									
15	患者知晓功能锻炼方法且执行正确									
	合计									

督查意见：

备注：1. 每项条目至少抽查5人次数，并在"督查总人次数"栏中填写数目；如不满5人次数，填写实际督查数目。

2. 实际督查结果在"完全达标""部分达标""不达标"栏中填写数目，并计算"完全达标率""部分达标率""不达标率"；如无此条目内容，在"不适用"栏中打"√"。

（姜　晨　李振云）

五、骨牵引针眼感染发生率

（一）指标定义

1. 骨牵引　是通过圆针直接牵引骨骼，从而使骨折、脱位患者进行有效地复位和固定。

2. 骨牵引针眼感染　观察骨钉针眼及其周边皮肤，具有下列临床表现之一即可诊断为针眼感染：针眼有脓性分泌物；患者感针眼局部疼痛或有压痛感并局部红肿或发热；病原学诊断：针道分泌物细菌培养结果显示阳性。

3. 骨牵引针眼感染发生率　是指在统计周期内骨牵引患者针眼感染发生例次数占同期骨牵引患者总日数的百分率。

（二）计算公式

骨牵引针眼感染发生率＝同期骨牵引患者发生针眼感染例次数／统计周期内骨牵引患者总日数 ×100%。

1.分子说明

（1）仅关注骨牵引针眼感染的感染例次数。

（2）骨牵引针眼感染的例次数是指在统计周期内所监测患者发生感染的例次数总和，若患者在监测期间发生了两次及两次以上的骨牵引针眼感染，应计算相应的次数。

1）纳入标准：住院期间发生的骨牵引针眼感染患者。

2）排除标准：①非住院患者（如门诊、急诊留观）发生的感染。②院外带入。③不符合相关诊断者。

2.分母说明　统计周期内骨牵引患者总日数。

（1）纳入标准：住院患者骨牵引总日数。

（2）排除标准：非住院患者（如门诊、急诊留观）。

3.数据收集

（1）统计周期可根据质量管理部门要求确定，如每月、每季度或每年。

（2）若统计周期时段间隔较短，可能会因为分子数量少而分母中住院人数相对固定，导致该率的数值接近 0。

（3）建立骨牵引针眼感染风险评估及动态记录表，获得信息，填写汇总（表 3-46、表 3-47）。

（4）准确记录骨牵引针眼感染发生的时间、治疗、预后。

（5）通过 HIS 系统获取骨牵引患者总日数。

（三）指标监测的意义

骨牵引是治疗骨折患者的常用手段，但由于牵引过程中，钢针直接通过皮肤穿入骨质，如消毒不严格，或者护理不当，极易引起针眼处感染。严重者可引起骨髓炎的发生、骨折不愈合、早期功能锻炼推迟等不良后果，特别是重度的针道感染，通常需要去除经皮骨穿针，不但直接影响治疗效果，而且给患者带来精神和身体上的痛苦。因此，加强骨牵引针的护理，减少感染发生极为重要。

表 3-46　骨牵引针眼感染患者信息登记表

护理单元	患者姓名	患者年龄	患者性别	事件发生时间	发生地点

表 3-47　骨牵引针眼感染发生率统计报表

统计周期	发生骨牵引针眼感染例数	住院患者骨牵引总日数	骨牵引针眼感染发生率	备注

（粘文君　王　芸）

第八节 生 殖 系 统

一、宫颈癌患者术后尿潴留预防措施执行达标率

(一)指标定义

1. *尿潴留* 是指膀胱内充满尿液但不能自行排出的症状。

2. *宫颈癌患者术后尿潴留* 是指宫颈癌根治术治疗的患者术后 2 周以上仍不能自行排尿或虽然自行排尿但膀胱残余尿量大于 100ml。

3. *宫颈癌患者术后尿潴留预防措施执行达标率* 是指统计周期内宫颈癌患者术后尿潴留预防措施督查条目完全达标总人次数占同期宫颈癌患者术后尿潴留预防措施督查条目总人次数的百分率。

(二)计算公式

宫颈癌患者术后尿潴留预防措施执行达标率＝同期宫颈癌患者术后尿潴留预防措施督查条目完全达标总人次数／统计周期内宫颈癌患者术后尿潴留预防措施督查条目总人次数 × 100%。

1. 分子说明

(1) 统计周期内使用宫颈癌患者术后尿潴留预防措施执行达标率查检表(表 3-48)对患者进行督查,每督查一项条目完全达标计为 1 人次。

(2) 宫颈癌患者术后尿潴留预防措施执行达标率查检表中每项条目督查内容全部达标结果计为完全达标,每项条目完全达标人次数之和为完全达标总人次数。

2. 分母说明

(1) 统计周期内使用宫颈癌患者术后尿潴留预防措施执行达标率查检表进行督查,每督查一项条目计为 1 人次。

(2) 督查结果:完全达标、部分达标、不达标、不适用。

(3) 统计周期内宫颈癌患者术后尿潴留预防措施督查条目总人次数不包含不适用人次数。

3. 纳入标准 行根治性子宫切除术治疗的宫颈癌患者。

4. 排除标准

(1) 既往盆腔手术史。

(2) 合并泌尿系统疾病。

(3) 肝肾功能不全。

(4) 认知障碍的患者。

(5) 手术前尿常规检查存在异常的患者。

(6) 术前存在排尿困难者。

5. 数据收集

(1) 统计周期可根据质量管理部门要求确定,如每月、每季度或每年。

(2) 此指标全年值不能通过各个月值的算术平均数获得,应直接利用公式获得。

（3）若统计周期内督查频率过低，可能会因为分子、分母数值过小而导致该率的数值不能客观反映宫颈癌患者术后尿潴留预防措施执行情况。

（4）质量管理者定期使用宫颈癌患者术后尿潴留预防措施执行达标率查检表进行督查，每个统计周期完成数据汇总。

（三）指标监测的意义

1. 宫颈癌手术患者由于术中大范围切除子宫，宫旁组织，导致膀胱失去支撑而后屈，膀胱底部与尿道后部形成锐角，尿液积聚于膀胱不易排出，导致患者发生尿潴留。尿潴留为宫颈癌根治术后常见的并发症，发生率为17.2%～26.7%，如不进行有效的护理干预，使膀胱自主排尿功能恢复，将有30%～70%的患者在两周内再次留置导尿管。

2. 宫颈癌根治术后患者留置导尿管时间较一般手术时间长，术后一般留置导尿管10～14天，留置导尿管时间过长极易诱发尿路感染，对于膀胱功能恢复有不利影响。泌尿系统感染加重尿潴留，尿潴留本身也会引起泌尿系统感染，两者易造成恶性循环，导致膀胱功能障碍。

3. 长期慢性尿潴留可以使膀胱内压力升高，尿液沿输尿管向上反流，造成肾脏积水，继而影响肾脏功能，严重者可以导致慢性肾衰竭甚至尿毒症。

4. 尿液排出不及时易造成细菌生长繁殖，进而发生泌尿系统感染，出现尿频、尿急、尿痛及血尿等症状。

5. 研究显示，进行正确的护理干预可降低尿潴留的发生，减轻患者的痛苦，提高其生活质量。

（四）护理质量评价标准

1. 护士知晓患者病情、目前存在的心理问题，并给予心理疏导。

2. 患者每日练习缩肛运动3～4组。指导患者在不收缩下肢及臀部肌肉的情况下自主收缩耻骨、尾骨周围的肌肉（即会阴及肛门括约肌），每次收缩维持10秒，做30次，共5分钟再快速一缩一舒200次，每天3～4组。

3. 患者每日进行排尿中断练习2次。每次排尿分几段排尽（即排一下停一下，再排一下再停一下），锻炼膀胱内外括约肌、逼尿肌的收缩和协调能力。

4. 护士告知患者膀胱功能锻炼的方式：术后第5天膀胱区热敷，3次/天，15～20分钟/次，指导患者双手叠加按压下腹部膀胱部位，持续10秒后放松，反复3～5次。

5. 每日进行会阴护理1～2次，严格无菌操作要求。

6. 保持导尿管引流通畅，离床活动时导尿管妥善固定，集尿袋低于膀胱水平，避免挤压集尿袋。

7. 集尿袋每3～7天定期更换。

8. 患者饮水充足，每日饮水量超过1500ml，每日尿量大于2000ml。

9. 患者每日进行个体化放尿训练。指导患者术后5～7天夹闭尿管，放尿时间根据患者膀胱充盈度或有无尿意决定，放尿时患者下蹲做排尿动作，提醒患者有意识参与排尿过程，以利于产生排尿感，调动相关神经肌肉的活动，促进膀胱功能及正常排尿反射的恢复。

10. 进行正确的拔导尿管护理。拔除导尿管时严格无菌操作要求，协助患者采用蹲姿排尿动作，在患者膀胱充盈的情况下缓慢拔除导尿管，嘱患者立即排尿。在膀胱充盈的情况下拔除导尿管后立即排尿，能够提高排尿成功率，减少尿潴留发生。

表 3-48　宫颈癌患者术后尿潴留预防措施执行达标率查检表

项目：宫颈癌患者术后尿潴留预防措施执行达标率　护理单元：　督查时间：　年　月　日　督查人：

序号	内容	督查总人数次数	完全达标	部分达标	不达标	不适用	完全达标率	部分达标率	不达标率	备注
1	知晓患者病情，心理状况									
2	给予患者正确的缩肛运动指导									
3	给予患者正确的排尿中断训练指导									
4	指导患者进行膀胱功能锻炼									
5	每日会阴护理 1～2 次									
6	保持导尿管通畅，活动时导尿管及尿袋的放置位置规范									
7	定期更换集尿袋									
8	严格无菌操作									
9	指导患者充足饮水，保证每日尿量大于 2000ml									
10	指导实施个体化放尿训练									
11	进行正确的拔导尿管护理									
	合计									

督查意见：

备注：1. 每项条目至少抽查 5 人次数，并在"督查总人次数"栏中填写数目；如不满 5 人次数，填写实际督查数目。

2. 实际督查结果在"完全达标""部分达标""不达标"栏中填写数目，并计算"完全达标率""部分达标率""不达标率"；如无此条目内容，在"不适用"栏中打"√"。

（匡国芳　杨洁婷）

二、术前阴道冲洗达标率

（一）指标定义

1. **术前阴道冲洗**　是指妇科手术，如子宫全切、经阴道子宫切除、尿漏修补、阴道壁修补及妇科恶性肿瘤手术均需阴道准备，清除阴道内的细菌，达到近似无菌状态，且能维持较长的抑菌时间，从而减少术后切口感染的机会。

2. **术前阴道冲洗达标率**　是指统计周期内妇科手术患者阴道冲洗督查条目完全达标总人次数占同期妇科手术患者阴道冲洗督查条目总人次数的百分率。

（二）计算公式

术前阴道冲洗达标率＝同期妇科手术患者术前阴道冲洗督查条目完全达标总人次数／统计周期内妇科手术患者术前阴道冲洗督查条目总人次数 ×100%。

1. 分子说明

（1）统计周期内使用术前阴道冲洗达标率查检表（表 3-49）对患者进行督查，每督查一项条目完全达标计为 1 人次。

（2）住院患者中术前阴道冲洗达标率查检表每项条目督查内容全部达标结果计为完全达标，每项条目完全达标人次数之和为完全达标总人次数。

2. 分母说明

（1）统计周期内使用住院患者术前阴道冲洗达标率查检表进行督查，每督查一项条目计为 1 人次。

（2）督查结果：完全达标、部分达标、不达标、不适用。

（3）统计周期内住院患者中术前阴道冲洗督查条目总人次数不包含不适用人次数。

3. 纳入标准 妇科手术前需行阴道冲洗，且符合阴道冲洗适应证的患者。

4. 排除标准 单纯行阴道冲洗治疗的非妇科手术患者。

5. 数据收集

（1）统计周期可根据质量管理部门要求确定，如每月、每季度或每年。

（2）此指标全年值不能通过各个月值的算术平均数获得，应直接利用公式获得。

（3）若统计周期内督查频率过低，可能会因为分子、分母数值过小而导致该率的数值不能客观反映术前阴道冲洗达标情况。

（4）质量管理者定期使用术前阴道冲洗达标率查检表进行督查，每个统计周期完成数据汇总。

（三）指标监测的意义

女性阴道因解剖和生理上的特殊性，容易受到细菌感染，而手术操作及损伤也为细菌的繁殖提供机会，如在开腹子宫全切、经阴道子宫切除、阴道前后壁修补及妇科肿瘤等手术中，术后患病率达 20% ～ 50%，切口感染率为 4% ～ 9%。为降低术后患病率及切口感染率，手术前彻底有效的阴道准备是必要的，其结果直接影响手术效果。阴道冲洗可促进阴道血液循环，减少阴道分泌物，缓解局部充血。阴道准备是保证妇科手术顺利进行、术后伤口愈合及减少手术并发症的重要环节。

（四）护理质量评价标准

1. 告知患者阴道冲洗的目的及意义，取得合作。

2. 评估患者病情，准备灌洗液 500 ～ 1000ml。

3. 灌洗袋距床沿 60 ～ 70cm，避免压力过大、水流过速，以免液体或污物进入宫腔，或灌洗液与局部作用时间不足。

4. 灌洗液水温 41 ～ 43℃，过低患者不适，过高则会烫伤阴道黏膜。

5. 灌洗液先冲洗外阴，再冲洗阴道。

6. 灌洗头沿阴道纵侧壁方向缓缓插入至阴道达阴道后穹隆。

7. 灌洗头插入不易过深，避免刺激后穹窿引起不适，或损伤局部组织引起出血。

8. 边冲洗边将灌洗器围绕子宫颈轻轻地上下左右移动。

9. 阴道穹窿及阴道侧壁冲洗干净。

10. 聚维酮碘棉球擦拭消毒阴道穹窿及阴道侧壁。

11. 无性生活史禁止用窥阴器撑开阴道冲洗。

12. 产褥期、妇产科术后 2 周内、妊娠 3 个月内、阴道出血、急腹症患者禁止阴道冲洗。

表 3-49 术前阴道冲洗达标率查检表

项目：术前阴道冲洗达标率 护理单元： 督查时间： 年 月 日 督查人：

序号	内容	督查总人数次数	完全达标	部分达标	不达标	不适用	完全达标率	部分达标率	不达标率	备注
1	告知患者阴道冲洗的目的及意义，取得合作									
2	根据病情评估准备灌洗液 500～1000ml									
3	灌洗袋距床沿 60～70cm，避免压力过大，水流过速，以免液体或污物进入宫腔，或灌洗液与局部作用时间不足									
4	灌洗液水温 41～43℃，过低患者不适，过高则会烫伤阴道黏膜									
5	灌洗液先冲洗外阴，再冲洗阴道									
6	灌洗头沿阴道纵侧壁方向缓缓插入至阴道达阴道后穹窿									
7	灌洗头插入不易过深，避免刺激后穹窿引起不适，或损伤局部组织引起出血									
8	边冲洗边将灌洗器围绕子宫颈轻轻地上下左右移动									
9	阴道穹窿及阴道侧壁冲洗干净									
10	聚维酮碘棉球擦拭消毒阴道穹窿及阴道侧壁									
11	无性生活史者禁止用窥阴器撑开阴道冲洗									
12	产褥期、妇产科术后 2 周内、妊娠 3 个月内、阴道出血、急腹症患者禁止阴道冲洗									
	合计									

督查意见：

备注： 1. 每项条目至少抽查 5 人次数，并在"督查总人次数"栏中填写数目；如不满 5 人次数，填写实际督查数目。

　　　　2. 实际督查结果在"完全达标""部分达标""不达标"栏中填写数目，并计算"完全达标率""部分达标率""不达标率"；如无此条目内容，在"不适用"栏中打"√"。

（安姝靖　岳崇玉）

三、自然分娩新生儿产伤率

(一)指标定义

1. 新生儿产伤 是指在分娩过程中因机械因素对胎儿或新生儿造成的损伤。

2. 自然分娩新生儿产伤率 是指统计周期内自然分娩新生儿发生产伤总人数占同期自然分娩新生儿总人数的百分率。

(二)计算公式

自然分娩新生儿产伤率＝同期自然分娩发生新生儿产伤总人数／统计周期内自然分娩新生儿总人数 ×100%。

1. 分子说明 住院产妇自然分娩的新生儿发生的产伤；同一新生儿多处产伤计为 1 例。

(1)纳入群体：住院产妇自然分娩的新生儿。

(2)排除群体：①新生儿先天畸形。②分娩发生前已诊断死胎的围生儿。③剖宫产、产钳、胎头吸引、臀位分娩的新生儿。

2. 分母说明 统计周期内住院产妇自然分娩的新生儿总数。

(1)纳入群体：住院产妇自然分娩的新生儿。

(2)排除群体：①非住院产妇分娩的新生儿。②新生儿先天畸形。③分娩发生前已诊断死胎的围生儿。④剖宫产、产钳、胎头吸引、臀位分娩的新生儿。

3. 数据收集

(1)统计周期可根据质量管理部门要求确定，如每月、每季度或每年。

(2)若统计周期时段间隔较短，可能会因为分子数量少而分母中住院人数相对固定，导致该率的数值接近 0。

(3)建立新生儿产伤率信息登记表，准确记录新生儿产伤发生的时间、原因、等级及预后（表 3-50）。

(4)通过分娩登记本获得新生儿产伤发生例数，建立新生儿产伤记录表并按时汇总（表 3-51）。

(三)指标监测的意义

新生儿产伤是产科常见的并发症，产伤的发生给患儿的安全造成了不良影响，并导致医疗资源的消耗，增加家庭经济负担，也是反映产科安全及护理质量的重要结果指标之一。正确评估新生儿产伤的高危因素，通过预防和及时纠正降低新生儿产伤的发生率，因此新生儿产伤发生率的监测具有非常重要的意义。

表 3-50 新生儿产伤率信息登记表

护理单元	患者姓名	患者年龄	护理等级	风险度	事件发生时间	事件发生地点	造成的伤害程度

表 3-51　自然分娩新生儿产伤率统计报表

统计周期	发生产伤例数	自然分娩新生儿总数	产伤发生率	备注

（宋秀红　王　静 2）

四、正常分娩会阴侧切率

（一）指标定义

1. 会阴侧切　是指阴部神经阻滞及局部浸润麻醉生效后，术者于宫缩时以左手示指、中指两指伸入阴道内撑起左侧阴道壁，右手用剪刀自会阴后联合中线向左（或向右）向后 45°剪开会阴，长 4～5cm。

2. 正常分娩会阴侧切发生率　是指统计周期内住院患者正常分娩会阴侧切发生总例数占同期住院患者正常分娩总例数的百分率。

（二）计算公式

正常分娩会阴侧切发生率 = 同期住院患者正常分娩会阴侧切发生总例数 / 统计周期内住院患者正常分娩总例数 ×100%。

1. 分子说明　无特殊说明。

（1）纳入标准：①正常分娩会阴侧切住院患者。②早产分娩会阴侧切住院患者。

（2）排除标准：①产钳助产、胎头吸引助产发生的会阴侧切住院患者。②臀位助产和双胎助产发生的会阴侧切住院患者。③分娩过程中会阴撕裂后侧切的住院患者。

2. 分母说明　统计周期内住院患者正常分娩总例数。

（1）纳入标准：足月正常分娩住院患者；早产分娩住院患者。

（2）排除标准：①产钳助产、胎头吸引助产、臀位助产、双胎助产的住院患者。②意外分娩的住院患者。

3. 数据收集

（1）统计周期可根据质量管理部门要求确定，如每月、每季度或每年。

（2）若统计周期时段间隔较短，可能会因为分子数量少而分母中住院人数相对固定，导致该率的数值接近 0。

（3）建立住院患者正常分娩会阴侧切信息登记表，正常分娩会阴侧切发生率统计表，获得信息，填写汇总（表 3-52、表 3-53）。

（4）通过分娩登记本获取住院患者正常分娩总例数，建立新生儿产伤记录表并按时汇总。

（三）指标监测的意义

正常分娩中会阴侧切术的常规使用增加了会阴和直肠括约肌的损伤，给患者带来更多的产后疼痛及伤口愈合问题。为了解临床实践中会阴侧切的应用情况，促使会阴侧切应用的规范化，防止过度应用对患者造成的伤害，保证患者安全，因此，护理人员介导的以团队改进为基础的正常分娩会阴侧切发生率的监测具有非常重要的意义。

表 3-52　住院患者正常分娩会阴侧切信息登记表

护理单元	患者姓名	年龄	住院号	孕 / 产	分娩时间	分娩方式	侧切指征	接生者

表 3-53　正常分娩会阴侧切发生率统计表

统计周期	发生会阴侧切例数	住院患者正常分娩总例数	会阴侧切发生率	备注

（郭小靖　张　凤）

五、超促排卵药物注射笔使用质量达标率

（一）指标定义

1. 超促排卵　又称控制性卵巢刺激（controlled ovarian stimulation，COS），是指以药物手段在可控的范围内诱发多卵泡的发育和成熟，其应用的对象本身多有正常的排卵功能。促排卵药物主要用于治疗由于下丘脑 - 垂体 - 卵巢轴功能失调而存在排卵障碍的患者。

2. 超促排卵药物注射笔使用质量达标率　是指统计周期内超促排卵药物注射笔使用质量督查条目完全达标总人次数占同期超促排卵药物注射笔使用质量督查条目总人次数的百分率。

（二）计算公式

超促排卵药物注射笔使用质量达标率 = 同期超促排卵药物注射笔使用质量督查条目完全达标总人次数 / 统计周期内超促排卵药物注射笔使用质量督查条目总人次数 ×100%。

1. 分子说明

（1）统计周期内使用超促排卵药物注射笔使用质量达标率查检表（表 3-54）对患者进行督查，每督查一项条目完全达标计为 1 人次。

（2）超促排卵药物注射笔使用质量达标率查检表每项条目督查内容全部达标结果计为完全达标，每项条目完全达标人次数之和为完全达标总人次数。

2. 分母说明

（1）统计周期内使用超促排卵药物注射笔使用质量达标率查检表进行督查，每督查一项条目计为 1 人次。

（2）督查结果：完全达标、部分达标、不达标、不适用。

（3）统计周期内超促排卵药物注射笔使用质量督查条目总人次数不包含不适用人次数。

3. 纳入标准　实施辅助生殖技术首次使用超促排卵药物注射笔的患者。

4. 排除标准　①实施辅助生殖技术不使用超促排卵注射笔的患者。②多周期反复使用注射笔的患者。

5. 数据收集

（1）统计周期可根据质量管理部门要求确定，如每月、每季度或每年。

（2）此指标全年值不能通过各个月值的算术平均数获得，而应直接利用公式获得。

（3）若统计周期内督查频率过低，可能会因为分子、分母数值过小而导致该率的数值不能客观反映超促排卵药物注射笔使用质量。

（4）质量管理者定期使用超促排卵药物注射笔使用质量达标率查检表进行督查，每个统计周期完成数据汇总。

（三）指标监测的意义

辅助生育技术的重要内容之一是调节卵巢的排卵功能，而超促排卵过程中，超促排卵药物的准确应用将是保证这一环节的重要基础。

（四）护理质量评价标准

1. 用皂液或洗手液清洗干净双手。

2. 正确安装笔芯与针头，无污染，针头无重复使用。

3. 正确排气：注射前，为保证药液通畅并消除针头无效腔，可按厂家说明书推按注射笔按钮，排气后注射前确保至少 1 滴药液悬挂于针尖上。

4. 注射部位的选择与轮换：以肚脐为中心，在其 3 指以外分为 4 个象限，每次使用 1 个象限并始终按顺时针方向进行轮换。

5. 正确核对医嘱与药物名称。

6. 核对医嘱与药物剂量相符。

7. 每天定时注射，前后不超过 2 小时。

8. 注射部位的检查：一旦发现注射部位出现脂肪增生、炎症或感染，应更换注射部位。

9. 注射部位的消毒：用 75% 乙醇以注射点为圆心，从里往外顺时针消毒，消毒直径范围大于 5cm。消毒后待乙醇晾干后注射。

10. 捏皮方法：应用拇指和示指（或示指及中指）捏起皮肤，不能用整只手来提捏皮肤。

11. 进针角度：捏起皮肤，90°进针。

12. 注射量：根据医嘱正确选择注射量。

13. 拔针时间：应在拔出针头前至少停留 10 秒，从而确保药物剂量全部被注入体内，同时防止药液渗漏。

14. 针头处理：将注射笔针头放入专用废弃容器内再丢弃。

15. 余量计算：每日记录注射剂量，正确计算余量。

16. 药物信息核对：取药后核对医嘱与所取药物的药物名称、剂量是否相符。

17. 保存：储藏在 2 ～ 8℃的环境中，切勿冷冻。注射前检查药物是否存在结晶或颜色变化等。

表 3-54 超促排卵药物注射笔使用质量达标率查检表

项目：超促排卵药物注射笔使用达标率　护理单元：　　　　　督查时间：　　年　月　日　督查人：

序号	内容	督查总人数次数	完全达标	部分达标	不达标	不适用	完全达标率	部分达标率	不达标率	备注
1	用皂液或洗手液清洗干净双手									
2	正确安装笔芯与针头，无污染，针头无重复使用									
3	正确排气									
4	注射部位的选择与轮换									
5	正确核对医嘱与药物名称									
6	核对医嘱与药物剂量相符									
7	每天定时注射，前后不超过2小时									
8	检查注射部位									
9	注射部位的消毒									
10	正确捏皮									
11	进针角度正确									
12	注射量									
13	拔针时间									
14	针头处理									
15	余量计算									
16	药物信息核对									
17	正确保存									
	合计									

督查意见：

备注：1. 每项条目至少抽查5人次数，并在"督查总人次数"栏中填写数目；如不满5人次数，填写实际督查数目。

　　　2. 实际督查结果在"完全达标""部分达标""不达标"栏中填写数目，并计算"完全达标率""部分达标率""不达标率"；如无此条目内容，在"不适用"栏中打"√"。

（郭晓静　杜　伟）

六、人类辅助生殖技术患者身份审核质量达标率

（一）指标定义

1. 人类辅助生殖技术（assisted reproductive technology，ART）是指所有包含着将配子

从人体内取出，并在体外进行处理，以达到妊娠为目的的一系列技术。

2. 身份审核　为保证辅助生殖技术的安全和伦理，谨防患者的私自换人以达到其私自赠精、代孕的目的，医院采取的一系列安全措施。

3. ART 患者身份审核质量达标率　是指统计周期内 ART 患者身份审核质量督查条目完全达标总人次数占同期 ART 患者身份审核质量督查条目总人次数的百分率。

（二）计算公式

ART 患者身份审核质量达标率＝同期 ART 患者身份审核质量督查条目完全达标总人次数 / 统计周期内 ART 患者身份审核质量督查条目总人次数 ×100%。

1. 分子说明

（1）统计周期内使用 ART 身份审核质量达标率查检表（表 3-55）对移植后患者进行督查，每督查一项条目完全达标计为 1 人次。

（2）ART 身份审核质量达标率查检表每项条目督查内容全部达标结果计为完全达标，每项条目完全达标人次数之和为完全达标总人次数。

2. 分母说明

（1）统计周期内使用 ART 患者身份审核质量达标率查检表进行督查，每督查一项条目计为 1 人次。

（2）督查结果：完全达标、部分达标、不达标、不适用。

（3）统计周期内 ART 患者身份审核质量督查条目总人次数不包含不适用人次数。

3. 纳入标准　统计周期内实施 ART 治疗并且完成移植手术的患者。

4. 排除标准　普通门诊患者；实施 ART 治疗未完成移植手术的患者。

5. 数据收集

（1）统计周期可根据质量管理部门要求确定，如每月、每季度或每年。

（2）此指标全年值不能通过各个月值的算术平均数获得，而应直接利用公式获得。

（3）若统计周期内督查频率过低，可能会因为分子、分母数值过小而导致该率的数值不能客观反映 ART 患者身份审核质量。

（4）质量管理者定期使用 ART 身份审核质量达标率查检表进行督查，每个统计周期完成数据汇总。

（三）指标监测的意义

ART 助孕患者证件必须符合国家计划生育政策，谨防患者的私自换人以达到其私自赠精、代孕，如有 1 例不符合要求就会影响到整个生殖中心的业务运行，因此 ART 患者的身份审核是非常严肃认真的职责，而且每个岗位都相互关联，要加强团队协助精神，并加强医护之间的相互沟通，及时了解患者的相关信息。

（四）护理质量评价标准

1. 身份审核单患者双方合照清晰，并正确录入患者联系方式，复印并扫描证件存档，方便随时打开电子档案进行证件查阅。

2. 身份审核单患者双方签字并按手印。

3. 正确留取患者双方证件复印件。

4. 护士审核原件与复印件无误后，在复印件上盖章签字。

5. 进周期日检查证件复印件是否齐全，并核对本人信息。

6. 登记进周期记录本，如首次用药，给予正确编号。

7. 编号患者完善电子病历系统。

8. 取卵日、移植日、宫腔内人工授精（IUI）日查看患者原件、复印件，并核对夫妇双方。

9. 取卵日、移植日、IUI 日查看患者双方签字笔迹是否与建病历时相符，并按要求按手印。

10. 医生、护士、实验室正确核对夫妻双方名字、年龄。

11. 取精患者查对身份证、取精单与本人是否一致。

12. 核对精杯上信息与本人信息是否相符。

13. 患者办理授权时，查对双方证件原件复印件并按要求签署授权书按手印，护士盖章签字。

14. 移植时，护士审核授权书是否有效，女方携带双方有效证件，正确签字。

表 3-55　人类辅助生殖技术（ART）患者身份审核质量达标率查检表

项目：人类辅助生殖技术（ART）患者身份审核质量达标率　护理单元：　　督查时间：　　年　月　日　督查人：

序号	内容	督查总人数次数	完全达标	部分达标	不达标	不适用	完全达标率	部分达标率	不达标率	备注
1	身份审核单患者双方合照清晰，并正确录入患者联系方式									
2	身份审核单患者双方签字并按手印									
3	正确留取患者双方证件复印件									
4	护士审核原件与复印件无误后，在复印件上盖章签字									
5	进周期日检查证件复印件是否齐全，并核对本人信息									
6	登记进周期记录本									
7	完善患者的电子病历									
8	取卵日、移植日、IUI 日查看患者原件、复印件，并核对夫妇双方									
9	取卵日、移植日、IUI 日查看患者双方签字笔迹是否与建病历时相符，并按要求按手印									
10	医生、护士、实验室正确核对夫妻双方名字、年龄									
11	取精患者查对身份证、取精单与本人是否一致									
12	核对精杯上信息与本人信息是否相符									

续表

序号	内容	督查总人数次数	完全达标	部分达标	不达标	不适用	完全达标率	部分达标率	不达标率	备注
13	患者办理授权时,查对双方证件原件复印件并按要求签署授权书按手印,护士盖章签字									
14	移植时,护士审核授权书是否有效,女方携带双方有效证件,正确签字									
	合计									
督查意见:										

备注:1. 每项条目至少抽查5人次数,并在"督查总人次数"栏中填写数目;如不满5人次数,填写实际督查数目。

2. 实际督查结果在"完全达标""部分达标""不达标"栏中填写数目,并计算"完全达标率""部分达标率""不达标率";如无此条目内容,在"不适用"栏中打"√"。

(韩 舒 贾培培)

第九节 专项操作

一、静脉输液港维护质量达标率

(一)指标定义

1. 植入式静脉输液港(venous access port,VAP) 又称植入式中央静脉导管系统(central venous port acess System,CVPAS),是一种可植入皮下长期留置在体内的静脉输液装置,由供穿刺的注射座和静脉导管系统组成,可防止刺激性药物对外周静脉的损伤,是肿瘤患者静脉输液常用的永久性通道。

2. 静脉输液港维护质量达标率 是指统计周期内住院患者静脉输液港维护质量督查条目完全达标总人次数占同期住院患者静脉输液港维护质量督查条目总人次数的百分率。

(二)计算公式

静脉输液港维护质量达标率 = 同期住院患者静脉输液港维护质量督查条目完全达标总人次数 / 统计周期内住院患者静脉输液港维护质量督查条目总人次数 × 100%。

1. 分子说明

(1)统计周期内使用静脉输液港维护质量达标率查检表(表3-56)对患者进行督查,每督查一项条目完全达标计为1人次。

(2)住院患者静脉输液港维护质量达标率查检表每项条目督查内容全部达标结果计为完全达标,每项条目完全达标次数之和为完全达标总人次数。

2. 分母说明

（1）统计周期内使用住院患者静脉输液港维护质量达标率查检表进行督查，每督查一项条目计为 1 人次。

（2）督查结果：完全达标、部分达标、不达标、不适用。

（3）统计周期内住院患者静脉输液港维护质量督查条目总人次数不包括不适用人次数。

3. 纳入标准　统计周期内所有进行静脉输液港维护的住院患者。

4. 排除标准　非住院患者及有严重的敷贴过敏反应、不宜使用透明敷料固定输液港的住院患者。

5. 数据收集

（1）统计周期可根据质量管理部门要求确定，如每月、每季度或每年

（2）此指标全年值不能通过每周期内的算数平均数获得，而应直接利用公式获得。

（3）若统计周期内督查频率过低，可能会因为分子、分母数值过小而导致该率的数值不能客观反映静脉输液港维护质量。

（4）质量管理者定期使用静脉输液港维护质量达标率查检表进行督查，每个统计周期完成数据汇总。

（三）指标监测的意义

静脉输液港是肿瘤患者用于静脉输注化疗药物的重要途径，能显著减少因反复静脉穿刺带来的痛苦，然而输液港在带来众多便利的同时，也可出现多种并发症，如感染、血栓形成等，合格的维护操作是输液港留置安全的有利保障，也是反映临床护理质量的重要指标。

（四）护理质量评价标准

1. 护理结构

（1）用物准备：按照操作要求准备用物，且放置合理，包装完好，在有效期内。

（2）环境要求：操作环境整洁宽敞，光线明亮，能保护个人隐私。

2. 护理过程

（1）护士仪表：护士着装整洁，洗手、戴口罩。

（2）查对内容：患者床头卡、手腕带、执行单信息一致。

（3）操作前评估内容：输液港的既往使用情况，输液是否顺畅，有无回血，输液过程有无不适，港体有无红肿，颈部能否触摸到导管等。

（4）无菌要求：手套型号适宜，铺无菌治疗巾或洞巾，无污染及跨越无菌区。

（5）消毒标准：分别用 75% 乙醇及 0.5% 聚维酮碘碘伏或 2% 氯己定（洗必泰）消毒液以输液港港体为中心按照顺时针、逆时针、顺时针的顺序无缝隙消毒 3 遍，范围 > 12cm。

（6）穿刺手法：以穿刺点为中心，固定输液港港体，穿刺针与皮肤垂直进针至港内。

（7）抽回血要求：进针后，先回抽，如果回血顺畅，且颜色鲜艳无血块为正常，反之异常，需观察分析原因，必要时通知主管医生对症处理。

（8）脉冲式冲管要求：使用大鱼际肌，采用推－停－推的手法进行冲管。

（9）敷贴固定要求：以穿刺针为中心，平铺敷贴，先固定针体，塑形后固定皮肤，避免透明敷贴造成皮肤机械性损伤。

（10）标识要求：记录维护日期、维护者姓名，可使用拼音大写字母标识。

（11）患者知晓维护频次要求：目前所用的输液港需每4周维护一次。

（12）患者知晓输液港的保护：港体处避免频繁摩擦，避免外力撞击，避免做大幅度肩关节运动。

（13）手卫生要求：操作前后需严格手卫生。

（14）垃圾分类要求：生活垃圾、医疗垃圾分别放置在黑色垃圾袋和黄色垃圾袋中。

3. 护理结果　患者无明显疼痛不适，对维护质量满意。

表 3-56　静脉输液港维护质量达标率查检表

项目：静脉输液港维护质量达标率　护理单元：　　　督查时间：　　年　月　日　督查人：

序号	内容	督查总人数次数	完全达标	部分达标	不达标	不适用	完全达标率	部分达标率	不达标率	备注
1	用物准备齐全、完好备用									
2	操作环境整洁明亮									
3	护士仪表规范									
4	三查八对规范									
5	操作前评估输液港的既往使用情况、港体、导管及周边皮肤									
6	戴手套、铺巾、取物遵守无菌操作原则									
7	消毒方法、范围正确									
8	穿刺手法规范，穿刺针头与皮肤垂直进针									
9	抽回血，并观察回血性状									
10	脉冲式冲管									
11	敷贴无张力固定，避免皮肤机械性损伤									
12	标识规范、清晰、完整									
13	患者知晓每四周维护输液港一次									
14	患者知晓输液港体的保护									
15	手卫生规范									
16	垃圾分类处理规范									
17	患者对维护质量满意									
	合计									

督查意见：

备注：1. 每项条目至少抽查5人次数，并在"督查总人次数"栏中填写数目；如不满5人次数，填写实际督查数目。

　　　2. 实际督查结果在"完全达标""部分达标""不达标"栏中填写数目，并计算"完全达标率""部分达标率""不达标率"；如无此条目内容，在"不适用"栏中打"√"。

（曲慧利　王奉涛）

二、新生儿暖箱使用达标率

（一）指标定义

1. 新生儿暖箱　又称新生儿培养箱，用于新生儿特别是早产儿的培养和新生儿的保暖。

2. 新生儿暖箱使用达标率　是指统计周期内新生儿暖箱使用督查条目完全达标总人次数占同期新生儿暖箱使用督查条目总人次数的百分率。

（二）计算公式

新生儿暖箱使用达标率 = 同期新生儿暖箱使用督查条目完全达标总人次数 / 统计周期内新生儿暖箱使用督查条目总人次数 ×100%。

1. 分子说明

（1）统计周期内使用新生儿暖箱使用达标率查检表（表3-57）对每台暖箱进行督查，每督查一项条目完全达标计为1人次。

（2）新生儿暖箱使用达标率查检表每项条目督查内容全部达标结果计为完全达标，每条目完全达标人次数之和为完全达标总人次数。

2. 分母说明

（1）统计周期内使用新生儿暖箱使用达标率查检表进行督查，每督查一项条目计为1人次。

（2）督查结果：完全达标、部分达标、不达标、不适用。

（3）统计周期内新生儿暖箱使用督查条目总人次数不包含不适用人次数。

3. 纳入标准　统计周期内所有新生儿室内使用中的暖箱；处于备用状态未使用的暖箱。

4. 排除标准　已知有故障的暖箱。

5. 数据收集

（1）统计周期可根据质量管理部门要求确定，如每月、每季度或每年。

（2）此指标全年值不能通过各个月值的算术平均数获得，而应直接利用公式获得。

（3）若统计周期内督查频率过低，可能会因为分子、分母数值过小而导致该率的数值不能客观反映新生儿暖箱使用达标情况。

（4）质量管理者定期使用新生儿暖箱使用达标率查检表进行督查，每统计周期完成数据汇总。

（三）指标监测的意义

新生儿暖箱是危重新生儿、早产儿救治、培养的重要工具。新生儿暖箱的规范使用是新生儿科护士必须掌握的基本技能之一。新生儿暖箱的规范使用，主要体现在两个方面，第一：新生儿暖箱操作的规范性；第二：新生儿暖箱消毒处理的规范性。从这两个方面对护理人员暖箱使用的达标率进行统计、分析，为保证新生儿护理安全，预防新生儿院内感染发生提供科学依据。通过阶段性的自身比较，进行目标改善，为暖箱的合格使用提供标准和依据，提高暖箱的使用达标率。

（四）护理质量评价标准

1. 暖箱湿化用水每日更换。

2. 暖箱外面每日使用消毒湿巾擦拭消毒。

3. 使用中的暖箱内面使用无菌注射用水每日擦拭清洁。

4. 暖箱使用超过一周需重新终末消毒处理。

5. 暖箱置于阴凉、通风位置。

6. 暖箱温度根据新生儿体重设置并根据体温随时调节。

7. 操作集中进行，避免频繁开关箱门。

8. 暖箱密封条安装准确，保证暖箱保暖效果。

9. 出院新生儿暖箱按规范进行终末消毒处理。

10. 开关箱门动作轻柔。

11. 使用暖箱前后进行手消毒。

12. 暖箱出现故障：转移新生儿至备用暖箱，查找故障原因。

13. 暖箱出现故障：经处理不能解除故障，悬挂故障标识，联系相关部门维修。

表 3-57　新生儿暖箱使用达标率查检表

项目：新生儿暖箱使用达标率　　护理单元：　　　　督查时间：　　年　月　日　　督查人：

序号	内容	督查总人数次数	完全达标	部分达标	不达标	不适用	完全达标率	部分达标率	不达标率	备注
1	暖箱湿化用水每日更换									
2	暖箱外面每日使用消毒湿巾擦拭消毒									
3	使用中的暖箱内面使用无菌注射用水每日擦拭清洁									
4	暖箱使用超过一周需重新终末消毒处理									
5	暖箱置于阴凉、通风位置									
6	暖箱温度根据新生儿体重设置并根据体温随时调节									
7	操作集中进行，避免频繁开关箱门									
8	暖箱密封条安装准确，保证暖箱保暖效果									
9	出院新生儿暖箱按规范进行终末消毒处理									
10	开关箱门动作轻柔									
11	使用暖箱前、后进行手消毒									
12	暖箱出现故障：转移新生儿至备用暖箱，查找故障原因									
13	暖箱出现故障：经处理不能解除故障，悬挂故障标识，联系相关部门维修									
	合计									

督查意见：

备注：1. 每项条目至少抽查 5 人次数，并在"督查总人次数"栏中填写数目；如不满 5 人次数，填写实际督查数目。

　　　2. 实际督查结果在"完全达标""部分达标""不达标"栏中填写数目，并计算"完全达标率""部分达标率""不达标率"；如无此条目内容，在"不适用"栏中打"√"。

（章　鑫　张　惠）

三、中心静脉压测量达标率

（一）指标定义

1. 中心静脉压（central venous pressure，CVP） 是指上腔静脉、下腔静脉进入右心房处的压力。

2. CVP测量达标率 是指统计周期内CVP测量督查条目完全达标总人次数占同期CVP测量督查条目总人次数的百分率。

（二）计算公式

CVP测量达标率＝同期CVP测量督查条目完全达标总人次数/统计周期内CVP测量督查条目总人次数 ×100%。

1. 分子说明

（1）统计周期内使用CVP测量达标率查检表（表3-58）随机进行督查，每督查一项条目完全达标计为1人次。

（2）CVP测量达标率查检表每项条目督查内容全部达标结果计为完全达标，每项条目完全达标人次数之和为完全达标总人次数。

2. 分母说明

（1）统计周期内使用CVP测量达标率查检表进行督查，每督查一项条目计为1人次。

（2）督查结果：完全达标、部分达标、不达标、不适用。

（3）统计周期内CVP测量督查条目总人次数不包含不适用人次数。

3. 纳入标准 经颈内静脉或锁骨下静脉留置中心静脉导管，并采用密闭式压力传感器法经此血管通路监测CVP。

4. 排除标准

（1）因疾病原因无法保持平卧位者。

（2）中心静脉管腔发生阻塞或不通畅。

5. 数据收集

（1）统计周期可根据质量管理部门要求确定，如每月、每季度或每年。

（2）此指标全年值不能通过各个月值的算术平均数获得，而应直接利用公式获得。

（3）若统计周期内督查频率过低，可能会因为分子、分母数值过小而导致该率的数值不能客观反映中心静脉压测量达标情况。

（4）质量管理者定期使用CVP测量达标率查检表进行督查，每个统计周期完成数据汇总。

（三）指标监测的意义

CVP的监测是临床血流动力学监测中常见的一种手段。观察CVP的变化，有助于评估患者右心功能及血容量变化情况，CVP的准确性直接影响医生的临床判断和治疗，对急危重症患者的救治有着重要的指导意义。其测量技术是临床护士必须掌握的一项基本操作技能，监测CVP测量的达标率，可以发现护理操作的薄弱环节，重点改进，不断提高护理质量。

（四）护理质量评价标准

1. 严格执行无菌操作。

2. 正确执行医嘱，病情变化随时监测。

3. 操作前无剧烈咳嗽、吸痰、躁动、用力排便等因素。

4. 患者取平卧位。

5. 测量前冲洗中心静脉管路。

6. 校正零点操作正确，体位变动时重新校正零点，零点位置：平卧时取腋中线与第4肋间交点。

7. 妥善固定中心静脉导管，保持管路密闭、通畅，测压时关闭其他输液通道。

8. 选择主孔腔测量 CVP。

9. 监护仪上出现稳定中心静脉压曲线和数值。

10. 测量结束后三通位置正确。

11. 操作后协助患者取舒适体位。

表 3-58　CVP 测量达标率查检表

项目：CVP 测量达标率　　护理单元：　　　督查时间：　　年　月　日　督查人：

序号	内容	督查总人数次数	完全达标	部分达标	不达标	不适用	完全达标率	部分达标率	不达标率	备注
1	严格执行无菌操作									
2	正确执行医嘱，病情变化随时监测									
3	操作前无剧烈咳嗽、吸痰、躁动、用力排便等因素									
4	患者取平卧位									
5	体位变动时重新校正零点									
6	校正零点操作正确，零点位置：平卧时取腋中线与第4肋间交点									
7	保持管路密闭、通畅									
8	选择主孔腔测量 CVP									
9	监护仪上出现稳定中心静脉压曲线和数值									
10	测量结束后三通位置正确									
11	操作后协助患者取舒适体位									
	合计									

督查意见：

备注：1. 每项条目至少抽查 5 人次数，并在"督查总人次数"栏中填写数目；如不满 5 人次数，填写实际督查数目。

　　　2. 实际督查结果在"完全达标""部分达标""不达标"栏中填写数目，并计算"完全达标率""部分达标率""不达标率"；如无此条目内容，在"不适用"栏中打"√"。

（胡志洁　张　坤）

四、胰岛素泵操作技术达标率

（一）指标定义

1.胰岛素泵治疗　采用人工智能控制的胰岛素输入装置，通过持续皮下输注胰岛素的方式，模拟胰岛素的生理性分泌模式从而控制高血糖的一种胰岛素治疗方法。

2.胰岛素泵操作技术　对胰岛素泵进行设置，利用胰岛素泵将胰岛素泵入皮下组织的技术。

3.胰岛素泵操作技术达标率　是指统计周期内胰岛素泵操作技术督查条目完全达标总人次数占同期胰岛素泵操作技术督查条目总人次数的百分率。

（二）计算公式

胰岛素泵操作技术达标率＝同期胰岛素泵操作技术督查条目完全达标总人次数／统计周期内胰岛素泵操作技术督查条目总人次数×100%。

1.分子说明

（1）统计周期内使用胰岛素泵操作技术达标率查检表（表3-59）对患者进行督查，每督查一项条目完全达标计为1人次。

（2）胰岛素泵操作技术达标率查检表中每项条目督查内容完全达标结果计为完全达标，各项条目完全达标人次数之和为完全达标总人次数。

2.分母说明

（1）统计周期内使用胰岛素泵操作技术达标率查检表进行督查，每督查一项条目计为1人次。

（2）督查结果：完全达标、部分达标、不达标、不适用。

（3）统计周期内胰岛素泵操作技术督查条目总人次数不包含不适用人次数。

3.纳入标准　统计周期所有住院应用胰岛素泵的患者；急诊留观应用胰岛素泵的患者。

4.排除标准　门诊及急诊应用胰岛素泵的患者。

5.数据收集

（1）统计周期可根据质量管理部门要求确定，如每月、每季度或每年。

（2）此指标全年值不能通过各个月值的算术平均数获得，而应直接利用公式获得。

（3）若统计周期内督查频率过低，可能会因为分子、分母数值过小而导致该率的数值不能客观反映胰岛素泵操作质量。

（4）质量管理者定期使用胰岛素泵操作技术达标率查检表进行督查，每个统计周期完成数据汇总。

（三）指标监测的意义

胰岛素泵（CSII）是模拟生理性胰岛B细胞分泌模式，持续24小时释放，有效地抑制肝糖原分解，使空腹血糖得到良好控制；餐前大剂量的设置可以弥补胰岛B细胞对葡萄糖刺激的迟钝反应，而导致胰岛素分泌减少及高峰延迟的不足，使患者血糖达到正常。指南中指出规范的胰岛素泵治疗和操作，能够有效地控制患者的血糖，减少不良反应的发生，如低血糖、皮下硬结、感染等，从而降低各种并发症的发生，使患者的生活质量得到改善，提高患者的满意度。

（四）护理质量评价标准

1. 护士仪表、着装符合礼仪规范。

2. 核对医嘱单、执行单、条码。

3. 备齐用物（消毒液选择正确、确认胰岛素泵电量充足、功能正常、泵管、储药器），摆放有序，安全有效。

4. 确认胰岛素笔芯正确、效期及是否变质，刚从冰箱取出的胰岛素笔芯回温30分钟。

5. 能正确使用储药器抽药和排气，连接输注管路，并检查确定连接是否紧密。

6. 安装固定储药器，进行手动充盈，并能进行定量充盈。

7. 正确调节、双人核对基础率、泵的日期和时间。

8. 使用PDA扫描，查看腕带同时询问患者，确认患者身份（姓名和住院号）。

9. 向患者解释，征得患者同意，取得患者配合，保护患者隐私。

10. 正确手法检查及选择植入部位，注意部位轮换。

11. 消毒方法及范围正确。

12. 使用助针器手法正确，如需捏皮，捏皮手法正确，置入管路。

13. 取下泵管针芯时方法正确，避免针刺伤。

14. 废弃的针芯处理正确。

15. 胰岛素泵定量充盈正确。

16. 能妥善固定胰岛素泵管并放置防脱管标识。

17. 输注餐前大剂量时确定患者备好进餐食物，正确指导患者进食种类和时间。

18. 能正确指导患者用泵期间注意事项。

19. 正确执行查对制度，班班核对胰岛素泵运行情况。

20. 详细记录于一般患者护理记录，准确评估管路风险评估表。

21. 能及时发现并识别胰岛素泵出现的报警，并给予相应处理。

22. 根据说明书更换输注管路，通常2～3天。

表 3-59 胰岛素泵操作技术达标率查检表

项目：胰岛素泵操作技术达标率　护理单元：　　　　　督查时间：　　年　月　日　督查人：

序号	内容	督查总人数次数	完全达标	部分达标	不达标	不适用	完全达标率	部分达标率	不达标率	备注
1	护士仪表、着装符合礼仪规范									
2	核对医嘱单、执行单、条码									

续表

序号	内容	督查总人数次数	完全达标	部分达标	不达标	不适用	完全达标率	部分达标率	不达标率	备注
3	备齐用物（消毒液选择正确、确认胰岛素泵电量充足、功能正常、泵管、储药器），摆放有序，安全有效									
4	确认胰岛素笔芯正确、效期及是否变质，刚从冰箱取出的胰岛素笔芯回温30分钟									
5	能正确使用储药器抽药和排气，连接输注管路，并检查确定连接是否紧密									
6	安装固定储药器，进行手动充盈，并能进行定量充盈									
7	正确调节、双人核对基础率、泵的日期和时间									
8	使用PDA扫描,查看腕带同时询问患者,确认患者身份(姓名和住院号)									
9	向患者解释，征得患者同意，取得患者配合，保护患者隐私									
10	正确手法检查及选择置入部位，注意部位轮换									
11	消毒方法及范围正确									
12	使用助针器手法正确，如需捏皮，捏皮手法正确，置入管路									
13	取下泵管针芯时方法正确，避免针刺伤									
14	废弃的针芯处理正确									
15	胰岛素泵定量充盈正确									
16	能妥善固定胰岛素泵管并放置防脱管标识									
17	输注餐前大剂量时确定患者备好进餐食物，正确指导患者进食种类和时间									
18	能正确指导患者用泵期间注意事项									
19	正确执行查对制度，班班核对胰岛素泵运行情况									
20	详细记录于一般患者护理记录，准确评估管路风险评估表									
21	能及时发现并识别胰岛素泵出现的报警，并给予相应处理									
22	根据说明书更换输注管路，通常2～3天									
	合计									

督查意见：

备注：1. 每项条目至少抽查5人次数，并在"督查总人次数"栏中填写数目；如不满5人次数，填写实际督查数目。

2. 实际督查结果在"完全达标""部分达标""不达标"栏中填写数目，并计算"完全达标率""部分达标率""不达标率"；如无此条目内容，在"不适用"栏中打"√"。

（邢淑云　任常洁）

主要参考文献

安玉玲，易小猛，魏绪霞，等，2015.围手术期强化气道管理在预防肝移植术后肺部感染中的应用价值 [J].中华肝脏外科手术学电子杂志，4：169-171.

白晓霞，曹勋，邓敏，等，2016.手术室护理质量敏感指标构建的初步研究 [J].中华护理教育，13（12）：885-889.

薄海欣，朱兰，范国荣，2011.全子宫切除术前应用苯扎氯铵阴道冲洗 61 例效果观察 [J].齐鲁护理杂志，17（26）：92-93.

毕怀丽，张艳玲，何丽琴，等，2008.经桡动脉穿刺冠脉介入术后发生上肢血肿的护理 [J].现代临床护理，7（7）：176-177.

蔡湛宁，陈平雁，2002.病人满意度的概念及测量 [J].中国医院统计，9（4）：236.

曹艳佩，2005.美国护士短缺的经济学研究与进展 [J].上海护理，（6）：50-52.

曹艳佩，徐冬梅，2005.美国护士短缺问题及对我国的借鉴意义 [J].中国医院管理，25（9）：50-51.

曾美钦，林朝春，石灵芳，2015.3 种深静脉置管在乳腺癌化疗中的应用效果观察 [J].当代护士（中旬刊）（11）：119-121.

查全萍，周文芳，刘斌，等，2012.术前体位训练对甲状腺手术体位综合征影响的临床研究 [J].护理实践与研究，9（6）：29-30.

陈朝辉，张南滨，韩宏光，等，2012.同步电复律治疗心脏瓣膜术后室上性心动过速的观察与护理 [J].护士进修杂志，27（7）：628-630.

陈萃，孙波，王书智，等，2018.超声内镜引导下胆道引流术治疗恶性梗阻性黄疸患者的护理 [J].中华护理杂志，（3）：310-313.

陈飞，张绪东，2009.新生儿重症监护室暖箱内外细菌分布及药敏结果分析 [J].中国乡村医药，16（12）：31-32.

陈凤梅，于佳佳，叶旭春，等，2012.人工全髋关节置换术后患者心理体验的质性研究 [J].解放军护理杂志，29（9）：29.

陈桂兰，魏大琼，龙春花，等，2016.教师标准化患者在新入职护士规范化培训应急能力培养中的应用与效果 [J].护理管理杂志，16（10）：704-706.

陈丽娜，段培蓓，张学萍，2017.急性心肌梗死早期运动疗法研究进展 [J].护理研究，31（12）：1431-1433.

陈青青，张颐，孟祥凯，等，2015.减少宫颈癌根治术后尿潴留发生方法分析 [J].中国实用妇科与产科杂志，31（2）：156-159.

陈素梅，2017.中老年急性心肌梗死患者心脏康复护理研究进展 [J].护理实践与研究，14（17）：23-25.

陈秀敏，张晓霞，石嵩，等，2013.阴道冲洗次数和时机对经阴道穿刺术的影响 [J].护士进修杂志，（8）：722-723.

陈晏，2016.ICU 呼吸机相关性肺炎集束化干预策略的优化与研究 [D].第三军医大学.

陈毅文，姜亭亭，林伟丽，2017.运用 FOCUS-PDCA 提高住院患者健康教育知晓率 [J].中国卫生标准管理，8（16）：149-151.

陈玉平，李星，鲁玫，等，2012. ICU 护士对呼吸机相关性肺炎非药物预防措施执行的依从性 [J]. 中华医院感染学杂志，22（15）：3248-3249.

陈玉枝，2014. 护理质量指标的设计与应用 [J]. 中国护理管理，14（12）：1240-1243.

成翼娟，冯先琼，宋锦平，等，2005. 护理质量评价标准的研究 [J]. 中国护理管理，5（4）：28-30.

崔金锐，陈英，徐蓉，等，2016. 呼吸内科护理敏感性质量指标体系的构建 [J]. 中华护理杂志，51（11）：1285-1291.

崔骊，黄殿忠，2009. 加强医学计量管理工作确保医疗装备安全使用 [J]. 医疗卫生装备，30（6）：118-119.

崔岩，魏丽丽，李琳，等，2013. 个体及集体干预对维持性血液透析患者生存质量的影响 [J]. 中国组织工程研究，17（44）：7815-7820.

崔焱，2003. 护理学基础 [M]. 北京：人民卫生出版社，82-89.

卒中患者吞咽障碍和营养管理中国专家组，2013. 卒中患者吞咽障碍和营养管理的中国专家共识（2013版）[J]. 中国卒中杂志，8（12）：973-983.

戴雯，余丽娟，陈莉，2017. 经桡动脉冠状动脉介入术后伤口管理的护理研究 [J]. 实用临床护理学电子杂志，2（37）：116-117.

邓欣，吕娟，陈佳丽，等，2016. 2016 年最新压疮指南解读 [J]. 华西医学（9）：1496-1498.

邓珍良，曾文军，2015. 早期康复训练对高龄股骨粗隆间骨折患者人工关节置换术后功能恢复的影响 [J]. 护理实践与研究，12（4）：11-12.

丁小容，廖玉梅，高敏，等，2015. 273 例次腹膜透析相关性腹膜炎临床特征分析 [J]. 护理学报，(23)：41-45.

董敏，2009. 流程管理在预防老年住院患者跌倒中的应用 [J]. 中国医院统计，13（9）：60-61.

窦海川，刘淑梅，崔明姬，等，2014. 血液透析护理过程中质量评价指标的分析 [J]. 中国组织工程研究，2（5）：52-53.

杜克，王守志，1995. 骨科护理学 [M]. 北京：人民卫生出版社：698-699.

杜绍吟，林秋萍，2013. 封闭式骨牵引针眼护理的临床应用效果分析 [J]. 临床护理杂志，4：17-18.

樊黎，张召平，杨淑丽，2016. 加强分析前检验质量管理，促进检验与临床良性互动 [J]. 中国卫生产业，13（11）：154-156.

樊蓉，孔凌，邹华，等，2015. 降低连续性血液净化体外循环凝血导致非计划性下机发生率的实践 [J]. 中国护理管理，15（4）：475-477.

冯珊，宋国菊，2014. 难免性压疮监控体系的构建与实践 [J]. 护士进修杂志，(5)：418-420.

逢锦聚，李海云，2015. 脊柱胸腰段骨折后椎弓根螺钉断裂及弯曲松动的原因分析 [J]. 世界最新医学信息文摘（连续型电子期刊），12（63）：470-472.

高翠红，高翠新，陆川，等，2016. 提高急诊重症监护室患者痰标本送检率和阳性率的管理措施 [J]. 中国防痨杂志，38（10）：838-842.

高非，何茵，2015. 不同体位对危重患者中心静脉压的影响 [J]. 护理学杂志，30（19）：35-37.

高卉，2016. 围术期血糖管理专家共识 [J]. 临床麻醉学杂志，32（1）：93-95.

高进，伍丽霞，2014. 两种阴道冲洗方法在妇科阴式系列手术阴道冲洗中的应用效果分析 [J]. 医学信息，27（6）：182-183.

高玉芳，魏丽丽，修红，2014. 临床实用护理技术及常见并发症处理 [M]. 北京：人民军医出版社：204-206.

葛向煜，朱晓玲，胡雁，等，2014.气管插管非计划性拔管发生现状和发生时段的系统评价 [J] .护理研究，28（10）：1274-1277.

龚文涛，郑晓燕，张岩，等，2015.北京市属医院患者满意度调查分析 [J] .医院管理论坛，32（1）：28-30.

谷亚美，王劲松，王艳，2016.优质护理病房护士服务行为规范自评结果分析 [J] .护理学杂志，31（13）：62-66.

顾晓英，李培，2016.胃癌术后鼻肠管堵塞的原因及护理研究进展 [J] .护理研究，30（10）：3463-3466.

关欣，王蕾，罗家音，等，2015.双腔中心静脉导管不同管腔测量中心静脉压的比较研究 [J] .中华护理杂志，50（9）：1064-1066.

管玉梅，陶艳玲，陈娟慧，等，2016.护理人员给药错误报告障碍现状及个人因素分析 [J] .护理研究，30（4C）：1437-1441.

郭立花，张洪君，刘金莲，等，2013.应用胸外科术后呼吸道观察与护理记录表实施专科护理的临床实践 [J] .中国护理管理，13（9）：100-102.

郭志刚，梁亚玲，2017.饮食调节及基因改变在防治冠心病中的新观点 [J] .中华老年心脑血管病杂志，19（1）：2-4.

国家卫生和计划生育委员会，2009.医院隔离技术规范 [S] .WS/T311-2009.

国家卫生和计划生育委员会，2009.医院消毒供应中心管理规范 [S] .WS/T310-2009.

国家卫生和计划生育委员会，2010.导管相关血流感染预防与控制技术指南（试行）[S] .

国家卫生和计划生育委员会，2012.医疗机构消毒技术规范 [S] .WS/T367-2012.

国家卫生和计划生育委员会，2014.静脉治疗护理技术操作规范 [S] . WS/T 433-2013.

国家卫生和计划生育委员会，2016.全国护理事业发展规划（2016—2020 年）[Z] . [2016-11-18] .

国家卫生和计划生育委员会医院管理研究所护理中心，护理质量指标研发小组，2016.护理敏感质量指标实用手册（2016 版）[M] .北京：人民卫生出版社，191-195.

国家卫生和计划生育委员会医院管理研究所护理中心护理质量指标研发小组，2016.护理敏感质量指标实用手册（2016 版）[M] .北京：人民卫生出版社，191-195.

国家卫生和计划委员会，2010.导尿管相关尿路感染预防与控制技术指南（试行）.

韩琼玲，王萍仙，侯波，2015.体外循环术后置心外膜临时起搏器的护理 [J] .航空航天医学杂志，26（1）：112-114.

韩文军，彭琳，张玲娟，等，2014.手术后静脉自控镇痛护理质量评价指标体系的研究 [J] .中华护理杂志，49（12）：1432-1436.

韩艳，王海梅，2011.人工全髋关节置换术的术后护理 [J] .基层医学论坛，1（15）：69-70.

韩艳，魏丽丽，2015.ICU 患者非计划性拔管危险因素及防范措施研究进展 [J] .中华护理杂志，（5）：598-602.

韩永红，付阿丹，佘晓芳，等，2017.加速康复外科理念在甲状腺手术患者护理中的应用 [J] .护理学杂志，32（6）：28-29.

合理用药国际网络中国中心组临床安全用药组，2014.中国用药错误管理专家共识 [J] .药物不良反应杂志，16（6）：321-326.

何朝生，符霞，染馨苓，等，2015.连续性血液净化治疗体外循环堵管风险积分模型的构建 [J] .临床研究，35（2）：272-275.

贺胜男，倪静玉，钮美娥，等，2015.COPD 患者呼吸功能锻炼方法的研究进展 [J] .护士进修杂志，30

（17）：1567−1570.

贺未，闫天生，2010. 开胸术后肺不张的防治 [C] //2010 年北京胸外科年会论文集：66−68.

侯小妮，刘华平，刘绍金，等，2010. 综合医院护理质量评价指标体系初步研究 [J]. 中国护理管理，10（2）：50−53.

胡学军，黄津芳，2004. 跌倒危险评估方法的循证护理研究 [J]. 国际护理学杂志，23（3）：130−132.

胡亚美，江载芳，2002. 诸福棠实用儿科学第 75 版 [M]. 北京：人民卫生出版社.

胡延秋，程云，王银云，等，2016. 成人经鼻胃管喂养临床实践指南的构建 [J]. 中华护理杂志，2（51）：133−141.

胡艳丽，魏万宏，胡文勇，等，2013. 护理人员分级管理对临床护理专业发展的作用 [J]. 中国护理管理，13（8）：111−112.

黄敏，魏燕萍，唐瑶，等，2012. 提升化疗药物外渗安全管理质量的实践与效果 [J]. 中华护理杂志，47（5）：428−429.

黄天雯，陈晓玲，谭运娟，等，2015. 疼痛护理质量指标的建立及在骨科病房的应用 [J]. 中华护理杂志，50（2）：148−151.

黄祥寿，2011. 护理干预在预防子宫颈癌根治术后尿潴留中的疗效分析 [J]. 检验医学与临床，8（11）：1294−1296.

黄亚医，周青山，刘萍，等，2008. 患者自控镇痛技术防治开胸手术后胃肠功能紊乱的临床思考 [J]. 医学与哲学，29（10）：31−37.

霍艳红，2011.VSD 负压封闭引流系统在骨科临床应用的护理体会 [J]. 中国当代医药（21）：151−152.

贾静，徐晶晶，仇晓溪，2014. 住院患者失禁性皮炎患病率和预防现状的调查研究 [J]. 中国护理管理，24（11）：1207−1210.

贾芸，2018.2016 版中国糖尿病药物注射技术指南解读 [J]. 上海护理 18（4）：5−9.

姜小燕，刘荣芬，2009. 推行"五常法"，提高病房管理质量 [J]. 中国医药指南，7（10）：285−286.

蒋文春，2012."优质护理服务"提高住院患者满意度的效果分析 [J]. 实用医院临床杂志，9（5）：152−154.

蒋小燕，林玉环，林燕欢，2017. 5 步式叙事护理干预在经皮冠状动脉介入术后病人戒烟护理中的应用 [J]. 全科护理，15（2）：171−174.

蒋志华，2015. 连续血液净化治疗病人非计划下机的原因分析与护理对策 [J]. 全科护理，13（29）：2930−2931.

金晨曦，郭立新，2017. 糖尿病合并低血糖的危害与救治 [J]. 临床内科杂志，2017，34（3）：162−164.

金伟飞，傅文珍，潘寿华，2012. 前列腺癌根治术后尿失禁患者控尿功能的康复护理 [J]. 护理学报. 19（1B）：60−61.

康玲，2009. 急诊抢救护理质量观察 [J]. 中国现代医生，47（5）：73.

寇桂娥，2014. 人工髋关节置换术的康复护理 [J]. 中国实用医药，9（32）：181−182.

邝本英，2014. 宫颈癌根治术后尿潴留预防的护理研究 [J]. 医学信息，27（4）：556−557.

邝燕华，黄顺伟，钟安敏，2006. 物理疗法对治疗原位肝移植术后肺部感染的效果观察 [J]. 中华现代护理，20：20−21.

赖晓纯，林慕仪，刘翠玲，等，2017. 品管圈联合持续质量改进对不卧床腹膜透析患者换液操作的影响 [J]. 护理实践与研究，14（9）：132−133.

李春华，徐萍，2017. 行经皮冠状动脉介入术的急性心肌梗死患者的围术期护理 [J]. 中国医科大学学报，46（2）：181-183.

李黛，高歌，孙萍，2009. 肝移植患者术前呼吸功能锻炼对术后机械通气时间的影响 [J]. 武警医学，11：1035-1036.

李凤琴，陆霞，孙小英，等，2010. 丙泊酚联合曲马多在高血压患者无痛胃镜中的观察与护理 [J]. 中华现代护理杂志，（6）：646-648.

李红梅，黄红丽，陈军华，2017. 基础护理质量影响因素的研究综述 [J]. 当代护士，（5）：13-14.

李焕英，2017. 25 例气管切开患者术后套管阻塞的原因分析及护理对策 [J]. 天津护理，25（5）：410.

李俊丽，2015. 宫颈癌根治术后留置尿管所致尿路感染的相关危险因素分析及护理策略 [J]. 中国实用医药，10（16）：225-226.

李乐之，路潜，2012. 外科护理学实践与学习指导 [M]. 北京：人民卫生出版社.

李丽芳，周晓清，刘美，等，2013. 非机械通气气管切开患者人工气道湿化的研究进展 [J]. 中华现代护理杂志，19（16）：1977-1979.

李莉，黄丽华，刘美平，等，2007. 术前体位训练预防甲状腺手术体位综合征的临床观察 [J]. 当代护士（学术版）（2）：15-19.

李莉，琪美格，付虹霞，2013. 宫颈癌根治术后尿潴留 67 例的临床分析 [J]. 实用临床医学，14（1）：75-76.

李培强，黄岩，2012. 可溶性止血纱布预防尿道下裂血痂下感染效果 [J]. 现代泌尿外科杂志，17（6）：596-598.

李森，姜亚芳，2008. 冠心病患者心脏康复依从性的影响因素及干预措施的研究进展 [J]. 中华护理杂志，43（5）：454-455.

李爽，崔沙沙，江玉军，等，2016. 经外周静脉穿刺中心静脉置管与植入式静脉输液港在化疗患者中应用效果的系统评价 [J]. 解放军护理杂志，33（21）：1-5.

李小寒，尚少梅，2008. 基础护理 [M]. 第 4 版. 北京：人民卫生出版社.

李小寒，尚少梅，2012. 基础护理学 [M]. 第 5 版. 北京：人民卫生出版社.

李小妹，2006. 护理学导论 [M]. 第 2 版. 北京：人民卫生出版社.

李小燕，陈静，侯丽娜，等，2010. 护理人员对儿科危重患者病情知晓情况的调查 [J]. 护理管理杂志，10（4）：263-264.

李秀丽，2017. 预见性护理对宫颈癌根治术后尿潴留的预防效果 [J]. 医学理论与实践，30（8）：1221-1222.

李雪萍，2006. 吸烟患者离断手指再造术后血管危象发生率影响的临床调查 [J]. 中华现代护理杂志，12（1）：48-49.

李亚荣，2017. 体位护理干预对甲状腺手术患者椎动脉血流动力学的影响 [J]. 临床医学研究与实践，2（5）：162-163.

李玉乐，2009. 我国分级护理标准要素构成及相关问题研究 [D]. 北京协和医学院.

李育玲，王宝珠，李丽红，等，2011. 责任护士在优质护理服务示范病房管理中的角色新定位 [J]. 护理研究，25（2）：348-349.

李泽争，王葳，姜燕，等，2014. 维持性血液透析患者自体动静脉内瘘失功的影响因素分析 [J]. 中国中西医结合肾病杂志，15（11）：961-964.

李铮，胡雁，薛一帆，2010.渐进式压力长袜预防术后静脉血栓栓塞 [J].中华护理杂志，45（5）：478-480.

梁惠芬，2013.急危重症患者抢救护理中存在的问题及对策 [J].临床医学工程，20（10）：1286-1287.

梁娟，胡雪慧，孙新，等，2016.ICU 患者人工气道内痰痂堵管的发生率及影响因素分析 [J].医学临床研究，33（11）：2095-2098.

林霖，2017.宫颈癌根治术后尿潴留发生原因及护理方法分析 [J].中国保健营养，7：186-187.

林元爽，潘晓峰，王晶晶，等，2015.持续质量改进在医院临床检验质量管理中的应用 [J].中医药管理杂志，23（20）：79-80.

林紫兰，2014.新生儿重症监护病房暖箱集束化管理制度的建立与实施 [J].上海护理，14（3）：77-79.

凌宝存，1998.现代外科引流技术进展 [J].中国实用外科杂志，18（4）：240.

刘春霞，张荣新，李晓蕾，等，2007.腹腔镜前列腺癌根治术后患者社会支持和尿失禁发生率的相关性研究 [C].第十四届全国泌尿外科学术会议暨第九届全球华人泌尿外科学术会议.

刘大为，王小亭，张宏民，等，2015.重症血流动力学治疗—北京共识 [J].中华内科杂志，54（3）：248-271.

刘国辉，杨述华，杜靖远，等，2000.综合治疗膝关节僵直 22 例报告 [J].中国骨与关节损伤杂志，15：49.

刘海仙，武杰，王志稳，2016.标准化沟通模式在临床护理工作中的应用现状 [J].中国护理管理，16（9）：1273-1277.

刘红丽，叶志华，职志威，等，2009.肿瘤科护士在患者安全中的作用 [J].医药论坛杂志，30（6）：117-118.

刘慧敏，刘莉，肖炜，等，2013.中药胃肠动力学研究概况 [J].时珍国医国药，24（12）：2983-2985.

刘茂霖，2011.心脏直视术后患者使用临时起搏器的观察与护理 [A].中华护理学会.全国内科护理学术交流会议、全国心脏内、外科护理学术交流会议、第 9 届全国糖尿病护理学术交流会议、第 9 届全国血液净化护理学术交流会议论文汇编 [C].中华护理学会：209.

刘敏君，童莺歌，田素明，等，2014.疼痛护理质量评价体系的研究进展 [J].中国护理管理，（11）：1125-1128.

刘晓梅，张国梅，邵继凤，等，2016.提高抢救车规范管理达标率的品管圈实践 [J].护理学报，23（3）：30-32.

刘欣，李娜，2009.人工全髋关节置换术的护理 [J].中国实用医学，34（4）：183-184.

刘新光，钱家鸣，2016.中国消化疾病诊治指南与共识意见汇编 [M].第 7 版.北京：中国医师协会消化医师分会.

刘娅慧，2013.良肢位摆放在脑卒中患者早期康复中的应用 [J].护士进修杂志，28（3）：277-278.

刘叶，2017.植入式静脉输液港与 PICC 在乳腺癌患者中应用的效果比较 [J].中国实用护理杂志，（18）：1413-1416.

刘义兰，杨雪娇，胡德英，等，2014.护理人文关怀标准的研究进展 [J].中华护理杂志，49（12）：1500-1505.

刘颖清，王锐霞，2017.骨牵引患者针孔感染危险因素及护理方式的研究进展 [J].中国医药导报，14（13）：46-49.

刘媛媛，文静，2016.临床应用胰岛素泵的护理与进展 [J].中华现代护理杂志，22（1）：141-144.

卢方平，姜埃利，贾强，2015.推荐规范使用血液透析动静脉血管通路名称与术语 [J].中国血液净化，14（12）：750-751.

芦慧，王慧虹，叶芬，等，2017.预防性护理流程在神经内科失禁性皮炎管理中的应用 [J].现代临床护理，

16（8）：31－33.

鲁海蜃，李琳，喻怡彬，2015.医院信息化检验医嘱闭环执行系统的实践和应用效果［J］.护士进修杂志，30（12）：1087－1088.

路毅，2017.急性心肌梗死病人心脏康复护理研究进展［J］.临床医药文献电子杂志，4（14）：2738.

罗丽兰，黄荷凤，刘继红，等，2009.不孕与不育［M］.第2版.北京：人民卫生出版社.

罗淑娴，徐春芳，陈章艳，2014.PDCA循环在预防住院患者跌倒护理管理中的应用［J］.中外医学研究，（17）：103－105.

罗淑娴，徐春芳，陈章艳，2014.PDCA循环在预防住院患者跌倒护理管理中的应用［J］.中外医学研究，2014，12（17）：103－105.

罗雅，胡晓春，施昌盛，等，2017.股动脉穿刺后血肿形成的影响因素及护理策略［J］.现代实用医学，29（2）：274－275.

吕炎英，严建红，廖倩芳，等，2005.尿道下裂术后并发症的原因分析及护理对策［J］.国际医药卫生导报（15）：82－83.

马丽娟，朱娓，苏建萍，2017.基于德尔菲法建立肿瘤病人静脉化疗护理质量敏感性指标［J］.护理研究，31（34）：4357－4360.

马云飞，王洪娟，王俊峰，等，2017.急性心肌梗死患者PCI术后的心脏康复现状及进展［J］.中国老年学杂志，37（7）：1778－1779.

毛秀英，陈林，2015.危重症护理专科小组对提高抢救工作质量的作用及体会［J］.浙江创伤外科，（2）：406－407.

么莉，2018.护理敏感质量指标监测基本数据集实施指南（2018版）［M］.北京：人民卫生出版社.

么莉，2016.护理敏感质量指标实用手册（2016版）［M］.北京：人民卫生出版社.

倪春湘，2015.静脉泵入药物的护理安全管理［J］.护理实践与研究，（11）：119－120.

聂丹，黄莉，2017.鼻肠管使用时间及导管堵塞的危险因素分析［J］.护理研究，31（26）：3274－3276.

庞永慧，陈丽君，游雪梅，等，2014.肿瘤患者围手术期护理质量监控系统的实施与效果［J］.护理管理杂志，14（11）：789－790.

乔杰，马彩虹，刘嘉茵，等，2015.辅助生殖促排卵药物治疗专家共识［J］.中华生殖与避孕杂志，35（4）：211－223.

秦寒枝，谢少清，2012.中心静脉压监测方法的研究现状［J］.护理学杂志，27（5）：94－96.

秦娟，郭秀君，2009.良肢位摆放在脑卒中偏瘫患者早期康复护理中的应用进展［J］.中华护理杂志，44（5）：424－426.

冉梅，熊英，2014.体外电复律治疗心房颤动17例的护理配合体会［J］.内科，02（9）：200－201.

热伊拜.亚迪伜尔，吴安华，2014.英国预防医院感染循证指南－预防留置导尿管相关感染的指南［J］.中国感染控制杂志，13（10）：639－640.

上海市普通外科临床质量控制中心，2018.上海市普通外科住院病人静脉血栓栓塞症防治管理规范［J］.中国实用外科杂志，27（3）：245－249.

邵素娇，李静静，包陈艳，2017.优化体位训练对择期甲状腺手术患者配合依从性及术后不良反应的影响［J］.现代实用医学，29（5）：691－692.

邵亚莉，方宝花，2013.持续质量改进在患者身份核对中的应用［J］.护士进修杂志，28（7）：592－594.

申燕勤，2012.电子护理文书质量缺陷中潜在的法律问题分析 [J].护士进修杂志，27（13）：1168−1169.

申园园，张晓利，刘玲只，2016.运行护理文书质量管理控制措施与效果 [J].中国病案，17（12）：27−29.

沈美芳，吴银竹，2017.专科护理质量指标在呼吸内科使用吸入剂患者管理中的应用 [J].护士进修杂志，32（16）：1471−1473.

施勇，周梁，吴海涛，等，2017.因喉梗阻先行气管切开对喉癌外科治疗效果的影响 [J].中国眼耳鼻喉科杂志，17（4）：279−280.

舒军萍，2013.助孕夫妇"三证"审核护理管理标准化流程的研究 [J].护理研究，27（16）：1620−1621.

宋少伟，刘宁，2010.低血糖症的诊断和鉴别诊断 [J].中国实用外科杂志，30（9）：802−804.

宋喜玲，2010.护士的语言行为规范与护士形象 [J].中外健康文摘，7（29）：127−128.

苏莉莉，袁越，田敏，等，2016.静脉血栓栓塞症临床预防的研究进展 [J].中国护理管理，16（8）：1123−1126.

苏燕娟，陈丹芸，杨佩璇，等，2007.护理干预在小儿尿道下裂术后并发症中的应用研究 [J].实用医技杂志，14（4）：504−505.

孙光瑞，陆丹，王健，等，2015.宫颈癌根治术后尿潴留的预防性护理 [J].中国医药指南，13（9）：255−256.

孙静，刘倩楠，陈吟，等，2016.中外住院患者满意度调查比较 [J].中华医院管理杂志，32（6）：433−437.

孙玉红，2016.基于 JCI 国际标准的护理质量管理研究 [J].中国急救医学，36.

孙众，郝丽，赵国敏，等，2017.导管相关血流感染预防控制实践的现状调查与分析 [J].中国护理管理，17（11）：1530−1535.

谭丽萍，田凤美，闻彩芬，等，2015.神经科护理质量评价指标体系的构建 [J].中国实用护理杂志，31（6）：459−461.

谭晓青，李冬敏，朱淑芳，等，2014.品管圈活动在降低 2 型糖尿病住院患者低血糖发生率中的应用 [J].护理管理杂志，14（7）：525−528.

谭媛，白建萍，王海英，等，2014.神经外科患者留置管道的风险分级管理体会 [J].护理学报，21（3）：28−30.

汤磊雯，叶志弘，潘红英，2013.护理质量敏感指标体系的构建与实施 [J].中华护理杂志，48（9）：801−803.

唐丽玲，孙翔云，2013.临床护理路径在甲状腺手术体位综合征中的应用 [J].护理实践与研究，10（12）：20−22.

陶胜茹，何金爱，张珊英，等，2014.根本原因分析法在鼻肠管堵塞事件中的应用 [J].护士进修杂志，29（12）：1085−1086.

佟冰渡，李杨，2013.外固定和骨牵引患者住院期间针道感染发生状况的比较与分析 [J].护理研究，27（11）：3771−3773.

汪牡丹，成守珍，李佳梅，2012.护理质量评价指标的研究进展 [J].中国护理管理，12（9）：40−43.

王岑立，康志浩，陈利斌，等，2014.急性脑卒中相关性肺炎的病原菌分布及危险因素分析 [J].中华医院感染学杂志，24（7）：1614−1617.

王承乐，高振双，2001.心脏直视术后安置临时起搏器患者的护理 [J].齐鲁护理杂志，7（11）：816−817.

王传慧，王群山，2016.对心房颤动电复律治疗的认识 [J].中国介入心脏病学杂志，04（24）：221−224.

王翠萍，2017. 术前系统护理干预对甲状腺手术患者的影响 [J]. 中国卫生标准管理，8（10）：173-174.

王芳，2013. 造口袋在腹腔引流管口渗漏护理中的效果观察 [J]. 实用医技杂志，20(2)：218-219.

王芳歌，范军，2009. 甲状腺手术体位综合征预防的护理效果观察 [J]. 临床护理杂志，8（2）：30-31.

王冠，庞亮亮，夏婷，等，2015. 呼吸训练器在 COPD 患者缩唇腹式呼吸训练中的应用 [J]. 现代临床护理，14（11）：22-25.

王会英，李静，2016. 中心静脉导管相关血流感染原因分析及护理进展 [J]. 护士进修杂志，31（15）：1382-1385.

王吉平，刘雪莲，2008. 以护理时数测定实际护理工作量进行护士的配置 [J]. 中国实用护理杂志，24（20）：16-18.

王金招，刘连珍，黄瑞琼，等，2010. 综合胸部物理治疗预防老年开胸术后肺不张的效果观察 [J]. 中华现代护理杂志，16（26）：3112-3115.

王晶，刘芳，慕亚琦，2011. 门诊无痛胃肠镜检查患者的观察及护理对策 [J]. 中华现代护理杂志，（10）：1164-1166.

王丽，杜少萍，鲍丽，2014. 早期良肢位摆放对偏瘫患者肢体并发症及运动功能的影响 [J]. 蚌埠医学院学报，39（6）：831-832.

王丽华，缪滔，朱玲凤，等，2011. 运用 PDCA 模式管理病区环境 [J]. 中华护理杂志，46（9）：893-895.

王泠，郑小伟，马蕊，等，2018. 国内外失禁相关性皮炎护理实践专家共识解读 [J]. 中国护理管理，18（1）：3-6.

王领会，王赛男，2012. 综合护理干预在胸外伤患者预防肺不张护理中的应用 [J]. 护理实践与研究，（13）：95-96.

王洛伟，辛磊，林寒，等，2015. 中国消化内镜技术发展现状 [J]. 中华消化内镜杂志，（8）：501-515.

王巧波，2011. 手术室护理的风险管理 [J]. 中国实用护理杂志，27（18）：64-65.

王庆珍，韩丽军，典慧娟，2016. 住院病历电子护理文书内涵质量的分析与对策 [J]. 解放军护理杂志，25（11）：60-63.

王伟，王玉柱，王保兴，等，2014. 中国血液透析用血管通路专家共识第 1 版 [J]. 中国血液净化，8（13）：549-558.

王伟，吴清霞，2016. 临床疼痛管理研究进展 [J]. 护理学杂志，31（4）：101-103.

王炜，兰建忠，魏朝兰，等，2006. 医院医疗仪器设备档案的建立管理与使用 [J]. 中国医学装备，3（8）：38-41.

王文杰，王梦荷，陈新，等，2015. 质量管理工具在降低住院患者跌倒发生率中的应用 [J]. 护理学杂志，30（9）：47-49.

王筱筱，段宏为，林航，等，2018. 格林模式在健康教育中的应用进展 [J]. 中国护理管理，18（4）：570-574.

王秀华，余娟娟，2018. 肾内科腹膜透析患者相关性腹膜感染的临床特征及其病原菌研究 [J]. 湖南师范大学学报（医学版），15（2）：146-149.

王秀艳，2014. 小儿尿道下裂术后的护理及并发症的防控 [J]. 内蒙古医学杂志，46（11）：1393-1394.

王毅，李长芳，2010. 强化门诊人性化服务提高患者满意度 [J]. 医院管理，48（22）：109-110.

王莹，2014. 连续性血液净化抗凝方法的选择与应用现状 [J]. 天津护理，22（1）：80-81.

王震，2015.深入推进供方改革实现合理分级诊疗 [J].中国医疗保险（10）：15-17.

卫生部，卫生部办公厅关于印发《三级综合医院评审标准实施细则（2011 年版）》的通知.[2011-12-23].

魏鹏绪，2007.基于 VFSS/MBS 的吞咽困难饮食调整策略 [J].中国康复理论与实践，13（8）：745-747.

温贤秀，谢彩霞，蒋文春，等，2014.综合医院基础护理质量评价指标体系的构建 [J].中国护理管理，14（2）：131-134.

吴嘉齐，黄美玲，谭爱玲，等，2015.持续质量改进在人类辅助生殖技术助孕患者证件审核中的应用 [J].护理实践与研究（12）：111-113.

吴明慧，罗莉，刘迪娜，2015.胃癌患者术后留置胃管的安全目标管理 [J].护理学杂志，2015，30（8）：55-58.

吴小玲，黄锡球，宋玉梅，2011.弹力绷带松解时间提示牌在经桡动脉行冠脉介入治疗后的应用 [J].中华现代护理杂志，17（15）：1835-1836.

吴欣娟，蔡梦歆，曹晶，等，2018.规范化护理方案在提升卧床患者护理质量中的应用研究 [J].中华护理杂志，53（6）：645-649.

吴欣娟，李玉乐，谢瑶洁，2008.我国分级护理实施现状及建议 [J].中国护理管理，8（2）：5-7.

吴新民，罗爱伦，田玉科，等，2012.术后恶心呕吐防治专家意见（2012）[J].临床麻醉学杂志，28（4）：413-416.

吴艳凤，李莲，田彩霞，2018.9S 管理在检验科仪器设备管理中的应用 [J].检验医学与临床，15（15）：2358-2360.

吴义琴，李玉英，杨珺，等，2002.质量管理小组在提高直接护理时数中的实践 [J].中华护理杂志，37（9）：708-710.

吴豫，唐古生，沈茜，2015.实验室自建项目在现代医学发展中面临的机遇和挑战 [J].中华检验医学杂志，38（1）：10-12.

伍淑文，许红璐，郑瑞玉，等，2008.病房管理小组在护理质量管理中的作用 [J].现代临床护理，7（9）：60-62.

武文娟，毕霞，宋磊，等，2016.洼田饮水试验在急性脑卒中后吞咽障碍患者中的应用价值 [J].上海交通大学学报（医学版），10（7）：1049-1052.

解萍，汪国文，叶枫林，等，2011.心脏外科术后心外膜临时起搏器的应用与护理 [J].中华全科医学，9（5）：820-821.

夏家爱，周晖，张翔娣，2016.品管圈提升产科病区 5S 管理达标率效果观察 [J].齐鲁护理杂志，22（2）：110-112.

肖佳，舒琼，2016.心脏康复护理对急性心肌梗死患者心理状态和并发症的影响 [J].养生保健指南，（24）：185.

谢萍，张灿，殷萍，等，2018.老年患者管道风险预控管理理论框架构建的质性研究 [J].护士进修杂志，33（14）：1329-1333.

谢幸，苟文丽，2013.妇产科学 [M].第 8 版.北京：人民卫生出版社.

熊剑秋，苏云艳，李丽，等，2015.69 例心房颤动外科射频消融术后复发行电复律治疗 [J].中国循环杂志，06（50）：671-673.

熊宇，张小昊，余丽霞，2013.消化内科内镜微创治疗患者规范化围术期管理 [J].中国护理管理，13（11）：

106—110.

胥少汀，葛宝丰，徐印坎，2016. 实用骨科学 [M] . 北京：人民军医出版社 .

徐洪莲，喻德洪，卢梅芳，等，2001. 肠造口术前定位的护理 [J] . 中华护理杂志，36（10）：741—747.

徐奎，杨思进，2017. 冠心病药物及介入治疗方法研究进展 [J] . 中国乡村医药，24（1）：79—80.

徐勤容，陈育群，吴丽琴，2014. 规范化管理糖尿病护理小组提高专科护理质量的体会 [J] . 护士进修杂志，29（1）：27—29.

徐银银，2017. 心脏康复护理对心肌梗死患者心理状态的影响 [J] . 基层医学论坛，21（30）：4201—4202.

许彩云，孙红玲，夏金萍，等，2017. 失禁性皮炎预防标准的构建与效果评价 [J] . 护理与康复，16（11）：1207—1210.

许湘华，谌永毅，周莲清，2017. 医用胶粘剂相关性皮肤损伤的研究进展 [J] . 解放军护理杂志，34（03）：51—54.

许业珍，江朝光，2000. 重症加强护理学 [M] . 北京：军事医学出版社：147.

薛廷婷，杨世芳，2015. 糖尿病专科护理小组的建立与临床实践 [J] . 中国护理管理，15（S1）：69—70.

严芳，李拴荣，王剑英，等，2017. 河南省精神科护理质量敏感指标评价体系的构建 [J] . 中华护理杂志，52（10）：1173—1178.

言克莉，顾则娟，李金花，等，2013. 应用护理质量指标提高静脉化疗护理质量的实践 [J] . 中华护理杂志，48（3）：232—234.

杨柏帅，2010. 前列腺癌根治术后的尿控研究 [D] . 复旦大学 .

杨卉，黄金，2008. 病人身份确认的研究进展 [J] . 中国护理管理，8（1）：50—52.

杨军平，张宏，1998. 呼吸道管理的现状与进展 [J] . 护士进修杂志，13（2）：5—6.

杨丽，2015. 品管圈活动在新生儿暖箱使用及管理实践中的效果分析 [J] . 基层医学论坛，19（23）：3300—3301.

杨丽娜，戴茹，刘甜，等，2018. 护理敏感质量指标在 ICU 护理质量持续改进中的应用 [J] . 中国护理管理，18（3）：407—410.

杨林杰，李素云，王慧华，2016. 提高痰培养标本质量的护理进展 [J] . 护理学杂志，31（9）：107—109.

杨松兰，李丽萍，葛白娟，2013. 柔性化管理在护理质量督导中的应用 [J] . 护理管理杂志，13（3）：192—193.

杨晓剑 .2012. 气管切开术后的综合护理 [J] . 中国社区医师（医学专业），14（5）：340—341.

杨珍，张宝珍，2017. 急诊抢救室护理人员交接班质量与内容完整性的调查分析 [J] . 齐鲁护理杂志，23（21）：31—34.

杨珍，张宝珍，上官美琴，等，2018. 结构化沟通模式在急诊抢救室护理人员交接班中的应用及效果评价 [J] . 护理研究，32（11）：1770—1773.

药学部静脉用药调配中心，2017. 青岛大学附属医院常用静脉药物审核与使用要点 [M] . 青岛：青岛大学附属医院出版社 .

叶劲，莫茅，蔡维山，等，2004. 脊柱重建手术对胸腰椎转移瘤致脊髓功能障碍及疼痛的改善作用 [J] . 中国临床康复杂志，8（23）：4690.

叶燕平，2017. 进食安全管理在脑卒中吞咽障碍所致误吸的临床护理效果探讨 [J] . 吉林医学，5（38）：994—995.

医院感染控制专业标准委员会，2017.导尿管相关尿路感染预防与控制规范 [S].

尹芝华，何清义，许建中，2004.脊柱内固定术后患者支具外固定的应用与指导 [J].中国组织工程研究，8（35）：7993.

尹芝华，何清义，许建中，2005.脊柱术后患者应用外固定支具的护理体会 [J].重庆医学，34（7）：995-996.

尤黎明，吴瑛，2012.内科护理学 [M].第 5 版.北京：人民卫生出版社.

尤黎明，吴瑛，2017.内科护理学 [M].第 6 版.北京：人民卫生出版社.

于秀荣，叶文琴，蔺香云，等，2006.产科护理质量评价指标体系的研究 [J].中华护理杂志，41（12）：1080-1084.

余本敏，黄攀，潘晶晶，2016.某三级甲等妇幼保健院 122 例护理不良事件分析及对策 [J].中华现代护理杂志，22（14）：1971-1975.

余满荣，苏丹，张明会，等，2017.手术室专科护理质量敏感指标的构建 [J].中华护理杂志，52（4）：418-421.

俞德梁，霍婷婷，刘小南，2017.围手术期综合管理新理念 [J].医学与哲学（B），（12）：5-7.

袁克强，2018,医院仪器设备的管理与维护 [J].科教导刊（电子版），（16）：291-292.

袁万青，祝凯，王红梅，等，2017.新编骨科临床护理学 [M].北京：科学技术文献出版社.

袁秀群，孟晓红，杨艳，2017.失禁性皮炎护理的研究进展 [J].解放军护理杂志，34（9）：51-55.

袁玉华，叶志弘，黄丽敏，等，2014.导尿管相关性尿路感染的目标性监测与干预研究 [J].中华护理杂志，49（8）：997-1000.

张超，2008.《护士条例》：床护比成硬标准 [J].中国卫生产业，5（5）：18-21.

张红梅，焦静，李艳梅，等，2017.护理质量敏感性指标体系的构建 [J].中华护理杂志，52（s1）：55-58.

张虹，徐艳敏，李海红，等，2017.改良纤维支气管镜下经皮旋转扩张气管切开术在 ICU 危重患者的应用：附 4 种方法的对比研究 [J].中华危重病急救医学，29（1）：61-65.

张洪君，卢契，刘金莲，2014.我国压疮管理现状与建议 [J].中国护理管理，14（7）：673-675.

张菁华，2017.体外循环术后置心外膜临时起搏器在重症监护室中的安全护理 [J].中国社区医师，33（18）：133-134.

张丽文，古航，2016.新生儿产伤的预防 [J].中国实用妇科与产科杂志，32（8）：753-756.

张敏茹，邢丹丹，2017.集束化护理对呼吸机相关性肺炎预后效果的影响 [J].中国实用护理杂志，33（21）16-17.

张娜，孟萌，2014."2+1"质量管理模式防范肿瘤化学治疗患者药物外渗的研究 [J].中华损伤与修复杂志，9（3）：332-334.

张琴，曹青，薛晶，2017."现状－背景－评估－建议"沟通模式在心内科床边交班中的应用 [J].中华护理教育，14（10）：753-757.

张向辉，刘冰熔，2015.肠息肉的内镜下治疗技术研究进展 [J].胃肠病学和肝病学杂志，24（12）：1415-1417.

张向英，何庆，2017.胰岛素泵在 2 型糖尿病治疗中的应用分析 [J].医学信息，30（19）：74-75.

张秀平，张莉，苏敏谊，等，2016.运用项目管理防范非计划拔管的效果评价 [J].护理学报，23（17）：30-33.

张学萍，马小燕，李桂英，等，2013.综合干预预防静脉输注胺碘酮所致静脉炎的研究进展 [J].中华现代护理杂志，（13）：1604-1606.

张艳红，张玉侠，胡静，等，2015.儿童危重症护理质量敏感性指标评价体系的初步研究 [J].护理研究，10（18）：2187-2191.

张毅梅，2010.封闭负压吸引技术（VSD）术后护理体会 [J].中外医疗，34（166）：167.

赵德芝，2017.负压封闭引流术（VSD）在骨科临床应用中的护理分析 [J].中外医疗，16（145）：146.

赵会杰，王力红，张京利，等，2018.重症监护病房导尿管相关性泌尿系统感染集束化干预策略的效果研究 [J].中国护理管理，18（7）：948-952.

赵立勇，王泉莉，费秀萍，等，2008.护士病情知晓率与住院患者满意度的调查分析 [J].中国医院管理杂志，28（9）：48-50.

赵晓辉，高振辉，张丽，等，2009.老年病房实施风险管理的做法与体会 [J].护理管理杂志，9（1）：53-54.

赵延荣，邢嘉翌，王伟灵，2018.PDCA 循环在检验科仪器设备管理中的应用 [J].检验医学，33（7）：663-665.

郑诗俊，陈欣杰，沈计荣，2007.全膝关节置换术后早期康复配合 CPM 机锻炼对膝关节功能恢复的影响 [J].中国康复讨论与实践，13（4）：380-381.

中国腹膜透析置管专家组，2016.中国腹膜透析置管指南 [J].中华肾脏病杂志，32（17）：867-871.

中国健康促进基金会血栓与血管专项基金专家委员会，2018.医院内静脉血栓栓塞症防治与管理建议 [J].中华医学杂志，（18）.

中国医师协会内分泌代谢科医师分会，中华医学会内分泌学分会，中华医学会糖尿病学分会，2014.中国胰岛素泵治疗指南（2014 版）[J].糖尿病临床，8（8）：353-359.

中国医院协会，2011.三级综合医院评审标准条款评价要素与方法说明（2011 年版）[M].北京：人民卫生出版社：10-15.

中国医院协会，2014.中国医院协会患者安全目标（2014-2015）[J].中国医院，（10）：22.

中华人民共和国国家卫生和计划生育委员会，2014.静脉治疗护理技术操作规范 [J].中国护理管理，14（1）：1-4.

中华人民共和国国家卫生健康委员会，2013.分级护理行业标准 [EB/OL].http：//wsbzw.wsjdzx.gov.cn/wsbzw/index.html，2013.

中华人民共和国卫生部，2001.医院感染诊断标准（试行）[J].中华医学杂志，81（5）：460-465.

中华糖尿病杂志指南与共识编写委员会，2017.中国糖尿病药物注射技术指南（2016 年版）[J].中华糖尿病杂志，9（2）：79-105.

中华医学会骨科学分会，2016.中国骨科大手术静脉血栓栓塞症预防指南 [J].中华骨科杂志，36（2）：65-71.

中华医学会呼吸病学分会感染学组，2018.中国成人医院获得性肺炎与呼吸机相关性肺炎诊断和治疗指南（2018 年版）[J].中华结核和呼吸杂志，41（4）：255-280.

中华医学会检验医学分会，国家卫生和计划生育委员会临床检验中心，2016.便携式血糖仪临床操作和质量管理规范中国专家共识 [J].中华医学杂志，96（36）：2864-2867.

中华医学会内分泌学分会，2012.中国糖尿病患者低血糖管理的专家共识 [J].中华内分泌代谢杂志，28（8）：619-623.

中华医学会神经病分学会，1996.全国第四届脑血管病学术会议标准（1995）[J].中华神经科杂志，29（6）：376–381.

中华医学会糖尿病学分会糖尿病教育与管理学组，2017.中国2型糖尿病自我管理处方专家共识（2017年版）[J].中华糖尿病杂志，9（12）：740–750.

中华医学会糖尿病学分会，2014.中国2型糖尿病防治指南（2013年版）[J].中华糖尿病杂志，6（7）：447–498.

中华医学会糖尿病学分会，2018.中国2型糖尿病防治指南（2017年版）[J].中华糖尿病杂志，10（1）：4–67.

中华医学会消化内镜学分会，2013.中国消化内镜诊疗相关肠道准备共识意见[J].中华消化内镜杂志，（10）：541–549.

中华医学会心血管病学分会，中国康复医学会心血管病专业委员会，中国老年学学会心脑血管病专业委员会，2013.冠心病康复与二级预防中国专家共识[J].中华心血管病杂志，41（4）：267–275.

中华医学会心血管病学分会介入心脏病学组，2016.中国经皮冠状动脉介入治疗指南（2016）[J].中华心血管病杂志，44（5）：382–400.

中华医学会重症医学分会，2013.呼吸机相关性肺炎诊断、预防和治疗指南（2013）[J].中华内科杂志，52（6）：524–543.

中华医学会重症医学分会，2013.呼吸机相关性肺炎诊断、预防和治疗指南（2013）[J].中华内科杂志，52（6）：524–543.

衷鸿宾，宁志杰，叶连生，1994.热塑支具在矫形外科的应用[J].中国矫形外科杂志，1（3）：186.

周美香，2017.脑外科ICU气管切开患者肺部感染的临床护理及预防措施探究[J].实用临床护理学电子杂志，2（7）.

周姓良，陈燕河，肖素飞，等，2016.规范双腔中心静脉导管与三通接头连接方式对中心静脉压测量的影响[J].中华护理杂志，51（10）：1247–1249.

周艳，2017.静脉输液安全管理的方法及效果[J].实用临床护理学电子杂志，2（28）.

周艳琼，2012.护理干预对前列腺癌根治术后患者盆底肌康复锻炼依从性的影响[J].齐鲁护理杂志，18（5）：37–38.

朱蓓，魏青，王永媛，2013.术前造口定位对肠造口患者造口适应性及生命质量的影响[J].护士进修杂志，28（12）：1094–1096.

朱红，2017.新生儿暖箱的保养维护[J].世界最新医学信息文摘，17（43）：181–182.

朱力，孙建华，蝇宇，2015.胸外科手术专项护理标准的制定及应用效果评价[J].中华护理学杂志，50（8）：929–931.

朱丽娜，朱京慈，2014.大承气汤防治胃肠动力不足作用机制的研究进展[J].中成药，36（12）：2591–2594.

朱胜春，金钰梅，徐志红，等，2009.ICU患者身体约束使用特征及护理现状分析.中华护理杂志，44（12）：1116–1118.

祝志梅，黄丽华，冯志仙，等，2016.产科护理质量敏感性指标的构建[J].中华护理杂志，51（5）：573–577.

邹鹤娟，李光辉，2010.成人导管相关尿路感染的诊断、预防和治疗—2009年美国感染病学会国际临床实践指南[J].中国感染与化疗杂志，10（5）：321–324.

邹科慧，汤六凤，黄秋兰，等，2010. CPM 机在骨科术后关节功能锻炼的应用 [J] . 中外医疗，82（12）：1674.

邹敏，席淑新，吴沛霞，等，2013. 中文版安德森吞咽困难量表的信效度研究 [J] . 中华护理杂志，8（7）：1003-1007.

Aiken LH, Sermeus W, Heede K , et al, 2012. Patient safety, satisfaction, and quality of hospital care: cross sectional surveys of nurses and patients in 12 countries in Europe and the United States[J]. Bmj, 344e:1717.

Al-shammari L, Douglas D, Gunaratnam G, et al, 2017. Perioperative medicine: a new model of care[J]? Br J Hosp Med, 78(11): 628-632.

Amedia-CA Jr, Bolton WK, Cordray T, et al, 2011. Vascular access for HD: aligning payment with quality[J]. Semin dial, 24(1): 37-40.

Anonymous, 2000. Recommended practices for documentation of perioperative nursing care. Association of periOperative Registered Nurses[J]. A J, 71(1): 240-250.

Bai Y, Cai JT, Chen YX, et al, 2016. Expert consensus on perioperative medications during endoscopic submucosal dissection for gastric lesions (2015, Suzhou, China) [J]. J Dig Dis, 17(12): 784-789.

Ball C, Walker G, Harper P, et al, 2004. Moving on from "patient dependency" and "nursing workload" to managing risk in critical care[J]. Intensive Crit Care Nurs, (20): 62-68.

Braun JP, Kumpf O, Deja M, et al, 2013. The German quality indicators in intensive care medicine 2013-second edition[J]. Ger Med Sci, 11(2): Doc09.

Braun JP, Mende H, Bause H, et al, 2010. Quality indicators in intensive care medicine: why? Use or burden for the intensivist[J]. Ger Med Sci, 8: Doc22.

Brindle CT, Creehan S, Black J, et al, 2015. The VCU pressure ulcer summit. J Wound Ostomy Continence[J]. Nurs, 42(4): 331-337.

Center for Disease Control and Prevention. Nations Center for injury Prevention and control injury Prevention and Control. Web-based Injury Statistics Query and Reporting System(WISQARS).

Chen CL, Lin KC, Kang LJ, et al, 2014. Potential predictors of functional outcomes after home-based constraint-induced therapy for children with cerebral palsy[J]. Am J Occup Ther, 68(2): 159-166.

Child Health Corporation of America America Nursing Falls Study Tash Force, 2009. Pediatric falls: state of the science[J]. Pediatric Nursing, 35(4): 227-231.

Chrusch CA, Martin CM, Quality Improvement in Critical Care Proiject, 2015. Quality Improvement in Critical Care: Selection and Development of Quality Indicators[J]. Can Respi J, 17250.

Chu W, Hao D, 2018. Interpretation of pressure injury's definition and staging system of National Pressure Ulcer Advisory Panel in 2016[J]. Chinese Journal of Injury Repair & Wound Healing.

Ciccu-Moore R, Grant F, Niven BA , et al, 2014. Care and comfort rounds : improving stan-dards[J]. Nurs Manag (Harrow), 20(9): 18-23.

Da Silva PS, Fonseca MC, 2012. Unplanned endotracheal extubations in the intensive care unit: systematic review, critical appraisal, and evidence-based recommendations[J]. Anesthesia & Analgesia, 114(5): 1003-1014.

deBoer AH, Hasedoorn P, Hoppentocht M, et al, 2017. Dry powder inhalation: past, present and future[J]. Expert Opin Drug Deliv. 14(4): 499-512.

Dellinger RP, Carlet JM, Masur H, et al, 2004. survings sepsis campaign guidelines for management of server sepsis and septic shock[J]. Crit Care Med, 32(3): 858−873.

Djukic M, Kovner CT, Brewer CS, et al, 2013. Work environment factors other than staffing associated with nurses' ratings of patient care quality. [J]. Health Care Manage Rev, 38(2): 105−114.

Donabedian A, 2005. Evaluating the quality of medical care[J]. Milbank Mem Fund Q, 83(4): 691−729.

Dozier AM, Kitzman HJ, Ingersoll GL, et al, 2001. Development of an instrument to measure patient perception of the quality of nursing care[J]. Res Nurs Health, 24(6): 506−517.

Emori TG, Culver DH, Horan TC, et al, 1991. National nosocomial infections surveillance system (NNIS): Description of surveillance methods[J]. Am J Infect Control, 19(1): 19−35.

Epetein SK. Nevins ML, Chung J, 2000. Effect of unplanned extabation on outcome of mechanical ventilation[J]. Am J Reapir Crit Care Med, 161: 1912−1916.

Fahrtash F, Kairaitis L, Gruenewald S, et al, 2011. Defining a Significant stenosis in an autologous radio − cephalic arteriovenous fistula for hemodialysis[J]. Semin Dial, 24(2): 231−238.

Fouque D, Vennegoor M, ter Wee P, et al, 2007. EBPG guideline on nutrition[J]. Nephrol Dial Transplant, 22(Supplement 2): i45−i87.

Gallagher RM, Rowell PA, 2003 Claiming the future of nursing through nursing−sensitive quality indicators[J]. Nurs Adm Q, 27(4): 273−284.

Gallinagh R, Slevin E, McCormack B, 2002. Side rails as physical restraints in the care of older people: a management issue[J]. J nurs manag, 10(5): 299−306.

Geerts WH, Pineo GF, Heit JA, et al, 2004. Prevention of venous thromboembolism: the Seventh ACCP conference on Antithrombotic and Thrombolytic Therapy[J]. Chest, 126(3 suppc): 338s−400s.

Ghk, Mhs, HR, et al, 2012. Primary patency rate of native AV fistula: long term follow up[J]. Int J ClinExp Med, 5(2): 173−178.

Griebling TL, 2016. Re: patient empowerment improved perioperative quality of care in cancer patients aged ⩾ 65 years—a randomized controlled trial[J]. J Urol, 196(1): 106−108.

Gruen RL, Gabbe BJ, Stelfox HT, et al, 2012. Indicators of the quality of trauma care and the performance of trauma systems[J]BrJ Surq, 99(S1): 97−104.

Haney LL, Wright L, 2007. Sustaining staff nurse support for a patient care ergonomics program in critical care[J]. Crit Care Nurs Clin North Am, 19(2): 197−204.

Helmreich RL, Davies JM, 1996. Human factors in the operating room: interpersonal determinants of safety, efficiency and morale[J]. Baillieres Clin Anaesthesiol, 10(2): 277−295.

Hofmann H, Schorro E, Haastert B, et al, 2015. Use of physical restraints in nursing homes: a multicentre cross-sectional study[J]. BMC Geriatr, 15(21): 129−131.

Hohenfellner R, 2009. A surgical safety checklist to reduce morbidity and mortality in a global population[J]. Eur Urol, 56(2): 395.

Horiuchi A, Tanaka N, 2014 Improving quality measures in colonoscopy and its therapeutic intervention[J], World J Gastroenterol, 20(36): 13027−13034.

Huime JA, Lambalk CB, van Loenen AC, et al, 2004. Contemprorary pharmacological manipulation in assisted reproduction[J]. Drugs, 64: 297−322.

INS, 2016. Infusion therrapy standards of practice[J]. 7th ed. Norwood: Infusion Nurses Society: 56−79.

INS, 2017. Infusim therapy standards of practice[EB/OL]. [2017−10−20]. http//ins. tizrapublisher. Com/hail3r/.

Intemational Hypoglycaemia Study Group, 2017. Erratum to: Glucose concentrations of less than 3. 0 mmol/L(54 mg/dl)should be reporIed in clinical trials: a joint position statement of the American Diabetes Association and the EuroPean Association for the Study of Diabetes[J]. Diabetologia, 60(2): 377.

Ji L, Su Q, Feng B, et al, 2017. Structured self−monitoring of blood glucose regimens improve glycemic control in poorly controlled Chinese patients on insulin therapy: Results from COMPASS[J]. J Diabetes, 9(5): 495−501.

Kanaviktikul W, Anders RL Chontawan R, et al, 2005. Development of indicators to assess the quality of nursing care in Thailand[J]. Nurs Health Sci, 7(4): 273−280.

Kaufman JS, O′Connor TZ, Zhang JH, et al, 2003. Randomized controlled trial of clopidogrel plus aspirin to prevent hemodialysis access graft thrombosis[J]. J Am Soc Nephrol, 14(9): 2313−2321.

Kertscher B, Speyer R, Palmieri M, et al, 2014. Bedside screening to detect oropharyngeal dysphagia in patients with neurological disorders: an updated systematic review[J]. Dysphagia, 29(2): 204−212.

Kurtzman ET, Corrigan JM, 2007. Measuring the contribution of nursing to quality, patient safety, and health care outcomes[J]. Policy Polit Nurs Pract, 8(1): 20−36.

Lacey SR, Klaus SF, Smith JB, et al, 2006. Developing measures of pediatric nursing quality[J]. J Nurs Care Qual, 21(3): 221−222.

Lake ET, 2002. Development of the practice environment scale of the Nursing Work Index[J]. Res Nur Health, 25(3): 176−188.

Lamberg E, Salanterä S, Junttila K, 2013. Evaluating perioperative nursing in finland: an initial validation of perioperative nursing data set outcomes. [J]. AORN J, 98(2): 172−185.

Landrigan CP, Parry GJ, Bones CB, et al, 2010. Temporal trends in rates of patient harm resuiting from medical care[J]. N Engl J Med, 363(22): 2124−2134.

Lee B, 2001. Identifying outcomes from the nursing outcomes classification as indicators of quality of care in Korea: a modified delphi study[J]. Int J Nurs Stud, 44(6): 1021−1028.

Leszczynski. AM, MacArthur KL, Nelson KP, et al, 2018. The association among diet, dietary fiber, and bowel preparation at colonoscopy[J]Gastrointest Endosc, 88(4): 685−694.

Leung V, Ragbir−Toolsie K, 2017. Perioperative Management of Patients with Diabetes[J]. Health Serv Insights, 10: 1178632917735075.

Levine JM, Zulkowski KM, 2015. Secondary analysis of office of inspector general′s pressureulcer Uzcerdata: incidence, avoidability, and level of harm[J]. Adv Skin Wound Care, 28(9): 420−428.

Ling ML, Apisarnthanarak A, Jaggi N, et al, 2016. APSIC guide for prevention of Central Line Associated Bloodstream Infections (CLABSI)[J]. AntimicrobResist Infect Control, 5(1): 16.

Lucas da Silva PS, de Carvalho WB, 2010. Unplanned extubation in pediatric critically iIl patients: a systematic review and best practice recommendations[J]. Pediatr Crit Care Med, 11(2): 287−294.

Lyder CH, Wang Y, Metersky M, et al, 2012. Hospital−acquired pressure ulcers: results from the national Medicare Patient Safety Monitoring System study. [J]. Am Geriatr Soc, 60(9): 1603−1608.

Maartjede V, Graafmans W, Keesmanet E, et al, 2007. Quality measurement at intensive care units: which indicators should we use[J]. J Crit Care, 22: 267−274.

Mahoney C, Rowat A, Macmiuan M, et al, 2015. Nasogastric feeding for stroke patients: practice and education[J]. Br J Nurs, 24(6): 319−325.

Maritz D, Hodkinson P, Wallis L, 2010. Identification of performance indicators for emergency centres in South Africa: results of a Delphi study[J]. Int J Emerg Med, 3(4): 341−349.

Mcpeake C, Prendergast J, Mcloughlin H, et al, 2016. PTH−118 challenges and solutions for nurse training upon the introduction of multiple novel therapeutic endoscopic procedures in a tertiary endoscopy unit[J]. Gut, 65(Suppl 1): A277−A278.

Mesh. Pulmonary Atelectasis . Available athttps: //www. ncbi. nlm. nih. gov/mesh/?term=Pulmonary+Atelectasis. Access January 5.

Michous E, Mistry S, Jefferoson S, et al, 2014. Characterizing the mechanisms of central and peripheral forms of neurostimulation in chronic dysphagic stroke patients[J]. Brain Stimul, 7(1) : 66−73.

Minnick AF, Mion LC, Johnson ME, et al, 2007. Prevalence and variation of physical restraint use in acute care settings in the US[J]. J Nurs Scholarsh, 39(1)30−37.

MionL C, Sandhu SK, Khan RH, et al, 2010. Effect of situational and clinical variables on the likelihood of physicians or dering physical restraints[J]. J Am Geriatr Soc, 58(7): 1279−1288.

Montalvo I, 2007. The National Database of Nursing Quality Indicators™ (NDNQI)[J]. Online J Issues Nurs, 3(12): 6.

Mueller C, Karon S, 2004. ANA nurse sensitive quality indicators for long−term care facilities[J]. J Nurs Care Quality, 19(1): 39−47.

Murphy PA, Fullerton JT, 2006. Development of the Optimality Index as a new approach to evaluating outcomes of maternity care[J]. J Obstet Gynecol Neonatal Nurs, 35(6): 770−778.

NASS Evidence−based Guideline Development Committee, 2009. NASS evidence−based clinical guidelines for multidisciplinary spine care: antithrombotic therapies in spine surgery[J], NASS: 9−27.

Noguchl C, Sakuma M, Ohta Y, et al, 2016. Prevention of Medication Errors in Hospitallized Patients: the Japan Adverse Drug Events Study[J]. Drug saf, 39: 1129−1137.

Numata Y, Schulzer M, van der Wal R, et al, 2006. Nurse staffing levels and hospital mortality in critical care settings: literature review and meta−analysis[J]. J Adv Nurs, 55(4): 435−448.

Page AJ, Gani F, Crowley KT, et al, 2016. Patient outcomes and provider perceptions following implementation of a standardized perioperative care pathway for open liver resection[J]. B J Surg, 103(5): 564−571.

Pascoe GC, 1983. Patient satisfaction in primary health care: a literature review and analysis[J]. Eval Program Plann, 6(3−4): 185−210.

Penuelas O, Frutos−Vivar F, Esteban A, 2011. Unplanned extubation in the ICU: a marker of quality assurance of mechanical ventilation[J]. Crit Care, 15(2): 128.

Pérez Fidalgo JA, García Fabregat L, Cervantes A, et al, 2012. Management of chemotherapy extravasati on: ESMO−EONS Clinical Practice Guidelines[J]. Ann Oncol, 23(Suppl 7): vii167−vii173.

Rhodes A, Moreno R, Azoulay E, et al, 2012. Prospectively defined indicators to improve the safety and quality of care for critically ill patients: a report from the Task Force on Safety and Quality of the European Society of

Intensive Care Medicine (ESICM)[J]. Intensive Care Medicine, 38(4): 598−605.

Sandfeldt L, Bailey DM, Hahn RG, 2001. Blood loss during transurethal resection of the prostate after 3 months of treatment with finastride[J]. Urology, 58 (6) : 972−976.

Schull MJ, Guttmann A, Leaver CA, et al, 2011. Prioritizing performance measurement for emergency department care: consensus on evidence−based quality of care indicators[J]. CJEM, 13(5): 300−309.

Sebastian AS, Currier BL, Kakar S, et al, 2016. Risk Factors for Venous Thromboembolism following Thoracolumbar Surgery: Analysis of 43, 777 Patients from the American College of Surgeons National Surgical Quality Improvement Program 2005 to 2012[J]. Global Spine J, 6(8): 738−743.

Sebranek JJ, Lugli AK, Coursin DB, 2013. Glycaemic control in the perioperative period [J]. Br J Anaesth, 111 (suppl 1) : 18−34.

Seyoum B, Abdulkadir J, 1996. Systematic inspection of insulin injection sites for local complications related to incorrect injection technique[J]. Trop Doct, 26(4): 159−161.

Sheen YJ, Sheu WH, 2016. Association between hypoglycemia and dementiain patients wifh type 2 diabetes[J]. Diabetes Res clin Pract, 116: 279−287.

Sibanda T, Fox R, Draycott TJ, et al, 2013. Intrapartum care quality indicators: a systematic approach for achieving consensus[J]. Eur J Obstet Gynecol Reprod Biol, 166(1): 23−29.

Snell—Bergeon jK, Wadwa RP, 2012. Hypoglycemia, diabetes, and cardiovascular disease[J]. Diabetes Technol Ther, 14 suppl l: s51−S58.

Spector JM, Lashoher A, Agrawal P, et al, 2013. Designing the WHO Safe Childbirth Checklist program to improve quality of care at childbirth[J]. Int J Gynecol Obste, 122(2): 164−168.

Tentori F, Hunt WC, Rohrscheib M, et al, 2007 Which targets in clinical practice guidelines are associated with improved survival in a large dialysis organization[J]? J Am Soc Nephrol, 18(8): 2377−2384.

The National Pressure Ulcer Advisory Panel. National Pressure Ulcer Advisory Panel (NPUAP) announces a change in terminology from pressure ulcer to pressure injury and updates the stages of pressure injury[EB/OL]. (2016−04−13).

The National Pressure Ulcer Advisory Panel. National Pressure Ulcer Advisory Panel (NPUAP) announces a change in terminology from pressure ulcer to pressure injury and updates the stages of pressure injury[EB/OL]. [2016−04−13].

Twigg D, Duffield C, Bremner A, et al, 2012. Impact of skill mix variations on patient outcomes following implementation of nursing hours per patient day staffing: a retrospective study. [J]. Journal of Advanced Nursing, 68(12): 2710−2718.

Tzeng HM, Yin CY, Schneider TE, 2013. Medication error−related issues in nursing practice[J]. MedSurg Nurs, 22(1): 13−17.

Van Bogaert P, Timmermans O, Weeks SM, et al, 2014. Nursing unit teams matter: Impact of unit−level nurse practice environment, nurse work characteristics, and burnout on nurse reported job outcomes, and quality of care, and patient adverse events−−a cross−sectional survey[J]. Int J Nurs Stud, 51(8): 1123−1134.

Weiser TG, Makary MA, Haynes AB, et al, 2009. Standardised metrics for global surgical surveillance[J]. Lancet, 374(9695): 1113−1117.

Wielenga JM, Tume LN, Latour JM, et al, 2015. European neonatal intensive care nursing research priorities:

an e—Delphi study[J]. Arch Dis Child. Fetal Neonatal Ed, 100(1): F66.

Wilson S, Hauck Y, Bremner A, et al, 2012. Quality nursing care in Australian paediatric hospitals: a Delphi approach to identifying indicators[J]. J of Clin Nurs, 21(11—12): 1594—1605.

World Health Organization, 2011. report on the burden of endemic health care—associated infection worldwide. Geneva: WHO.

Zeitlin J, Wildman K, Breart G, et al, 2003. PERISTAT: indicators for monitoring and evaluating perinatal health in Europe[J]. Eur J Public Health, 13(3 Suppl): 29—37.

Zhang JC, Al— Jaishi AA, Na Y, et al, 2014. Association between vascular access type and patient mortality among elderly patients on hemodialysis in Canada[J]. Hemodial Int, 18(3): 616—624.

Ziewacz JE, Arriaga AF, Bader AM, et al, 2011. Crisis checklists for the operating room: development and pilot testing[J]. J Am Coll Surg, 213(2): 212—217.